国家级特色专业建设项目
国家级实验教学示范中心建设成果
高等院校临床医学专业实践类教材系列

临床见习指南

——外科学分册

主　　编　杨　堃
副 主 编　付　昆　李浩勇　贾长库　刘　苏
主　　审　夏立平

ZHEJIANG UNIVERSITY PRESS
浙江大学出版社

高等院校临床医学专业实践类教材系列

编写说明

海南医学院组织编写的这套临床医学专业五年制本科实践类教材是一套以岗位胜任力为导向，以实践能力培养为核心，以技能操作训练为要素、统一规范并符合现代医学发展需要的系列教材。这套教材包括《临床技能学》、《临床见习指南》(分为外科学、内科学、妇产科学、儿科学四个分册)、《系统解剖学实验教程》、《形态学实验教程》、《生物化学与分子生物学实验教程》、《病原生物学与免疫学实验教程》、《预防医学实验教程》、《英汉对照妇产科实践指南》，共11部。本套教材的编写力求体现实用、可操作性等特点。在编写中结合临床医学专业教育特色，体现了早临床、多临床、反复临床的教改思想，在尽可能不增加学生负担的前提下，注重实践操作技能的培养。我们希望通过本套教材的编写及使用，不断探索临床医学实践教学的新思路，为进一步推进医药卫生人才培养模式变革做出新的贡献。

本套教材适用于五年制临床医学专业的医学生，同时也是低年资住院医师作为提高工作能力的参考书。

限于编写人员的知识水平和教学经验，本套教材一定存在许多错误，敬请各位教师、学生在使用过程中，将发现的问题及时反馈给我们，以便再版时更正和完善。

高等院校临床医学专业实践类教材建设委员会主任

陈志斌

2013 年 3 月

高等院校临床医学专业实践类教材
建设委员会

本套教材目录

1.临床技能学	主编　陈　路　郝新宝　孙早喜
2.临床见习指南——内科学分册	主编　李天发
3.临床见习指南——外科学分册	主编　杨　堃
4.临床见习指南——妇产科学分册	主编　金　松
5.临床见习指南——儿科学分册	主编　蒙　晶
6.系统解剖学实验教程	主编　马志健
7.形态学实验教程	主编　李　群　钟南田
8.生物化学与分子生物学实验教程	主编　黄东爱
9.病原生物学与免疫学实验教程	主编　吕　刚　夏乾峰　常彩红
10.预防医学实验教程	主编　刘云儒
11.英汉对照妇产科实践指南	主编　凌　奕　金　松

前　　言

外科学临床见习是医学院校学生在临床课程学习阶段必要的、重要的学习环节，是学生从理论学习过渡到临床实践的必经过程。如何提高学生的见习效果，各医学院校均在教学实践中积极探索与改革。由于见习的学习方式既有别于课堂教学，也有别于实习阶段的学习，许多学生，甚至临床教师，乃至教学管理者有时对其认识不足、重视不够，导致见习效果往往并不理想。作为临床教师，我们有义务指导学生认真对待见习课程，重视临床实践能力的培养；同时我们在临床教学实践中也深深感到，应该为见习学生提供一套适合这一阶段学习的、与临床工作结合更为紧密的配套教材，以加强学生对临床外科常见疾病的认识以及对临床疾病诊治工作的初步了解。为此，我们组织我院外科教研室有经验的带教老师编写了这本教材，希望对临床见习的学生有所帮助。

本书所有章节的作者均有十分丰富的临床实践经验和带教经验，对医学生的外科学临床教学高度重视，并且取得了很好的教学成绩。我非常荣幸地作为本书的主编，与这些专业经验丰富的编者合作，非常感激他们在繁忙的工作之余积极参与教材的编写和审稿，这种可贵的奉献精神令我感动！在此特对他们对此项工作的贡献表示感谢！

由于时间仓促，加上编写经验所限，本教材中难免有诸多失误和不足，恳请学生和老师们以及经验丰富的专家们提出宝贵意见，以利我们及时纠正错误，不断改进！

杨　堃

于海南医学院附属医院

临床见习指南
——外科学分册

编 委 会

主　　编　杨　堃

副 主 编　付　昆　李浩勇　贾长库　刘　苏

主　　审　夏立平

编　　委　(以姓氏笔画为序)

马乃全　王子珍　王正文　付　昆　刘　苏

孙早喜　闫庆峰　许荣华　李　媛　李浩勇

杨　堃　吴　幸　何冬雷　孟志斌　孟　津

郑武平　周　期　欧善际　呼增吉　夏立平

贾长库　唐建建　崔海宁　梁培育　黄　涛

黄小龙　谭海涛

编辑秘书　唐建建　许荣华　谭海涛

文字秘书　杨向超　高　凤

目　　录

第一章　普通外科疾病

第一节　甲状腺功能亢进症

一、见习目的

1.掌握甲状腺功能亢进症(甲亢)的主要临床表现特点、诊断与鉴别诊断。

2.熟悉甲亢患者的主要治疗方法和治疗原则。

3.了解甲亢的发病机制。

二、见习准备(患者和资料)

1.典型甲亢患者1人及患者病历。

2.典型甲亢患者的检查资料1套。

3.甲亢患者体格检查录像及手术录像各1部。

三、见习方案

1.带教老师讲解病史采集要点,模拟示范体格检查。

2.学生分组,进病房采集病史,并做体格检查。

3.学生回示教室汇报所采集的病史及体检结果,提出必要的辅助检查,带教老师展示典型的辅助检查资料。

4.学生归纳、总结、分析病例,作出初步诊断及鉴别诊断。

5.带教老师组织学生讨论甲状腺功能亢进症治疗原则和常用的治疗方法。

6.带教老师总结见习内容。

四、见习内容

(一)病史采集

1.现病史采集需注意的几个方面

(1)发病情况:病程长短?起病急缓?

(2)发病原因?有无诱因?

(3)主要症状:有无出现怕热、多汗、心悸、饥饿感?有无突眼?是否饭量增加而体重反而下降(时间、程度)?是否有情绪急躁及性格改变,如经常无故发脾气、脾气暴躁(时间、诱因)?上述症状持续时间?颈部增粗或肿块出现时间及是否是进行性增大?

(4)伴随症状:发热情况(热度、是否畏寒),是否伴有声音嘶哑、吞咽困难、胸闷、呼吸困难、双手震颤、疲乏无力?

(5)病情发展：何时出现上述情况，目前如何？

(6)诊疗情况：在何处就诊过？做过哪些检查？用过何种药物及效果如何？

(7)一般情况：精神、体力、饮食、大小便如何？体重有无变化？

2. 其他相关病史

(1)既往患有哪些疾病？有无药物过敏史？外伤史？手术史？输血史？

(2)个人史：包括患者生活史、职业史、疫水接触史及疫区生活史、月经史、生育史。

(3)家族史及遗传病史。

(二)体格检查注意事项

1. 基础体温情况？脉搏变化情况？血压、脉压差有无变化？

2. 有无呼吸困难、呼吸浅快或急促？鼻翼有无扇动？

3. 颈部有无蜘蛛痣、感染、瘢痕、瘘管？颈项有无增粗？双手是否有震颤？

4. 专科检查　①颈部包块：注意位置、大小、质地、边界、活动度、光滑情况、数量；与皮肤及深部肌肉有无粘连；压痛；肿块随吞咽运动上下活动情况；②淋巴结：注意颈部淋巴结有无肿大；③有无 Hornel 综合征(表现为同侧瞳孔缩小、上眼睑下垂、眼球内陷、同侧头面部无汗等)。

(三)辅助检查

1. 基础代谢率测定　基础代谢率%＝(脉率＋脉压)－111。正常值为－10%～＋10%；增高至＋20%～＋30%为轻度甲亢；＋30%～＋60%为中度甲亢；＋60%以上为重度甲亢。

2. 血清中 FT_4、FT_3 检查　FT_3、FT_4 是循环血中甲状腺激素的活性部分，它不受血中甲状腺素结合球蛋白变化的影响，直接反映甲状腺功能状态。近年来已广泛应用于临床，其敏感性和特异性均明显超过总 T_3(TT_3)、总 T_4(TT_4)。

3. 甲状腺^{131}I 吸收试验　提供甲状腺功能活动情况，正常甲状腺 24h 内^{131}I 摄取量为人体总量的 30%～40%。

4. 颈部 B 超　甲状腺弥漫增大，还是局限性肿物？甲状腺结节是囊性还是实性包块？如果是实性包块，并有强烈不规则反射，则多有甲状腺癌的可能。

5. 喉镜检查　确定声带功能，注意有无声带麻痹。

(四)诊断与鉴别诊断

1. 根据患者病史、体征、辅助检查做出诊断。主要诊断依据如下：

(1)病史：一般为年轻女性，注意有无心慌、情绪性格等变化。

(2)症状：多伴有高代谢症状，如多汗、多食、消瘦等。还可出现交感神经高度兴奋表现，如失眠、舌及手伸出时出现细微颤动等。

(3)体征：①甲状腺肿大：颈前区包块，呈弥漫性，质地软，可闻及血管杂音或扪及震颤。②可有突眼。③Hornel 综合征。

(4)辅助检查：

1)基础代谢率测定：评估甲亢程度。

2)血清中 FT_4、FT_3 检查：近年来已广泛应用于临床，其敏感性和特异性均明显超过总 T_3(TT_3)、总 T_4(TT_4)。

3)甲状腺^{131}I 吸收试验。

4)颈部 B 超：甲状腺弥漫增大，还是局限性肿物？甲状腺结节是囊性还是实性包块？

5)喉镜检查：确定声带功能，注意有无声带麻痹。

2.需与下面疾病进行鉴别：

(1)单纯性甲状腺肿：甲状腺肿大，但无高代谢症状，各种甲状腺功能检查均属正常范围。

(2)神经官能症：神经官能症临床表现与甲亢相似，但无甲亢的高代谢症候群，食欲不亢进，休息后脉率正常，无甲状腺肿大和突眼，甲状腺功能检查正常。

(3)其他原因引起的甲亢：如垂体性甲亢、自身免疫性甲状腺炎、亚急性甲状腺炎等，均可通过原发病的检查加以鉴别。

(4)其他：消瘦、低热要与结核、晚期癌症等鉴别；腹泻需要与慢性结肠炎鉴别；心律失常须与风心病、心肌炎及冠心病等鉴别。单侧突眼应考虑与眼眶内或头颅肿瘤鉴别。

(五)治疗

1.非手术治疗方法

(1)抗甲状腺药物治疗：所有患者均可为抗甲状腺药物所控制。应作为甲亢的首选治疗方法。常用的为硫脲类中的甲硫氧嘧啶和丙硫氧嘧啶；咪唑类中的他巴唑与卡比马唑等。

(2)放射性^{131}I治疗：甲状腺有高度浓聚^{131}I能力，^{131}I衰变时放出β和γ射线(其中99%为β射线)，β射线在组织内的射程仅为2mm，故辐射作用仅限于甲状腺局部而不影响邻近组织。甲亢患者^{131}I在甲状腺内停留的有效半衰期平均为3～4d，因而可破坏部分甲状腺上皮组织，从而减少甲状腺激素的分泌、降低甲状腺功能，达到治疗的目的。

2.手术治疗　甲状腺次全切除是治疗甲亢的有效方法之一，患者可得以根治，且可使自身免疫反应减弱，复发率较低。

(1)适应证：①继发性甲亢或高功能腺瘤；②中度以上的原发性甲亢；③腺体较大，伴有压迫症状或胸骨后甲状腺肿等类型的甲亢；④内科治疗，包括抗甲亢药物或^{131}I治疗后复发者；⑤早孕或中孕的甲亢患者。凡具有上述指征均应考虑手术治疗。

(2)禁忌证：①青少年患者；②甲状腺肿大不明显，症状亦较轻者；③年老体弱，合并有心、肝、肾等疾病，不能耐受手术者。

(3)术前准备：甲亢患者在高基础代谢率的情况下，手术风险很大。因此，充分而完善的术前准备极其重要。①消除患者的顾虑和恐惧心理：精神紧张、不安和失眠者可给予镇静剂和安眠药；发生心力衰竭者，应给予洋地黄制剂；伴有心房颤动者，可给予普萘洛尔或奎尼丁治疗。②药物准备：降低基础代谢率是术前准备的必要环节。术前必须用抗甲状腺药物控制甲亢，在甲亢症状基本控制后，即可改用口服碘溶液(Lugol液)每日3次口服，从每次3滴开始，每日每次增加1滴，至每次16滴止，维持此量3～5d。

对于常规应用碘剂或合并应用抗甲状腺药物不能耐受或效果不明显的病例，可使用碘剂与普萘洛尔合用术前准备，普萘洛尔使用剂量每6h给药一次，口服，每次40～60mg。普萘洛尔半衰期3～6h。因此，手术前最后一次口服普萘洛尔要在术前1～2h；术前不能用阿托品，以免心动过速。术后继服普萘洛尔4～7d。

现多用复方碘溶液加普萘洛尔做术前准备，术中出血少，术后不易发生甲状腺危象。

(4)手术时机的选择：经上述药物准备2～3周后。甲亢症状得到基本控制(患者情绪稳定、睡眠好转、体重增加)，脉率稳定在每分钟90次以下，早、中、晚脉率波动不超过10次/min，基础代谢率在+20%以下或T_3、T_4值在正常范围。腺体缩小变硬，血管杂音减少，便可进行手术。

(5)加强术后生命体征观察和护理，密切注意观察患者呼吸、脉搏、体温、血压的变化。术后继续服用复方碘化钾溶液，每日3次，从每次16滴开始，逐日逐次减少1滴。如术前合用普萘洛尔做术前准备，术后继服普萘洛尔4～7d。患者应取半卧位，以利呼吸及切口引流。帮助患者排痰，床旁常规放置气管切开包，窒息时及时做气管切开。

(6)手术并发症及其预防与治疗：术后并发症主要有伤口出血、感染、甲状腺危象、喉返神经损伤、手足抽搐症、甲状腺功能低下(约10%～15%)等。

1)术后呼吸困难和窒息：这是术后最危险的并发症，多发生在术后48h以内。临床表现为进行性呼吸困难、烦躁、发绀甚至窒息。如因出血所引起者，通常颈部肿胀、皮下瘀斑、引流口渗出鲜血等。如发生上述情况，应立即在床旁拆除缝线，敞开引流，清除血肿；如情况仍无改善，应立即做气管切开，待患者情况好转后，再送手术室做进一步检查处理。

2)喉返神经损伤：通常是手术操作直接损伤引起，例如切断、缝扎、挫夹或过度牵拉、电导热损伤；少数是由于血肿压迫或瘢痕粘连而引起。前者在术后立即出现症状，后者在术后数天或数周才出现症状。如完全切断或缝扎喉返神经，损伤是永久性的，其他损伤多为暂时性，经针灸、理疗等治疗后，一般可在3～6个月内逐渐恢复。单侧喉返神经损伤所引起的声音嘶哑，可由声带过度地向患侧内收代偿而好转，术后喉镜检查虽仍见患侧声带外展，但患者并无明显声音嘶哑。两侧喉返神经损伤会发生两侧声带的麻痹，引起失音或呼吸困难，需立即做气管切开。

3)喉上神经损伤：多由于结扎、切断甲状腺上极时，离开腺体上极较远，未加仔细分离，连同周围组织大束结扎所引起。若损伤喉上神经外支，会使环甲肌瘫痪，引起声带松弛，音调降低。分离向上延伸很高的甲状腺上极时，有时可损伤喉上神经的内支，导致喉黏膜的感觉丧失，患者失去喉部的反射性咳嗽，进食时，特别是饮水时，就可引起呛咳。一般经针刺、理疗等可自行恢复。

4)手足抽搐：手术时甲状旁腺误被一并切除，挫伤或其血液供应受累时，都可引起甲状旁腺功能不足，引起手足麻木、抽搐。症状多在手术后1～2d出现。

治疗：发作时立即静脉推注10%葡萄糖酸钙或氯化钙10～20ml。口服葡萄糖酸钙或乳酸钙2～4g，每日3～4次。同时加用维生素D，每日5万～10万u，以促使其在肠道吸收。最有效的方法是口服二氢速固醇(AT10)油剂，有提高血钙的特殊作用，从而降低神经、肌肉的应激性。近年来，同种异体的甲状旁腺移植，亦有疗效，但不持久。

5)甲状腺危象：甲状腺危象是由于肾上腺皮质激素分泌不足引起的，甲亢时肾上腺皮质激素的合成、分泌和分解代谢加速，久之，使肾上腺皮质功能减退，而手术创伤应激诱发危象。同时，危象多与术前准备不充分，甲亢症状未能很好控制有关。

临床表现多于术后12～36h内发生高热，脉快而弱(每分钟120次以上)，患者烦躁、谵妄，甚至昏迷，并常有呕吐和水泻。因此危象一旦发生，应及时予以抢救治疗。

甲状腺危象的治疗措施包括：

复方碘溶液3～5ml口服，紧急时可用10%碘化钠溶液5～10ml加入10%葡萄糖液500ml中静脉滴注，以减少甲状腺素的释放。

β受体阻滞剂或抗交感神经药，常用普萘洛尔5mg，加入5%葡萄糖液100ml中静脉滴注，或口服40～80mg，每6h一次。利血平2mg肌内注射，每6h一次。

激素：常用氢化可的松每日200～400mg，分次静脉滴注。

镇静：常用苯巴比妥钠100mg或冬眠合剂Ⅱ号半量，肌内注射，每6～8h一次。

配合冬眠药物进行物理降温，使患者体温尽量保持在37℃左右。

静脉输入大量葡萄糖液并保持水、电解质及酸碱平衡。

吸氧，以减轻组织的缺氧。

如有心衰者可给予洋地黄制剂，如有肺水肿可给予呋塞米减轻水肿。

6）术后复发：术后复发的再次手术常常带来难以估计的困难，而且容易损伤喉返神经和甲状旁腺。因此，对复发的甲亢，一般以非手术治疗为主。

7）甲状腺功能减退：由于腺体切除过多、腺体分泌功能不足所引起。表现轻重不等的黏液性水肿，皮肤和皮下组织水肿，面部尤甚，按之不留凹痕，皮肤干燥，毛发疏落，患者常感疲乏，性情淡漠，智力较迟钝，动作缓慢，性欲减退。此外，脉率慢、体温低、基础代谢率降低。治疗方法是长期服用甲状腺干制剂或甲状腺素，一般有较好疗效。

（六）预后

甲亢内科治疗有一定复发率，要注意随访，外科治疗复发率低。

五、典型病例资料

王××，女，29岁，入院时间：2010年9月21日17时50分。

病史采集记录时间：2010年9月21日18时10分。

病史提供者：患者本人/家属/陪伴。

可靠程度：可靠。

主　诉：颈部增粗伴多食、乏力1年余，加重伴心悸3个月。

现病史：患者1年前出现饭量逐渐增多，且易饥饿。同时发现颈部增粗、消瘦、疲乏，情绪不稳定，易激动，怕热多汗。稍劳作即觉心悸、气促。曾到当地医院就诊，经检查诊断为“原发性甲状腺功能亢进”。予以口服丙基硫氧嘧啶治疗（0.1g/次，每日3次），症状有所改善。半年后，因未能坚持服药，症状再次出现。继续同前口服丙基硫氧嘧啶治疗，但效果欠佳，且出现白细胞减少。改用卡比马唑（甲亢平）治疗，无明显效果。近三个月来，稍活动即出现心悸、呼吸急促。偶伴右上腹胀痛、食欲不振、消化不良、腹泻，并发现口唇经常发绀，双下肢水肿等变化。今来我院就诊，门诊以“甲状腺功能亢进”收住院。患病以来，精神欠佳、食欲亢进、体重较前明显减轻，夜间睡眠差，大小便尚正常。

既往史：既往健康，无肝炎、结核病史，无慢性支气管炎病史，无食物、药物过敏史，无外伤史及手术史。

个人史：原籍出生、长大，否认近期有流行病疫水接触史，无烟、酒嗜好，无其他不良卫生习惯。

月经史及婚育史：已婚已育，现有一子一女，均体健。既往月经正常，近1年来出现经量减少、经期不规律。末次月经来潮时间（LMP）2010年8月18日。

家族史：父母健康，家庭成员中无肝炎、肺结核、高血压、糖尿病及甲亢患者，无家族遗传性疾病。

体格检查：T 37.5℃，R 30次/min，P 110次/min，BP 142/78mmHg。

神志清楚，精神倦怠，情绪高亢，语言流畅，步行入院，步态正常。发育正常，体型消瘦，营养一般。全身皮肤无黄染，浅表淋巴结无肿大。头颅形态正常，毛发无异常脱离。手心湿暖，面部潮红，五官端正。双侧外耳道通畅，听力正常；眼部体征见专科情况。口唇轻度发绀，牙齿无脱离和松动，咽部无充血，扁桃体不肿大，声带发音清晰。鼻翼无扇动，鼻腔通畅，无异常分泌物。颈部见专科情况。双肺呼吸音清，未闻及干湿性啰音。心脏检查见专科情况。腹部平坦、柔软，无腹肌紧张，肝脾肋弓下未触及，无压、叩痛，腹腔无移动性浊音，肠鸣音较活跃，无气过水声。脊柱、四肢无畸形，活动不受限。肛门、外生殖器未查。神经系统检查：颅神经正常，四肢肌力、肌张力正常，膝腱反射及跟腱反射均亢进。病理征未引出。

专科情况：双侧上睑挛缩，睑裂增宽，眼球轻度突出。视力正常，无复视，眼球辐辏试验阳性。颈静脉充盈，气管居中，呼吸较急促，无三凹征。双侧甲状腺弥漫性、对称性Ⅱ度肿大，质软、表面光滑，未及明显结节，可闻及血管杂音。心尖搏动增强，心浊音界向左偏移，心率110次/min，偶有心律不齐，心音亢进，肺动脉瓣听诊区有收缩期杂音。双手轻度震颤，双下肢腱反射亢进。

辅助情况：

1. 血常规　红细胞 4.33×10^{12}/L，血红蛋白 133g/L，白细胞 3.2×10^{9}/L，中性粒细胞0.56，血小板 10×10^{9}/L。

2. 甲状腺功能检查　总甲状腺素（TT_4）261nmol/L，三碘甲状腺原氨酸（TT_3）6.1nmol/L。

3. 彩超　显示甲状腺弥漫肿大，无结节及肿块，甲状腺血流丰富。

4. 心电图　提示房性早搏，P 波改变。

5. 基础代谢率（格氏法）　+60%。

初步诊断：甲状腺功能亢进症（原发性）

住院医师：吴××

上级医师：许××

六、病例临床特点分析

结合上述典型病例分析如下：

（一）病史特点

甲亢患者可因体内甲状腺激素释放增多而出现下列症状：

1. 代谢率增高症候群　患者怕热多汗，体格检查时可发现皮肤温暖潮湿，手掌、足心、脸面、颈胸及腋下较明显，体温升高，可有低热。患者体重减轻，消瘦软弱，倦怠无力，工作时注意力涣散，效率减低。

2. 胃肠系统　患者消化功能增强，食欲亢强，食量与餐次增多，但体重却明显减轻。

3. 心血管系统　患者感心悸，活动后加重。体格检查可发现心动过速，每分钟可至 90～130 次，睡眠时脉率仍可每分钟 80 次以上，且脉搏洪大有力。血压可呈收缩性高血压，可达22.7kPa(170mmHg)以上，而舒张压可下降至 9.33kPa(70mmHg)以下，脉压差增大。

4. 神经肌肉系统　患者一般表现为肌无力，倦怠，手震颤，腱反射亢进。在儿童可出现舞蹈手足徐动症。

5. 精神系统　易怒，好与人争吵，神经质，焦虑，失眠，猜疑等。偶可出现幻觉、躁狂或抑郁状态。

（二）体征特点

1. 甲状腺肿大　是原发性甲亢的典型体征，一般呈弥漫性对称性肿大。因甲亢状态下甲状腺血流量较正常明显增高，故在甲状腺区域听诊时可闻及血管收缩期杂音，触诊可有收缩期细震颤，主要见于重症患者。

2.眼征　甲亢患者的眼征主要有上眼睑挛缩、睑裂增宽、眼球突出、辐辏运动不良。

3.局部的黏液性水肿　非凹陷性水肿，多见于胫骨前。

4.甲状腺性杵状指　男女均可发生，指端皮肤粗厚，指(趾)增大，软组织肿胀，末端指(趾)肥大呈杵状。

本例患者具有上述多种表现，符合原发性甲状腺功能亢进的常见临床症候和体征特点。

【观看手术或录像】

见习中可以让同学们观看并讲解甲状腺功能亢进症体格检查录像。

【思考题】

1.甲状腺功能亢进症的术前准备有哪些？

2.甲亢手术后的常见并发症及处理方法。

（孟　津）

第二节　腹股沟疝

一、见习目的

1.熟悉腹股沟区解剖，腹股沟疝的临床表现、诊断及治疗原则。

2.掌握腹股沟斜疝和直疝的鉴别诊断。

3.了解嵌顿性疝与绞窄性疝的处理原则。

二、见习准备(患者和资料)

1.典型的腹股沟斜疝及直疝患者各1人及患者病历。

2.腹股沟疝的解剖图谱及模型1套。

3.无张力疝修补手术录像1部。

三、见习方案

1.带教老师讲解病史采集要点，模拟示范体格检查。

2.学生分组，进病房采集病史，并做体格检查。

3.学生回示教室汇报所采集的病史及体检结果，提出必要的辅助检查，带教老师展示典型的辅助检查资料。

4.学生归纳、总结、分析病例，作出初步诊断及鉴别诊断。

5.带教老师组织学生讨论治疗原则和常用的治疗方法。

6.带教老师总结见习内容。

四、见习内容

（一）病史采集

1. 现病史采集需注意的几个方面

(1)发病情况：缓慢或急骤起病。

(2)发病的原因或诱因：先天性或后天性？外伤性？嵌顿性疝多有剧烈咳嗽、用力排便等腹内压骤然增高的诱发因素。

(3)主要症状：询问肿物出现的部位、形状、大小，平卧或休息后肿物能否回纳？询问肿物的出现是否与增加腹压、长时行走或体力活动有关？是否坠入阴囊？能否还纳？

(4)伴随症状：是否伴有腹股沟区疼痛？有无并发腹胀、腹痛、呕吐、发热等表现？

(5)病情演变：肿物有无进行性增大或嵌顿？有无习惯性脱出？

(6)诊疗情况：是否就诊过？在何处就诊？做过何种检查及检查结果情况？做过何种治疗及治疗效果如何？

(7)一般情况：精神、体力、饮食、大小便如何？

2. 其他相关病史

(1)既往患有哪些疾病，有无药物过敏史、外伤史、手术史、输血史？有无长期咳嗽、便秘、排尿困难等病史？

(2)个人史：包括患者生活史、职业史、疫水接触史及疫区生活史、月经史、生育史(女性)。

(3)家族史及遗传病史。

（二）体格检查注意事项

1. 一般情况、生命体征和全身重要脏器的检查　无嵌顿疝患者一般情况良好；嵌顿疝除局部体征外，可伴有急腹症、肠梗阻等表现，严重者可出现发热、休克等全身性变化。

2. 专科情况　重点了解疝囊、疝环内外口特点，鉴别斜疝、直疝。

(1)一般表现：疝囊肿块多为带蒂柄的梨形、条索状或半球形。肿物可回纳至腹腔并消失，当疝囊内容物回纳后，用食指尖经阴囊皮肤沿精索向上伸入扩大的外环口，嘱病人咳嗽，指尖有冲击感。无阳性体征的隐匿性腹股沟斜疝，可以通过此检查，确定其存在。

(2)内环压迫试验：用手指紧压腹股沟管内环，然后嘱病人站立并用力咳嗽，疝内容物不再突出，移开手指则可见肿块从腹股沟中点自外上方向内下突出。内环压迫试验可用来鉴别斜疝和直疝，后者在疝块回纳后，用手指紧压住内环嘱病人咳嗽时，疝块仍可出现在手指内侧。

(3)嵌顿疝：平卧或用手推送肿块不能使之回纳，肿块紧张发硬，且有明显触痛。

（三）诊断和鉴别诊断

1. 根据患者病史、体征、辅助检查做出诊断。主要诊断依据如下：

(1)病史：先天性或后天性发病，有无外伤，有无剧烈咳嗽、用力排便等腹内压骤然增高的诱发因素。

(2)症状：询问肿物出现的部位、形状、大小，平卧或休息后肿物能否回纳？询问肿物的出现是否与增加腹压、长时行走或体力活动有关？是否坠入阴囊？能否还纳？是否伴有腹股沟区疼痛？有无并发腹胀、腹痛、呕吐、发热等表现？

(3)体征：疝囊肿块多为带蒂柄的梨形、条索状或半球形。肿物可回纳至腹腔并消失，当疝囊回纳后，用食指尖经阴囊皮肤沿精索向上伸入扩大的外环口，嘱病人咳嗽，指尖有冲击感。

内环压迫试验可用来鉴别斜疝和直疝，后者在疝块回纳后，用手指紧压住内环嘱病人咳嗽时，疝块仍可出现在手指内侧。嵌顿疝平卧或用手推送肿块不能使之回纳，肿块紧张发硬，且有明显触痛。

(4)辅助检查：

1)B超：可探测到腹股沟区含肠管样组织或软组织，嵌顿时可见腹股沟区积液征象。

2)X线腹部站立位平片：疝嵌顿或绞窄时可有肠梗阻征象。

2.需与下面疾病进行鉴别：

腹股沟斜疝与直疝的鉴别，以及腹股沟疝与阴囊鞘膜积液、交通性鞘膜积液、精索鞘膜积液、睾丸下降不全等的鉴别都应根据临床表现特点加以区别。

(四)治疗

1.非手术治疗

(1)1周岁以内的婴儿可暂不手术，可用棉织束带捆绑法堵压腹股沟管内环；

(2)年老体弱或其他原因而禁忌手术者，可使用医用疝带；

(3)嵌顿性疝原则上应紧急手术，以防止肠管坏死。但下列情况不宜手术：①如嵌顿时间较短(3～5h内)，局部压痛不明显，没有腹部压痛和腹膜刺激症状，估计尚未形成绞窄。尤其是小儿，因其疝环周围组织富于弹性，可以试行复位。②病史长的巨大疝，估计腹壁缺损较大，而疝环松弛者。

2.手术治疗　腹股沟疝的手术方法很多，可归为高位结扎术、疝修补术和疝成形术。

(1)高位结扎术：手术在内环处显露斜疝囊颈，在囊颈根部以粗丝线作高位结扎或贯穿缝合术，随即切去疝囊。此手术没有修补腹股沟区的薄弱区，因此仅适用于婴幼儿，因其在发育中腹肌逐渐强壮可使腹壁加强；但对成年人不能预防其复发。疝囊切除高位结扎术也适用于斜疝绞窄发生肠坏死局部有严重感染的病例，因当时不能进行疝的修补手术。

(2)疝修补术：修补术在高位切断、结扎疝囊颈后的基础上进行。修补应包括内环修补和腹股沟管壁修补两个环节。内环修补只适用于内环扩大、松弛的病例；它是在疝囊颈高位结扎后，把内环处腹横筋膜间断缝合数针或做一“8”字形缝合，以加强因疝内容物经常通过而松弛、扩大了的内环。这是疝修补术中的一个重要步骤，可以减少手术后疝复发；但对于内环区缺损不明显的病人，并无必要。腹股沟管壁的加强或修补是绝大部分腹股疝手术的主要步骤。通常有加强腹股沟管前壁和后壁两类手术。

1)加强腹股沟管前壁的方法：

佛格逊(Ferguson)法：在切断疝囊颈作高位结扎后，不游离精索，将腹内斜肌下缘和腹横腱膜弓(或联合肌腱)在精索前面缝至腹股沟韧带上，目的是消灭上述两者间的空隙薄弱区。这是一种加强腹股沟管前壁的修补术。此法适用于腹横腱膜弓无明显缺损，腹股沟管后壁尚健全的儿童和年轻人的小型斜疝。

2)加强腹股沟管后壁的方法：

①巴西尼(Bassini)法：在切断并高位结扎疝囊颈部后，将精索游离提起，在精索后面将腹内斜肌下缘和腹横腱膜弓(或联合肌腱)缝至腹股沟韧带上，以加强腹股沟管后壁。经此手术后，精索移位，处于腹内斜肌和腹外斜肌腱膜之间。适用于成人腹股沟斜疝，腹壁一般性薄弱者。

②霍尔斯特德(Halsted)法：此法也是加强腹股沟管后壁。不同之处在于精索移位于皮

下，在其深面先将腹内斜肌、腹横腱膜弓（或联合肌腱）与腹股沟韧带的对合缝合，再做腹外斜肌腱膜缝合。此法也适用于腹壁肌肉重度薄弱的斜疝，但由于精索移位较高，可能影响其发育，因此不适用于儿童与年轻患者，适用于老年人大斜疝。

③麦克维（McVay）法：是将腹内斜肌下缘、腹横腱膜弓（或联合肌腱）缝于耻骨梳韧带上，以达到加强腹股沟管后壁的目的。此法将精索移位于腹内斜肌和腹外斜肌腱膜之间。适用于腹壁肌肉重度薄弱的成人大疝、老年人和复发性斜疝。

3）无张力疝修补术：无张力疝修补术是在无张力的情况下，利用人工高分子修补材料进行缝合修补，具有术后疼痛轻、复发率低的优势。

4）腹腔镜下疝修补术：有条件的单位可以在腹腔镜辅助下进行疝修补，具有疼痛轻、恢复快的优点，但费用相对较高。

5）嵌顿性和绞窄性疝的处理原则：嵌顿性疝需要紧急手术，以防止疝内容物坏死并解除伴发的肠梗阻，绞窄性疝的内容物已坏死，更需手术。术前应做好必要的准备，如有脱水和电解质紊乱，应迅速补液或输血。这些准备工作极为重要，可直接影响手术效果。手术成功的关键在于正确判断疝内容物的生命力，然后根据病情确定处理方法。判断嵌顿肠管的生命力应先扩张或切开疝环，在解除疝环压迫前提下，根据肠管的色泽、弹性、蠕动能力以及相应肠系膜内是否有动脉搏动等情况加以判定。凡肠管呈紫黑色，失去光泽和弹性，刺激后无蠕动和相应肠系膜内无动脉搏动者，即属已经坏死。如判定肠管尚未坏死，则可将其送回腹腔，按一般易复性疝处理。但如嵌顿的肠袢较多，应特别警惕逆行性嵌顿的可能。所以，不仅要检查疝囊内肠袢的生命力，还应检查位于腹腔内的中间肠袢是否坏死。

如果检查后认为肠袢生命力可疑，可在其系膜根部注射 0.25％普鲁卡因 60～80ml，再用温热等渗盐水纱布覆盖该段肠管，或将该段肠管暂时送回腹腔，10～20min 后再行观察。如果肠壁转为红色，肠蠕动和肠系膜内动脉搏动恢复，则证明肠管尚具有生命力，可回纳入腹腔。如肠管确已坏死，或经上述处理后未见好转，或一时不能肯定肠管是否已失去生命力，则应在病人全身情况允许的前提下，切除该段肠管并进行一期吻合。病人情况不允许肠切除吻合时，可将坏死或生命力可疑的肠管外置于腹外，并在其近侧段切一小口，插入一肛管，以期解除梗阻；7～14 日后，全身情况好转，再施行肠切除吻合术。切勿把生命力可疑的肠管送回腹腔，以图侥幸。

少数嵌顿性或绞窄性疝，临手术时因麻醉的作用而回纳腹内，以致在术中切开疝囊时无肠袢可见。遇此情况，必须仔细探查肠管，以免遗漏坏死肠袢于腹腔内。必要时另作腹部切口探查之。

凡施行肠切除吻合术的病人，因手术区污染，在高位结扎疝囊后，一般不宜作疝修补术，以免因感染而致修补失败。绞窄的内容物如系大网膜，可予切除。

（六）预后

腹股沟疝患者预后良好，传统疝修补术约有 5％的复发率，而无张力疝修补术后约有 1％的复发率。

五、典型病例资料

王××，男，35 岁，入院时间：2009 年 4 月 21 日 8 时 50 分。

病史采集记录时间：2009 年 4 月 21 日 9 时 10 分。

病史提供者：患者本人/家属/陪伴。

可靠程度：可靠。

主　诉：左腹股沟区可复性肿物反复出现3年。

现病史：患者于3年前于长时间站立行走或活动后，左侧腹股沟区出现一约成人拇指头大小的肿物，休息或平卧后可自行回纳，此后，左腹股沟区肿物多于上述情况下反复出现，且肿物缓慢增大。近半年来，肿物较容易突出，且明显增大，并可坠入阴囊。无疼痛、无发热、腹痛等不适。一直未予检查治疗。今到我院门诊就诊，门诊以"左腹股沟斜疝"收入我科进一步诊治。病后患者一般情况好，大便正常，无体重减轻。

既往史：既往健康，无肝炎、结核病等传染病史，无食物、药物过敏史，无外伤史、手术史，无中毒、输血史，预防接种史不详。无慢性咳嗽，无便秘及排尿困难，无腹胀等病史。

个人史：原籍出生、长大，否认近期有流行病疫水接触史，无烟酒嗜好，无其他不良卫生习惯。

婚育史：27岁结婚，育一子，爱人及儿子体健。

家族史：家人健康，无肝炎、结核病患者，无高血压、糖尿病患者，无家族遗传性疾病患者。

体格检查：T 36.7℃，P 82次/min，R 18次/min，BP 112/76mmHg。

发育正常，营养良好，意识清楚，步行入院，自动体位，查体合作。全身皮肤、巩膜无黄染，无肝掌、蜘蛛痣，表浅淋巴结无肿大。头颅无畸形，五官端正，双侧瞳孔等圆等大，对光反射灵敏，调节反射存在；耳廓无畸形，双侧外耳道、鼻道及口腔无异常分泌物，听力正常，鼻旁窦无压痛；口唇无发绀，伸舌居中，牙龈无出血、肿胀，双侧扁桃腺无肿大，咽无充血，构音清晰。颈软，无抵抗，颈静脉无怒张，气管居中，双侧甲状腺无肿大。胸廓对称无畸形，双侧呼吸运动及语颤对称，无增强或减弱，无胸膜摩擦感，双肺叩诊清音，双肺吸音清，未闻及干湿性啰音，语音传导正常，未闻及胸膜摩擦音。心前区无隆起，心尖搏动点位于左侧第五肋间锁骨中线内1.0cm处，未触及震颤，心界不大，心律齐，HR 82次/min，各瓣膜区未闻及病理性杂音，未闻及心包摩擦音。腹部查体见专科情况。肛门、外生殖器无异常。脊柱、四肢无畸形，无压痛及叩击痛，活动自如，双下肢无水肿。生理性反射存在，病理性反射未引。

专科情况：腹平软，未见胃肠型，腹肌无紧张，全腹软，无压痛及反跳痛，肝脾肋下未触及，未扪及包块，肝肾区无叩痛，移动性浊音阴性。肠鸣音3～4次/min。左腹股沟区可见一梨形肿物坠入阴囊，约12.0cm×6.0cm×6.0cm大小，肿物质软、边界清，无压痛，嘱患者平卧，可将肿物推纳回腹腔。回纳腹腔后，用手指压迫左侧内环，嘱患者站立咳嗽，肿物不再突出，而松开手指后嘱患者咳嗽，可见肿物自左腹股沟中点向内下突出并进入阴囊。透光试验阴性。

辅助情况：

B超提示：左侧阴囊内可见约12cm×6cm×6cm大小不均质稍强回声团块，该团块周围可见液体无回声，边界清楚，边缘光滑。加压扫描显示有移动性，其间有液体流动，团块缩小，并可还纳到腹腔内。站立憋气后重复出现。高频探头扫描显示腹股沟管增粗，宽约5cm。双侧睾丸正常。

初步诊断：左腹股沟斜疝

住院医师：刘××

上级医师：王××

六、病例临床特点分析

结合上述典型病例分析如下：

(一)病史特点

腹股沟疝患者临床主要症状是腹股沟区可复性肿物，大多数患者无不适，少数患者可伴有坠胀感和隐痛，难复性疝肿物难以回纳腹腔，嵌顿性疝可出现肿物剧烈疼痛及腹痛等症状。

1. 最主要的症状是腹股沟区出现一可复性肿物，多于站立行走或体力活动后出现，平卧休息或用手推送后可回纳。

2. 难复性斜疝的临床表现主要是疝块不能完全回纳，可伴有腹股沟区隐痛或腹部隐痛。

3. 嵌顿性疝常发生在腹内压骤增时，通常都是斜疝。临床上常表现为疝块突然增大，并伴有明显的腹股沟区和腹部疼痛，严重者有机械性肠梗阻的表现。疝一旦嵌顿，自行回纳的机会较小；大多数病人的症状逐步加重，如处理不及时，将发展成为绞窄性疝。嵌顿性疝出现血运障碍时即为绞窄性疝，临床症状多较严重。

(二)体征特点

1. 腹股沟肿块呈现带蒂柄的梨形、条索状或半球形。肿物质软，界限尚清。肿物可回纳至腹腔并消失，回纳后，用食指尖经阴囊皮肤沿精索向上伸入扩大的外环口，嘱病人咳嗽，指尖有冲击感。

2. 无阳性体征的隐匿性腹股沟斜疝，可以通过此检查，确定其是否存在。用手指紧压腹股沟管内环，然后嘱病人站立并用力咳嗽，若是斜疝，疝内容物不再突出，移开手指则可见肿块从腹股沟中点自外上方向内下突出(此为内环压迫试验)。内环压迫试验可用来鉴别斜疝和直疝，后者在疝块回纳后，用手指紧压住内环嘱病人咳嗽时，疝块仍可出现在手指内侧。嵌顿疝平卧或用手推送肿块不能使之回纳，肿块紧张发硬，且有明显触痛。

【观看手术或录像】

见习中可以让同学们观看并讲解无张力疝修补术的手术过程及相应解剖、注意事项。

【思考题】

1. 腹股沟疝的诊断和鉴别诊断。
2. 腹股沟疝手术治疗有哪些方法？

(王正文　崔海宁)

第三节　急性乳腺炎

一、见习目的

1. 掌握急性乳腺炎的临床表现、诊断及治疗原则。
2. 熟悉乳腺结构、解剖。熟悉乳房的浅筋膜、深筋膜、乳房后间隙。
3. 了解急性乳腺炎的切开排脓操作。

二、见习准备(患者和资料)

1. 典型急性乳腺炎患者 1 人及患者病历。
2. 典型急性化脓性乳腺炎的检查资料 1 套。
3. 乳腺体检录像 1 部。

三、见习方案

1. 带教老师讲解病史采集要点、模拟示范体格检查。
2. 学生分组,进病房采集病史,并做体格检查。
3. 学生回示教室汇报所采集的病史及体检结果。提出必要的辅助检查,带教老师展示典型的辅助检查资料。
4. 学生归纳、总结、分析病例,作出初步诊断及鉴别诊断。
5. 带教老师组织学生讨论治疗原则和常用的治疗方法。
6. 带教老师总结见习内容。

四、见习内容

(一)病史采集

1. 现病史采集时应注意的几个方面

(1)发病情况:病程长短?起病急缓?

(2)发病原因:哺乳时间的长短,有无乳头过小或内陷?有无乳管不通畅?

(3)主要症状:是否有乳房的红肿热痛?包块是否伴有疼痛?肿块表面皮肤是否发红、发热?

(4)伴随症状:是否有发热,发热最高的温度、热型?是否伴有畏寒和寒战等?是否有脉搏加快?

(5)病情发展:何时首先出现上述情况,现在怎样?乳房肿痛是否加重?

(6)诊疗情况:在何处就诊过?做过何种检查?用何药物及疗效如何?

(7)一般情况:精神、体力、饮食、大小便如何?

2. 其他相关病史

(1)既往患有哪些疾病?有无药物过敏史?外伤史?手术史?输血史?

(2)个人史:包括患者生活史、职业史、疫水接触史及疫区生活史、月经史、生育史,特别是哺乳史。

(3)家族史及遗传病史。

(二)体格检查注意事项

1. 一般情况　体温情况?脉搏变化情况?血压、脉压差有无变化?

2. 专科检查

(1)多有乳头皲裂破损史及乳汁淤积。

(2)局部症状:乳房红肿热痛及脓肿形成。患侧腋窝淋巴结可有肿大。

(3)脓肿形成时浅表的脓肿易被发现,波动感明显。而较深的脓肿波动感不明显,不易发现。进行疼痛部位的穿刺,抽出脓液或涂片中发现白细胞,以明确脓肿的诊断。

（三）主要辅助检查

1. 血常规　见白细胞计数升高，特别是中性粒细胞数明显增加。

2. 乳腺B超　可发现乳腺组织内囊实性肿物，可有液性暗区。

（四）诊断和鉴别诊断

1. 根据患者病史、体征、辅助检查做出诊断。主要诊断依据如下：

(1)病史：患者多为哺乳期妇女，尤其以初产妇为多见，发病前多有乳头皲裂破损史及乳汁淤积不畅史。

(2)局部症状：乳房疼痛、局部红肿发热。患侧腋窝淋巴结可有肿大。

(3)全身症状：寒战、高热。

(4)辅助检查：白细胞计数升高，特别是中性粒细胞数明显增加。化脓时局部抽吸可有脓性分泌物。

乳腺B超示乳房可发现囊实性肿物，可有液性暗区。

2. 鉴别诊断

主要与浆液性乳腺炎鉴别：浆液性乳腺炎是指由各种原因引起的乳腺导管阻塞，导致导管内脂质分泌物向管周组织溢出，造成无菌性炎症。炎性细胞以浆细胞为主。临床表现为急性与慢性两种，急性乳腺炎病变局部红、肿、热、痛，全身体温升高，腋窝淋巴结肿大疼痛，炎性肿块较大时可造成乳房皮肤水肿。

（五）治疗

1. 一般来说，如果症状不是十分严重，可以继续哺乳，但如果严重的话，就要终止哺乳、注意清洁。早期注意休息，暂停患者乳房哺乳，清洁乳头、乳晕，促使乳汁排出(用吸乳器或吸吮)。

2. 凡感染严重或需切开引流者应终止哺乳。这是治疗乳腺炎的首要前提，停止患侧哺乳，以吸乳器吸出乳汁。可适当使用回乳药，口服乙烯雌酚一次1～2mg，一日3次，共2～3d，溴隐停1.25mg，一日2次，共7～14d。

3. 蜂窝织炎表现而未形成脓肿之前，应用抗菌药可获得良好的效果。因主要病原菌为金黄色葡萄球菌，可不必等待细菌培养的结果，应用青霉素治疗，或用耐青霉素酶的苯唑西林钠(新青霉素Ⅱ)，每次1g，每日4次肌注或静滴。若病人对青霉素过敏，则应用红霉素。如治疗后病情无明显改善，则应重复穿刺以证明有无脓肿形成，以后可根据细菌培养结果指导选用抗菌药。抗菌药物可被分泌至乳汁，因此如四环素、氨基糖苷类、磺胺药和甲硝唑等药物应避免使用，因其能影响婴儿，而以应用青霉素、头孢菌素和红霉素为安全。

4. 热敷　局部热敷，或用鲜蒲公英、银花叶捣烂外敷。

5. 排脓　已形成脓肿，应切开排脓。切口应与乳头成放射方向，避开乳晕。乳腺后脓肿或乳房下侧深部脓肿，可沿乳房下缘作弧形切口。

（六）预后

急性乳腺炎是良性疾病，预后好。

五、典型病例资料

王××，女，26岁，入院时间：2012年2月21日10时0分。

病史采集记录时间：2012年2月21日11时10分。

病史提供者：患者本人/家属/陪伴。

可靠程度：可靠。

主　诉：右乳房肿痛，乳汁排泄不畅 4d。

现病史：患者初产产后两个月，右乳房肿胀、疼痛，乳汁排泄不畅 4d，前一天晚上起有发热（体温 38℃）、头痛等症状。到我院门诊就诊，做 B 超检查提示“右乳腺炎”，遂收入我科进一步诊治。病后患者食欲、睡眠良好，大便正常，无明显消瘦。

既往史：既往健康，无乳腺炎、肝炎、结核病史，无慢性支气管炎病史，无食物、药物过敏史，无外伤史、手术史。

个人史：原籍出生、长大，否认近期有流行病疫水接触史，无烟酒嗜好，无其他不良卫生习惯。

月经史：产后无月经。

婚育史：已婚，刚生第一子，在哺乳，体健。

家族史：家人健康，无肝炎、结核病患者，无高血压、糖尿病患者，无家族遗传性疾病患者。

体格检查：T 38.2℃，P 95 次/min，R 20 次/min，BP 110/60mmHg。

发育正常，营养良好，神志清楚，步行入院，自动体位，查体合作。全身皮肤、巩膜无黄染，无肝掌、蜘蛛痣，表浅淋巴结无肿大。头颅无畸形，五官端正，双侧瞳孔等圆等大，对光反射灵敏，调节反射存在。耳廓无畸形，双侧外耳道、鼻道及口腔无异常分泌物。听力正常。鼻旁窦无压痛，口唇无发绀，伸舌居中，牙龈无出血、肿胀，双侧扁桃腺无肿大，咽无充血，构音清晰，颈软，无抵抗，颈静脉无怒张，气管居中，双侧甲状腺无肿大。胸廓对称无畸形，双侧呼吸运动及语颤对称正常，无增强或减弱，无胸膜摩擦感，胸骨无叩痛，双肺叩诊清音，双肺呼吸音清，未闻及干湿性啰音，语音传导正常，未闻及胸膜摩擦音。心前区无隆起，心尖搏动点位于左侧第五肋间锁骨中线内 1.0cm 处，直径约 2.0cm，未触及震颤，心界不大，心律齐，HR 92 次/min，各瓣膜区未闻及病理性杂音，未闻及心包摩擦音。周围血管征阴性。腹部平软，未见胃肠型及蠕动波，肝脾肋下未扪及，全腹无压痛、反跳痛，腹水征阴性，肠鸣音正常。肛门、外生殖器无异常。脊柱、四肢无畸形，活动良好，双下肢无水肿，生理性反射存在，病理性反射未引出。

专科情况：双乳房发育正常，乳头对称，无凹陷。右乳房外上象限皮肤红肿、热、痛，出现较明显的肿块，约 5cm×5cm，触痛明显，有波动感。右腋窝淋巴结肿大。

辅助情况：

B 超提示：右乳房可发现囊实性肿物，大小 5cm×5cm×4cm，可有液性暗区。提示右乳脓肿。

初步诊断：右急性化脓性乳腺炎
住院医师：吴××
上级医师：许××

六、病例临床特点分析

结合上述典型病例分析如下：

（一）病史特点

1. 年轻女性，26 岁。

2. 初产一子，产后两个月。

3. 右乳房肿胀、疼痛、乳汁排泄不畅 4d，发热（体温 38℃）、头痛 1d。

（二）体征特点

1. 双乳房发育正常，乳头对称，无凹陷。

2. 右乳房外上象限皮肤红肿、热、痛，可触及肿块，约 5cm×5cm，触痛明显，有波动感。右腋窝淋巴结肿大。

（三）辅助检查特点

B 超提示：右乳房可发现囊实性肿物，大小 5cm×5cm×4cm，可有液性暗区。提示右乳脓肿。

【观看手术或录像】

见习中可让同学们观看并讲解乳腺体检录像及乳腺脓肿切开排脓手术录像。

【思考题】

急性乳腺炎的常见病因和临床表现。

急性乳腺炎的诊断和治疗原则。

（何冬雷）

第四节　乳腺癌

一、见习目的

1. 掌握乳腺癌的正确检查方法。

2. 熟悉乳房的淋巴引流途径，乳腺癌的临床表现和诊断及鉴别诊断。

3. 了解乳腺癌外科治疗原则。

二、见习准备（患者和资料）

1. 典型乳腺癌患者 1 人及患者病历。

2. 典型乳腺癌相关影像学资料 1 套（包括 B 超、钼靶、MRI）。

3. 乳腺癌手术录像 1 部。

三、见习方案

1. 带教老师讲解病史采集要点、模拟示范体格检查。

2. 学生分组，进病房采集病史，并做体格检查。

3. 学生回示教室汇报所采集的病史及体检结果。提出必要的辅助检查，带教老师展示典型的辅助检查资料。

4. 学生归纳、总结、分析病例，作出初步诊断及鉴别诊断。

5. 带教老师组织学生讨论治疗原则和常用的治疗方法。

6. 带教老师总结见习内容。

四、见习内容

(一)病史采集

1.病史采集时应注意的几个方面

(1)了解有无发病的高危因素,如月经初潮年龄早、绝经年龄晚、不孕及初次足月产的年龄过大,一级亲属中有乳腺癌病史,乳腺小叶有上皮高度增生或不典型增生。

(2)发病情况:有无明显发病原因及诱因?一般患者为无意中发现或体检发现。

(3)主要症状:无痛性进行性生长的肿块,一般不随月经改变。

(4)伴随症状:是否伴有胸痛、气急,骨转移可出现局部疼痛,肝转移可出现肝肿大、黄疸等。

(5)病情发展:出现上述情况的时间长短如何?现在怎样?

(6)诊疗情况:在何处就诊过?做过何种检查?用何药物及疗效如何?

(7)一般情况:精神、体力、饮食、大小便如何?体重有何变化?

2.其他相关病史

(1)既往患有哪些疾病?有无药物过敏史?外伤史?手术史?输血史?

(2)个人史:包括患者生活史、职业史、疫水接触史及疫区生活史、月经史、生育史,特别是哺乳史。

(3)家族史及遗传病史。一级亲属中有无乳腺癌病史者,胸壁有无放疗史。

(二)体格检查注意事项

正确的乳腺检查是诊断乳腺肿瘤最简便易行并且行之有效的方法,月经来潮后9～11d因雌激素对乳腺影响最小,乳腺处于相对静止状态,此时是最佳检查时间。

1.一般情况 有无消瘦、恶病质情况?有无胸闷气促?有无四肢及腰椎的局部疼痛?有无黄疸?有无明显的体重下降?

2.专科情况

(1)乳房肿块质硬,表面不光滑,与周围组织分界不很清楚,在乳房内不易被推动。部分病人可有乳头血性溢液。

(2)乳头凹陷,"酒窝征",皮肤呈"橘皮样"改变。乳腺癌发展至晚期,可侵入胸筋膜、胸肌,以至癌块固定于胸壁而不易推动。

(3)炎性乳腺癌局部皮肤可呈炎症样表现,开始时比较局限,不久即扩展到乳房大部分皮肤,皮肤发红、水肿、增厚、粗糙、表面温度升高。

(4)湿疹样乳腺癌乳头有痒、烧灼感,以后出现乳头和乳晕皮肤变粗糙、糜烂如湿疹样,进而形成溃疡,有时覆盖黄褐色鳞屑样痂皮。

(5)乳腺癌淋巴转移最初多见于腋窝。肿大淋巴结质硬、无痛、可被推动;以后数目增多,并融合成团。乳腺淋巴引流主要有4种途径(见教材)。

(三)辅助检查

1.B超检查 乳房有无肿物?肿物大小、界限?对肌肉皮肤有无侵犯?腋窝淋巴结有无肿大?

2.钼钯X线检查 诊断乳腺癌的最有效和可靠的方式,乳腺癌的X线表现为密度增高的肿块影,边界不规则,或呈毛刺征。有时可见钙化点,颗粒细小、密集,有人提出每平方厘米超过 15 个钙化点时，乳腺癌的可能性很大。

3. 乳腺 MRI　MRI 在诊断乳腺良恶性疾病方面，国外文献显示敏感性可达 95%～100%，特异性为 37%～97%。MRI 有助于：①确定病灶的范围；②确定恶性病灶的同侧乳腺内是否有其他病灶；③检测对侧乳腺是否存在恶性病灶；④新辅助化疗后评价疗效和残余病灶的范围；⑤对原发灶不明确的腋窝转移性腺癌进行乳腺排查；⑥对有乳腺假体的乳腺癌患者进行治疗前评估；⑦对术后怀疑有肿瘤残存的患者进行复查；⑧明确超声、钼靶检查及临床表现、局部病灶不确切者（如自发性单导管乳头溢液、弥漫性微灶钙化、多发性囊肿或纤维腺瘤、硅胶注射和轻微结构紊乱等）。

4. 肿瘤组织活检

(1)细针穿刺细胞学检查或巴德针穿刺组织活检，一般病人可获得肯定诊断。

(2)门诊手术切除肿瘤送检。

（四）诊断和鉴别诊断

1. 根据患者病史、体征、辅助检查做出诊断。主要诊断依据：

(1)病史：20 岁前本病少见，20 岁以后发病率迅速上升，45～50 岁较高，绝经后发病率继续上升。大多数乳腺癌在半年内就诊。

(2)症状：无痛性进行性生长的肿块，一般不随月经改变。

(3)体征：乳房肿块质硬，表面不光滑，与周围组织分界不很清楚，晚期病人肿块在乳房内不易被推动。乳头凹陷、“酒窝征”、皮肤呈“橘皮样”改变是乳腺癌患者特征性体征。

(4)辅助检查：乳腺癌的钼靶检查表现为边界不规则，或呈毛刺征。有时可见钙化点，颗粒细小、密集，每平方厘米超过 15 个钙化点时，乳腺癌的可能性很大。乳腺癌 B 超扫描多表现为形态不规则、内部回声不均匀的低回声肿块。

2. 鉴别诊断

(1)纤维腺瘤常见于青年妇女，肿瘤大多为圆形或椭圆形，边界清楚，活动度大，发展缓慢，一般易于诊断。但 40 岁以后的妇女不要轻易诊断为纤维腺瘤，必须排除恶性肿瘤的可能。

(2)乳腺囊性增生病多见于中年妇女，特点是乳房胀痛，肿块可呈周期性，与月经周期有关。

（五）治疗

乳腺癌的治疗手段包括手术治疗、放射治疗、化学治疗、内分泌治疗和分子靶向治疗。乳腺癌的治疗趋势包括保留乳房和腋窝的微创手术、更为精确的立体定向放疗。

1. 手术治疗　乳腺癌自发病开始即是一个全身性疾病，因而力主缩小手术范围，而加强术后综合辅助治疗。目前应用的手术方式均属治疗性手术，而不是姑息性手术。

(1)乳腺癌根治术应包括整个乳房、胸大肌、胸小肌、腋窝及锁骨下淋巴结的整块切除。目前很少用。

(2)乳腺癌改良根治术有两种术式，一是保留胸大肌，切除胸小肌；一是保留胸大、小肌。且该术式保留了胸肌，术后外观效果较好，目前已成为常用的手术方式。

(3)全乳房切除术手术范围必须切除整个乳腺，该术式适宜于原位癌、微小癌及年迈体弱不宜作根治术者。

(4)保留乳房的乳腺癌切除术包括完整切除包括肿瘤、肿瘤周围 1～2cm 的组织及胸大肌筋膜，确保标本的边缘无肿瘤细胞浸润及腋淋巴结清扫。

1)保乳治疗的适宜人群：一般适合临床Ⅰ期、Ⅱ期的乳腺癌患者。Ⅲ期患者经术前化疗降期后也可以慎重考虑。乳房有适当体积，术后能够保持外观效果。

2)保乳治疗的绝对禁忌证：

①既往接受过患侧乳腺或胸壁放疗。

②活动性结缔组织病，尤其要注意硬皮病和系统性红斑狼疮的风险。

③妊娠、哺乳期患者(但哺乳期在终止哺乳后可考虑)。

④分布在两个以上象限的多中心或多灶性病灶。

⑤肿瘤经局部广泛切除后切缘阳性，再次切除后仍不能保证病理切缘阴性。

3)保乳治疗的相对禁忌证：

①肿瘤位于乳房中央区，即乳晕及乳晕旁2cm环形范围内，包括乳头Paget's病。

②直径>3cm(但建议根据肿瘤占乳房的比例来衡量，部分大乳房患者，肿瘤≤5cm仍有机会接受保乳治疗；对肿块>5cm者，术前化疗后缩小至3cm以下者也可慎重考虑)。

③乳腺钼靶显示弥散的恶性或可疑恶性的微小钙化灶者禁忌施行该手术。

(5)前哨淋巴结活检：前哨淋巴结指接受乳腺癌引流的第一枚淋巴结，可采用示踪剂显示后切除活检。根据前哨淋巴结的病理结果预测腋淋巴结是否有肿瘤转移，对腋淋巴结阴性的乳腺癌病人可不作腋淋巴结清扫。

2.化疗　辅助化疗以6个月左右为宜，能达到杀灭亚临床型转移灶的目的。浸润性乳腺癌伴腋淋巴结转移者是应用辅助化疗的指征。对腋淋巴结阴性者是否应用辅助化疗尚有不同意见，有人认为除原位癌及微小癌(<1cm)外均用辅助化疗。一般认为腋淋巴结阴性而有高危复发因素者，诸如原发肿瘤直径大于2cm，组织学分类差，雌、孕激素受体阴性，癌基因HER2有过度表达者，适宜应用术后辅助化疗。目前蒽环类和紫杉类仍然是乳腺癌治疗中非常重要的两大类药。

3.乳腺癌的内分泌治疗最主要的包括雌激素拮抗剂(如三苯氧胺)和芳香化酶抑制剂(现在常用的为第三代芳香化酶抑制剂，如来曲唑、阿那曲唑和依西美坦)。三苯氧胺既可以应用在绝经前女性，也可以应用在绝经后女性，但对于绝经后女性，芳香化酶抑制剂的疗效更好。另外，还有可以代替手术和放疗的去势药物(如诺雷德)。

4.乳腺癌术后的辅助放疗的适应证及治疗原则

(1)乳腺癌改良根治术后的辅助放疗照射部位：胸壁和锁骨上下淋巴结区域：适用于所有患者；腋窝：适用于腋窝淋巴结未清扫或清扫不彻底的患者。

(2)乳腺癌保乳术后的辅助放疗：所有保乳手术患者，包括浸润性癌、原位癌早期浸润和原位癌患者，均应予术后放疗。但对于年龄≥70岁，T1N0M0且ER阳性的患者可考虑术后单纯内分泌治疗，不做术后放疗。

5.曲妥珠单抗　对HER2过度表达的乳腺癌病人有一定效果。其应用适应证是HER2阳性的患者(应用免疫组化的方法HER2表达被评为+++，或FISH检查阳性者)。

(六)预后

乳腺癌预后很好，早期病人可长期存活。最初复查每4～6个月一次，5年后每12个月一次。乳腺超声：每6个月一次。

五、典型病例资料

王××，女，54岁，入院时间：2011年7月15日11时00分。

病史采集记录时间:2011 年 7 月 15 日 11 时 30 分。

病史提供者:患者本人/家属/陪伴。

可靠程度:可靠。

主　诉:左侧乳腺无痛性肿物 20d。

现病史:患者于 20d 前无意中触摸到左侧乳腺有一肿物,无疼痛,开始约拇指头大小,现增大为鸡蛋大小。乳头无溢乳、溢血。无畏寒、发热,无胸闷气促,无四肢及腰背部疼痛。病后未作任何诊治,今来我院门诊就诊,经 B 超检查后提示"左侧乳腺癌",遂收入我科进一步诊治。病程中,患者一般情况可,精神、食欲、睡眠可,大小便正常,体重无明显减轻,无明显消瘦。

既往史:既往健康,无肝炎、结核病史,无慢性支气管炎病史,无食物、药物过敏史,无外伤史、手术史。

个人史:原籍出生、长大,否认近期有流行病疫水接触史,无烟酒嗜好,无其他不良卫生习惯。

婚育史:已婚,一子一女,均体健。

月经史:停经约 10 年。

家族史:母亲患乳腺癌,无肝炎、结核病患者,无高血压、糖尿病患者。

体格检查:T 36.8℃,P 80 次/min,R 20 次/min,BP 110/60mmHg。

发育正常,营养良好,神志清楚,步行入院,自动体位,查体合作。全身皮肤、巩膜无黄染,无肝掌、蜘蛛痣,表浅淋巴结无肿大。头颅无畸形,五官端正,双侧瞳孔等圆等大,对光反射灵敏,调节反射存在。耳廓无畸形,双侧外耳道、鼻道及口腔无异常分泌物。听力正常。鼻旁窦无压痛,口唇无发绀,伸舌居中,牙龈无出血、肿胀,双侧扁桃腺无肿大,咽无充血,构音清晰,颈软,无抵抗,颈静脉无怒张,气管居中,双侧甲状腺无肿大。胸廓对称无畸形,双侧呼吸运动及语颤对称正常,无增强或减弱,无胸膜摩擦感,胸骨无叩痛,双肺叩诊清音,双肺呼吸音清,未闻及干湿性啰音,语音传导正常,未闻及胸膜摩擦音。心前区无隆起,心尖搏动点位于左侧第五肋间锁骨中线内 1.0cm 处,直径约 2.0cm,未触及震颤,心界不大,心律齐,HR 80 次/min,各瓣膜区未闻及病理性杂音,未闻及心包摩擦音。周围血管征阴性。腹部平软,未见胃肠型及蠕动波,肝脾肋下未扪及,全腹无压痛反跳痛,腹水征阴性,肠鸣音正常。肛门、外生殖器无异常。脊柱、四肢无畸形,活动良好,双下肢无水肿,生理性反射存在,病理性反射未引出。

专科情况:双侧乳房发育正常,乳头对称。无皮肤红肿,无"酒窝征"及乳头凹陷,皮肤无"橘皮样"改变,左乳外上象限可扪及明显的肿块,大小约 2cm×2cm×2cm,质硬,边缘欠清晰,活动差,无触痛。右乳未见异常。双侧腋窝淋巴结未扪及肿大。

辅助情况:

乳腺钼靶提示:双侧乳腺呈少量腺体型,左乳深部见一不规则高密度致密影,边界不清,大小约 2.0cm×2.4cm,并且见有毛刺,相应部位皮肤凹陷,肿物内线状钙化,余部未见明确异常密度影。

初步诊断:左侧乳腺肿物性质待查:乳腺癌?

住院医师:吴××

上级医师:许××

六、病例临床特点分析

结合上述典型病例分析如下:

(一)病史特点

1. 女性患者,54 岁。

2. 发现左侧乳腺无痛性肿物 20d。

(二)体征特点

1. 双乳房发育正常,乳头对称,无凹陷。无皮肤红肿,无“酒窝征”、乳头凹陷,皮肤无“橘皮样”改变。

2. 左乳外上象限可扪及明显的肿块约 2cm×2cm,质硬,边欠清,活动差,无触痛。右乳未见异常。

(三)辅助检查特点

乳腺钼靶提示:双侧乳腺呈少量腺体型,左乳深部见一不规则高密度致密影,边界不清,大小约 2.0cm×2.4cm,并且见有毛刺,相应部位皮肤凹陷,肿物内线状钙化,余部未见明确异常密度影。

【观看手术或录像】

见习中可以让同学们观看并讲解乳腺癌改良根治术,或保留乳房的乳腺癌切除术录像。

【思考题】

1. 乳腺癌的高危因素有哪些?

2. 保乳治疗的绝对禁忌证有哪些?

(何冬雷 夏立平)

第五节 腹部损伤

一、见习目的

1. 掌握腹腔实质性脏器及空腔脏器损伤的临床表现;闭合性腹部损伤的急救及手术治疗原则。

2. 熟悉闭合性腹部损伤的诊断要点及辅助检查手段。

3. 了解肝脏、脾脏和肠破裂的急诊处理。

二、见习准备(患者和资料)

1. 临床表现典型的腹部损伤患者及病历 1 人/小组。

2. 典型的闭合性腹部损伤患者腹部 X 线片及 B 超检查、CT 片、必要的血液检查 1 套/小组。

3. 典型腹部损伤患者体格检查录像及手术录像各 1 部。

三、见习方案

1. 带教老师讲解病史采集要点、模拟示范体格检查。

2. 学生分组，进病房采集病史，并做体格检查。

3. 学生回示教室汇报所采集的病史及体检结果，提出必要的辅助检查。带教老师展示典型的辅助检查资料，学生观看典型腹部损伤X线、B超、CT检查的影像及报告。

4. 学生归纳、总结病例特点，提出诊断，说明诊断依据。

5. 全体学生集中，讨论腹部损伤的治疗原则和方法。

6. 带教老师总结见习内容。

四、见习内容

（一）病史采集

1. 现病史采集时需注意的几个方面

（1）询问受伤发生的时间、地点、事件。

（2）损伤的原因及受伤时姿势、性质及部位，入院前的抢救细节。

（3）重要症状：重点询问腹部疼痛情况，何处为疼痛最重部位？是否伴随有呕吐（颜色、性质、量、次数）及便血情况，是否有血尿出现？体表有无伤口？

（4）病情演变情况：受伤后病情变化如何？是否加重？

（5）伴随症状：有无发热、昏迷、抽搐、肢体疼痛、截瘫或反常运动？有无呼吸困难、发绀、烦躁、口渴等现象？

（6）诊治经过：在何处就诊过？做过何种检查？用过什么药物及疗效如何？是否注射过破伤风抗毒素？

（7）一般情况：询问精神、体力、饮食、大小便如何？

2. 相关病史

（1）既往患有哪些疾病？有无药物过敏史？外伤史？手术史？输血史？

（2）个人史：包括患者生活史、职业史、疫水接触史及疫区生活史、月经史、生育史。

（3）家族史及遗传病史。

（二）体格检查

1. 一般情况　主要观察患者神志、脉搏、血压、呼吸、体温等生命体征。

2. 专科情况

（1）局部伤情：腹部是开放性损伤还是闭合性损伤？开放性损伤的伤口部位、大小、大致深度、伤道的方向，伤口有无脏器溢出？有无出血？有无消化道液体或内容物、尿液流出？闭合性损伤的部位、范围、程度。

（2）腹部以外的伤情：合并颅脑损伤可出现意识障碍；胸部损伤有呼吸困难、发绀、胸壁反常活动、气管移位，伤侧胸壁饱满、肋间隙增宽、呼吸音减弱或消失；四肢骨折可见患肢疼痛、局部压痛、畸形、反常活动等。需要注意的是，腹部损伤需与其他部位损伤整体考虑。

（3）腹部体征：①腹膜刺激征：腹部压痛、肌紧张和反跳痛，是腹内脏器损伤的重要体征。压痛最明显的部位常是受伤所在的部位。②肠鸣音减弱或消失。③叩诊：空腔脏器破裂，叩诊呈鼓音。实质性脏器破裂，可有移动性浊音。④直肠指检：腹膜外直肠伤，可触及直肠破孔或指套上有血。

（三）辅助检查

1. 化验检查　①血常规检查：白细胞可升高达（10～20）$\times 10^9$/L则提示感染，血色素、血细胞比容可进行性下降，提示有内出血；②尿常规：如果镜下见红细胞，则提示泌尿系损伤；③粪常规：粪潜血试验阳性或血便提示消化道损伤；④血尿淀粉酶检测：如升高提示胰腺的损伤。

2.腹部X线片　①消化道穿孔可显示膈下或腹膜后的积气；②肝破裂可见肝正常形态消失，常能发现肋骨骨折；③脾破裂可见胃大弯有锯齿状压迹，常有左下胸肋骨骨折；④后腹膜血肿可见腰大肌影消失。

3.B超检查　简单方便的腹部损伤检查，主要用于实质性器官(肝、脾、胰、肾)损伤判定，可见裂痕及出血情况，并能了解腹腔内积血、积液情况，从而判断是否有腹腔内出血。

4.CT检查　发现B超不能发现的小的实质性器官的损伤区，提供更多细节。

5.选择性腹腔内动脉造影　对实质性器官意义较大，并可进行选择性动脉栓塞控制肝、脾、胃损伤的出血。

6.诊断性腹腔穿刺　诊断性腹腔穿刺是腹部损伤不可或缺的有效检查，对判断腹腔脏器有无创伤及哪一类脏器创伤有很大帮助，阳性率可达90%以上。穿刺点多选在脐和髂前上棘连线中、外1/3交界处，或脐水平线与腋前线的交界处，通过针管送入多侧孔细塑料管至腹腔深处进行抽吸。如抽出不凝固血液，提示实质性脏器损伤，腹膜的去纤维作用而使血不凝固。空腔脏器破裂可抽出该脏器的内容物，根据抽出液的内容判断。必要时可送抽出液做细胞学检查。操作应轻柔，避免发生继发损伤。

(四)诊断和鉴别诊断

1.根据患者病史、体征、辅助检查做出诊断。主要诊断依据如下：

(1)病史：了解腹部外伤时间、部位，损伤的原因及受伤时姿势、性质及部位，入院前的抢救细节等。

(2)症状：重点询问腹部疼痛情况，何处为疼痛最重部位？是否伴随有呕吐及便血情况，是否有血尿出现？体表有无伤口等？有无发热、昏迷、抽搐、肢体疼痛、截瘫或反常运动？有无呼吸困难、发绀、烦躁、口渴等现象？

(3)体征：

1)一般情况：主要观察患者神志、脉搏、血压、呼吸、体温等生命体征。

2)专科情况：①腹膜刺激征：腹部压痛、肌紧张和反跳痛，是腹内脏器损伤的重要体征。压痛最明显的部位常是受伤所在的部位；②肠鸣音减弱或消失；③叩诊：空腔脏器破裂，叩诊呈鼓音；实质性脏器破裂，可有移动性浊音；④直肠指检：腹膜外直肠伤，可触及直肠破孔或指套上有血。

2.需与下列疾病进行鉴别：

(1)腹膜后血肿：可用CT或B超进行鉴别，X线常可发现骨盆骨折。

(2)继发性腹膜炎：无外伤史，常从一处器官开始，以后扩展到全腹，炎症表现突出。

(五)治疗

1.非手术治疗措施　①清理口腔和鼻咽部，维持呼吸道通畅、吸氧；②静脉穿刺或静脉切开，建立一条或几条通畅的输液通路，抽血鉴定血型，交叉配血；③静脉快速滴注平衡盐溶液或右旋糖酐500～1000ml，必要时输血，尽早实现患者血压的回升；④留置导尿，记录单位时间内的尿量；⑤放置胃管，持续进行胃肠减压；⑥必要时使用广谱有效的抗生素预防继发性感染，开放性腹部外伤者，注射破伤风抗毒素。

2.手术治疗　通常腹腔内脏损伤需要进行剖腹探查。剖腹探查的适应证如下：①有腹腔内空腔脏器破裂的临床表现及辅助检查提示者；②腹部外伤后有难以用其他原因解释的低血压，如休克经治疗，血压不升，或上升后又下降，无腹部外脏器出血征象者；③观察中的患者出现上述情况者；④怀疑有腹内脏器损伤但常规检查方法不能确定时。

3. 术后治疗　①如果为空腔脏器损伤术后则需要胃肠减压。②胃肠道损伤患者术后需禁食，注意维持营养和水、电解质平衡；有贫血和低蛋白血症者要适当地输入血浆、全血或人血白蛋白，待胃肠功能恢复后，才能逐步口服流质、半流质食物。胃肠造瘘者可经造瘘管注入营养液。③全身应用或联合使用广谱抗生素，应延续到炎症消退为止。④根据腹腔引流的情况，引流管一般应在术后4～5d拔除。如为止血用的压迫填塞物，可在术后4～5d每天抽出一小段或一块，8～12d取完。

（六）预后

腹部器官损伤患者如得到及时治疗，并及时得到恰当的外科手术干预者预后多较好。

五、典型病例资料

王××，男，29岁，入院时间：2011年9月21日17时50分。

病史采集时间：2011年9月21日18时10分。

病史提供者：患者本人/家属/陪伴。

可靠程度：可靠。

主　诉：右侧上腹部外伤后疼痛4h。

现病史：患者于4h前因建筑工地砖墙倒塌被砖块砸伤右侧上腹部，伤后即感右侧上腹剧烈疼痛，为持续性，呈进行性加重，且疼痛放散右侧肩背部，随后扩散到全腹部，呼吸时腹痛更加重。2h前开始感口渴、心悸、稍腹胀、烦躁。伤后排小便一次，约300ml，尿色呈淡黄色，无肉眼血尿，未解大便。偶感恶心，无呕吐。无发热及寒战。伤后到我院急诊外科就诊，行急诊B超检查，提示“腹腔大量积液，右肝被膜不连续”，考虑“肝破裂”，急诊科给予单纯补液处理，即收入我科行进一步诊治。病后患者无昏迷、头痛、胸闷、气短。四肢活动正常。

既往史：既往健康，无肝炎、结核病史，无慢性支气管炎病史，无食物、药物过敏史，无外伤史、输血史、手术史。

个人史：原籍出生、长大，一年前来我市建筑工地工作。否认近期有流行病疫水接触史，无烟酒嗜好，无其他不良卫生习惯。

婚育史：已婚，一子一女，均体健。

家族史：家人健康，无肝炎、结核病患者，无高血压、糖尿病患者，无家族遗传性疾病患者。

体格检查：T 36.8℃，P 110次/min，R 26次/min，BP 60/30mmHg。

发育正常，急性病容，面色稍白，神志清楚，烦躁，急救平车推入院，仰卧体位，查体配合。全身皮肤、巩膜无黄染，无肝掌、蜘蛛痣，表浅淋巴结无肿大。头颅无畸形，五官端正，双侧瞳孔等圆等大，对光反射灵敏，调节反射存在。耳廓无畸形，双侧外耳道、鼻道及口腔无异常分泌物。听力正常。鼻旁窦无压痛，口唇发绀，伸舌居中，牙龈无出血，肿胀，双侧扁桃腺无肿大，咽无充血，颈软，无抵抗，颈静脉无怒张，气管居中，双侧甲状腺无肿大。右胸第7、8、9、10肋锁骨中线周围局部肿胀，皮下淤斑，范围约手掌大小，双侧呼吸运动加快，语颤对称正常，无胸膜摩擦感，右胸肿胀区触痛，双肺叩诊清音，双肺呼吸音清，未闻及干湿性啰音，未闻及胸膜摩擦音。心前区无隆起，心尖搏动点位于左侧第五肋间锁骨中线内1.0cm处，直径约2.0cm，未触及震颤，心界不大，心律齐，心率快，HR 110 次/min，各瓣膜区未闻及病理性杂音，未闻及心包摩擦音。周围血管征阴性。腹部查体见专科情况。肛门、外生殖器无异常。脊柱、四肢无畸形，伸展良好，双下肢无水肿，生理性反射存在，病理性反射未引出。

专科情况：腹饱满，未见肠型，全腹肌紧张，压痛、反跳痛明显，以右上腹为重。移动性浊音(＋＋)，肠鸣音弱。尿检正常。腹腔穿刺抽出不凝固血液。

辅助情况：

1. 实验室检查　血红蛋白 60g/L，白细胞 15.8×10^9/L，中性粒细胞 0.86，淋巴细胞 0.14。

2. B 超　①腹腔内大量积液；②右肝被膜不连续。

3. X 线摄片　右第 7～10 肋肋骨前软组织肿胀，右肋膈角少量积液，右膈肌局部抬高，膈下无游离气体。

初步诊断：1. 腹部闭合性损伤，右肝破裂
2. 失血性休克
3. 右胸壁软组织挫伤

住院医师：吴××
上级医师：许××

六、病例临床特点分析

结合上述典型病例分析如下：

(一)病史特点

1. 青年男性，29 岁。

2. 被砖块砸伤右侧胸腹部伴右季肋区剧烈疼痛 4h。有明确外伤史。

(二)体征特点

1. 急性病容，面色稍白，神志清楚，烦躁。血压 60/30mmHg。

2. 腹饱满，未见肠型，全腹肌紧张，压痛、反跳痛明显，以右上腹为重。移动性浊音(＋＋)，肠鸣音弱。腹腔穿刺抽出不凝固血液。

(三)辅助检查特点

1. 实验室检查　血红蛋白 60g/L，白细胞 15.8×10^9/L，中性粒细胞 0.86，淋巴细胞 0.14。

2. B 超　①腹腔内大量积液；②右肝被膜不连续。

3. X 线摄片　右第 7～10 肋肋骨前软组织肿胀，右肋膈角少量积液，右膈肌局部抬高，膈下无游离气体。

【观看手术或录像】

观看剖腹探查、肠破裂手术录像。

【思考题】

1. 腹部损伤中实质器官和空腔脏器损伤的临床症状有何区别？

2. 腹部损伤的手术探查指征。

(吴　幸)

第六节　急性化脓性腹膜炎

一、见习目的

1. 掌握急性化脓性腹膜炎的临床表现、诊断与治疗。
2. 熟悉原发性腹膜炎与继发性腹膜炎的鉴别诊断。
3. 了解急性化脓性腹膜炎的病因、病理生理演变。

二、见习准备(患者和资料)

1. 典型急性化脓性腹膜炎患者 1 人及患者病历。
2. 典型急性化脓性腹膜炎患者的检查资料 1 套。
3. 典型急性化脓性腹膜炎患者体格检查录像及手术录像各 1 部。

三、见习方案

1. 带教老师讲解病史采集要点、模拟示范体格检查。
2. 学生分组，进病房采集病史，并做体格检查。
3. 学生回示教室汇报所采集的病史及体检结果。提出必要的辅助检查，带教老师展示典型的辅助检查资料。
4. 学生归纳、总结、分析病例，作出急性化脓性腹膜炎初步诊断及鉴别诊断。
5. 带教老师组织学生讨论急性化脓性腹膜炎治疗原则和常用的治疗方法。
6. 带教老师总结见习内容。

四、见习内容

(一)病史采集

1. 现病史采集时需注意的几个方面

(1)发病情况：病程长短？起病急缓？

(2)发病原因：有无腹部外伤史、手术史或慢性腹痛史以及腹部其他疾病(如消化性溃疡、急性阑尾炎、急性胰腺炎、胆囊炎或胆囊结石等)。

(3)主要症状：腹痛的发生时间、部位、性质、程度、放射痛加重或缓解原因等；消化道症状(如恶心、呕吐)发生的时间、次数、内容物(特别注意有无血、胆汁等)、性质及程度；中毒症状，如头痛、发热的情况、热型特点等。

(4)伴随症状：有无口干、大汗、尿少、腹胀、腹泻、眼窝凹陷、口唇发绀等。

(5)病情发展：何时首先出现上述情况，现在怎样？

(6)诊疗情况：在何处就诊过？做过何种检查？用何药物及疗效如何？

(7)一般情况：精神、体力、饮食、大小便如何？体重有何变化？

2. 其他相关病史

(1)既往患有哪些疾病？有无药物过敏史？外伤史？手术史？输血史？

(2)个人史：包括患者生活史、职业史、疫水接触史及疫区生活史、月经史、生育史。

(3)家族史及遗传病史。

(二)体格检查注意事项

1. 体温情况？脉搏变化情况？血压、脉压差有无变化？

2. 呼吸是浅快还是急促？鼻翼有无扇动？

3. 专科检查　①腹壁呼吸运动是否受限；②腹膜炎的典型体征：腹部压痛、腹肌紧张或强直、反跳痛；③腹胀；④有无肝浊音界的消失或缩小；⑤移动性浊音；⑥肠鸣音减弱或消失；⑦直肠指检：直肠前窝饱满及触痛情况。

(三)主要辅助检查

1. 实验室检查　血、尿、便常规化验。有脱水现象时，测肝肾功能、电解质及二氧化碳结合力等。疑有急性胰腺炎时，做血清及尿淀粉酶、血钙测定。

2. 腹部立位X线片　小肠普遍胀气并有多个小液平面的肠麻痹征象；胃肠穿孔时多数可见膈下游离气体。

3. B超检查　腹内有不等量的液体，不能鉴别液体的性质时，在其引导下腹腔穿刺或灌洗有助诊断。可发现胆、肝、胰腺等器官有无结石或炎症；有无腹部包块及大小、边界、毗邻、性质等。

4. CT检查　对腹腔内实质性脏器病变有帮助，了解实质性器官的改变；可评估腹腔内渗液量。

5. 腹腔诊断性穿刺　抽出液可为透明、浑浊、脓性、血性、含食物残渣或粪便等几种情况。结核性腹膜炎为草绿色透明腹腔积液；胃十二指肠急性穿孔时抽出液呈黄色、浑浊、含胆汁、无臭味；饱食后穿孔时抽出液可含食物残渣；急性重症胰腺炎时抽出液为血性、胰淀粉酶含量高；急性阑尾炎穿孔时抽出液为稀薄脓性略有臭味；绞窄性肠梗阻时抽出液为血性、臭味重；如为全血，要排除是否刺入脏器或血管，抽出液可做涂片及细菌培养。

(四)诊断和鉴别诊断要点

1. 根据患者病史、体征、辅助检查做出诊断。主要诊断依据如下：

(1)病史：了解有无腹部外伤史、手术史或慢性腹痛史以及腹部其他疾病。

(2)症状：腹痛是最主要的症状，腹痛的发生时间、部位、性质、发生形式，腹痛的程度随炎症的程度而异，但一般都很剧烈，不能忍受，且呈持续性，深呼吸、咳嗽、转动身体时都可加剧疼痛，故病人不愿变动体位。疼痛多自原发灶开始，炎症扩散后蔓延及全腹，但仍以原发病变部位较为显著；消化道症状如恶心呕吐为早期出现的常见症状，了解发生的时间、次数、内容物，开始时因腹膜受刺激引起反射性的恶心呕吐，呕吐物为胃内容物，后期出现麻痹性肠梗阻时，呕吐物转为黄绿色内含胆汁液，甚至为棕褐色粪样肠内容物，由于呕吐频繁，可呈现严重脱水和电解质紊乱；发热的情况、热型特点等；有无口干、大汗、尿少、腹胀、腹泻、眼窝凹陷、口唇发绀等。

(3)体征：

1)腹膜刺激征：压痛(全腹)、肌紧张、反跳痛。

2)腹胀。

3)移动性浊音。

4)肠鸣音减弱甚至消失。

5)直肠指检：直肠前窝饱满及触痛。

(4)辅助检查:

1)血常规:感染发生后,白细胞总数常明显增高,中性分类增高,甚至有中毒颗粒,但在婴幼儿、年老体弱或极严重感染者,白细胞总数可以不增加,仅有中性分类增高。因此,在临床上对于症状重而白细胞总数低者要引起注意。

2)立位腹部X线片:能发现有无胃肠穿孔所致的膈下游离气体,以及腹胀所引起的小肠积液征。

3)B超及CT:能发现或排除有无腹腔积液,肝、胆、胰腺等实质性器官有无结石伴感染征象、腹腔包块(炎性)。

4)腹腔穿刺:可用来证明有无腹膜炎的直接证据,并对穿刺抽取液进一步的检查,以大致判断感染发生的性质。

5)直肠指诊:了解有无盆腔感染或是否形成盆腔脓肿,并可在必要时进行穿刺,确定感染性质。

2.需与下面疾病进行鉴别:

(1)内科疾病:有不少内科疾病具有与腹膜炎相似的临床表现,必须严加区别,以免错误治疗。肺炎、胸膜炎、心包炎、冠心病等都可引起反射性腹痛,急性胃肠炎、痢疾等也有急性腹痛、恶心、呕吐、高热、腹部压痛等,易被误认为腹膜炎。其他,如急性肾盂肾炎、糖尿病酮中毒、尿毒症等也均可有不同程度的急性腹痛、恶心、呕吐等症状,而无腹膜炎的典型体征,只要加以分析,应能鉴别。

(2)急性肠梗阻:多数急性肠梗阻具有明显的阵发性腹部绞痛、肠鸣音亢进、腹胀,而无肯定压痛及腹肌紧张,易与腹膜炎鉴别。除细致分析症状及体征,并通过腹部X线摄片和密切观察等予以区分外,必要时需做剖腹探查,才能明确。

(3)急性胰腺炎:水肿性或出血坏死性胰腺炎均有轻重不等的腹膜刺激症状与体征,但并非腹膜感染。在鉴别时,血清或尿淀粉酶升高有重要意义,从腹腔穿刺液中测定淀粉酶值有时能肯定诊断。

(4)腹腔内或腹膜后积血:各种病因引起腹内或腹膜后积血,可以出现腹痛、腹胀、肠鸣音减弱等临床现象,但缺乏压痛、反跳痛、腹肌紧张等体征。腹部X线摄片、腹腔穿刺和观察往往可以明确诊断。

(5)其他:泌尿系结石症、腹膜后炎症等均由于各有其特征,只要细加分析,诊断并不困难。

(五)治疗

1.非手术治疗方法

(1)非手术治疗指征:①原发性腹膜炎或盆腔器官感染引起腹膜炎;②急性腹膜炎的初期尚未遍及全腹,炎症已有局限化的趋势,临床症状也有好转;③急性腹膜炎病因不明、病情也不重,全身情况也较好,腹腔积液不多,腹胀不明显。

(2)体位:患者应取半卧位,有利于渗出液积聚在盆腔。

(3)禁食:有消化道穿孔患者必须绝对禁食,减少胃肠道内容物继续漏出。已经出现肠麻痹者,必须待腹部症状好转、肠蠕动恢复正常后,方可开始进饮食。

(4)胃肠减压:能减轻胃肠道膨胀,改善胃肠壁血运,减少胃肠内容物的继续渗漏。

(5)补液:通过输液以纠正水、电解质和酸碱失调。对严重衰竭及脱水患者还应输血浆、白蛋白等胶体液,并纠正低蛋白血症和贫血。

(6)补充热量与营养：长期不能进食的患者应补充热量。

(7)抗生素的应用：早期即应选用大量广谱抗生素，行血培养及引流液培养，再根据细菌培养结果加以调整以选择敏感的抗生素。

(8)镇痛：诊断尚未明确的患者不宜用止痛剂以免掩盖病情。对诊断已经明确且有剧痛的患者，可考虑用哌替啶或吗啡止痛。

2. 手术治疗

(1)手术治疗指征：①腹内脏器损伤破裂、绞窄性肠梗阻引起肠坏死、肠穿孔、胆囊坏疽穿孔、术后胃肠吻合口瘘所致之腹膜炎；②弥漫性腹膜炎较重而无局限趋势；③保守治疗腹膜炎症与体征均不见缓解或反而加重者。

(2)原发病灶处理：解除引起腹膜炎的病因是手术治疗的主要内容。感染源消除得越早预后愈好。

(3)清理腹腔：在消除病因后，清除腹腔内之食物和残渣、粪便、异物等。尽可能地吸尽腹腔内脓液。

(4)引流：使腹腔内继续产生的渗血渗液通过引流得以排出体外，使炎症得到控制、局限和消失，还可以预防腹腔脓肿的发生。

(六)预后

急性腹膜炎的病因不同预后也不一样，一般为急性感染性疾病，经有效处理后预后较好。

五、典型病例资料

王××，男，49 岁，入院时间：2012 年 9 月 21 日 13 时 50 分。

病史采集记录时间：2012 年 9 月 21 日 14 时 10 分。

病史提供者：患者本人/家属/陪伴。

可靠程度：可靠。

主　诉：全腹持续性疼痛 12h。

现病史：患者于 12h 前突发上腹部疼痛，随后扩散至全腹部。病后感腹痛呈持续性，进食、仰卧或活动时加重。呕吐两次胃内容物，非喷射性，不含血性液体。未解大便，小便正常。3h 前开始感稍腹胀、发热，体温未测量。由他人陪送到我院急诊外科就诊，紧急做腹部 X 线检查，提示“膈肌下新月形游离气体”，遂收入我科进一步诊治。病后患者无昏迷、头痛、胸闷、气短。四肢活动正常。

既往史：否认肝炎、结核病史，无慢性支气管炎病史，无食物、药物过敏史，无外伤史、手术史。既往有 10 年“胃病”史，曾不规律服用“胃药”治疗，药名不详。

个人史：原籍出生、长大，否认近期有流行病疫水接触史，无烟酒嗜好，无其他不良卫生习惯。

婚育史：已婚，育有一子一女，均体健。

家族史：家人健康，无肝炎、结核病患者，无高血压、糖尿病患者，无家族遗传性疾病患者。

体格检查：T 38.8℃，R 22 次/min，P 90 次/min，BP 110/70mmHg。

发育正常，急性病容，神志清楚，步行入院，查体配合。全身皮肤、巩膜无黄染，无肝掌、蜘蛛痣，表浅淋巴结无肿大。头颅无畸形，五官端正，双侧瞳孔等圆等大，对光反射灵敏，调节反射存在。耳廓无畸形，双侧外耳道、鼻道及口腔无异常分泌物。听力正常。鼻旁窦无压痛，口唇发绀，伸舌居中，牙龈无出血、肿胀，双侧扁桃腺无肿大，咽无充血，颈软，无抵抗，颈静脉无怒张，气管居中，双侧甲状腺无肿大。双侧呼吸运动及语颤对称正常，无胸膜摩擦感，右胸肿胀区触痛，双肺叩诊清音，双肺吸音清，未闻及干湿性啰音，未闻及胸膜摩擦音。心前区无隆起，心尖搏动点位于左侧第五肋间锁骨中线内 1.0cm 处，未触及震颤，心界不大，心律齐，心率快，HR 110 次/min，各瓣膜区未闻及病理性杂音，未闻及心包摩擦音。周围血管征阴性。腹部查体见专科情况。肛门、外生殖器无异常。脊柱、四肢无畸形，伸展良好，双下肢无水肿，生理性反射存在，病理性反射未引出。

专科情况：腹饱满，未见肠型及蠕动波，全腹肌紧张，压痛、反跳痛明显，以剑突下上腹为重。肝脾肋缘下未及，肝浊音界变小，Murphy 征(－)，叩诊鼓音，移动性浊音(＋)，肠鸣音1 次/min，肠鸣音弱。直肠指检未及包块及粪块，无触痛，退出时指套带无血性黏液。尿检正常。

辅助检查：

实验室检查：血常规示 Hb 120g/L，WBC 21.4×10^9/L，N 0.88，L 0.12。

胸腹部透视检查：膈下有游离气体，心肺未发现异常体征。

初步诊断：1. 急性化脓性腹膜炎
　　　　　2. 消化性溃疡穿孔

住院医师：吴××

上级医师：许××

六、病例临床特点分析

结合上述典型病例分析如下：

(一)病史特点

1. 本例患者既往有 10 年“胃病”史，曾不规律服用“胃药”治疗。

2. 12h 前突发上腹部疼痛，随后扩散至全腹部。

(二)症状特点

1. 突发上腹部疼痛，呈持续性，进食、仰卧或活动时加重。

2. 呕吐两次胃内容物，非喷射性，不含血性液体，未解大便。

(三)体征特点

1. 腹膜炎体征　全腹肌紧张，压痛、反跳痛明显，以剑突下上腹为重。

2. 腹腔渗出表现　肝浊音界变小，移动性浊音(＋)。

3. 肠麻痹表现　肠鸣音 1 次/min，肠鸣音弱。

【观看手术或录像】

见习中可以让同学们观看并讲解消化性溃疡穿孔、急性化脓性腹膜炎病例的体格检查及手术录像。

【思考题】

1. 急性化脓性腹膜炎的病因有哪些？

2. 急性化脓性腹膜炎的临床表现有哪些？

（吴　幸）

第七节　胃十二指肠溃疡的外科治疗

一、见习目的

1.掌握胃十二指肠溃疡急性穿孔、出血以及幽门梗阻的临床表现、诊断和治疗原则。

2.熟悉胃十二指肠溃疡的手术适应证,熟悉治疗溃疡的手术方法和原理。

3.了解胃十二指肠溃疡的手术术式选择及术后并发症。

二、见习准备(患者和资料)

1.典型胃十二指肠溃疡患者1人及患者病历。

2.典型胃十二指肠溃疡患者的胃镜检查资料1套。

3.典型胃十二指肠溃疡患者手术录像1部。

三、见习方案

1.带教老师讲解病史采集要点、模拟示范体格检查。

2.学生分组,进病房采集病史,并做体格检查。

3.学生回示教室汇报所采集的病史及体检结果。提出必要的辅助检查,带教老师展示典型的辅助检查资料。

4.学生归纳、总结、分析病例,作出初步诊断及鉴别诊断。

5.带教老师组织学生讨论治疗原则和常用的治疗方法。

6.带教老师总结见习内容。

四、见习内容

(一)病史采集

1.现病史采集时需注意的几个方面

(1)发病情况:反复上腹部疼痛,依照溃疡发生的部位以及有无并发症,腹痛的性质、缓急、程度以及规律都有所不同。

(2)发病原因:①遗传因素,目前认为,本病的发生与遗传因素有关,尤其是男性的亲属中其发病率高于一般人,有时可见到一些家族中几代人都患有消化性溃疡病;②不良的生活习惯,如嗜烟酒、暴饮暴食以及过食辛辣等刺激性食物,都可成为消化性溃疡的诱因;③精神情绪因素,长时间的精神过度紧张和忧虑、沮丧等情绪,长期过度的脑力劳动,不注意劳逸结合,都会成为本病的诱因或使病情加重;④胃酸和胃蛋白酶分泌增多,侵蚀能力增强;⑤幽门螺杆菌(Hp)感染,Hp可以引起胃窦部炎症,而胃溃疡又总是在胃炎的基础上发生;⑥胃黏膜屏障被破坏,消化道内的胆盐、胰液,亦即十二指肠液反流入胃,一些药物可造成胃、十二指肠黏膜屏障的破坏,引发溃疡;⑦某些疾病,如胃泌素瘤、原发性甲状旁腺功能亢进症、肝硬化、肺气肿、肾功能不全以及小肠切除过多的患者都有患溃疡病的可能。

(3)主要症状:反复上腹部疼痛,疼痛性质多为钝痛或烧灼痛,伴饱胀、嗳气、食欲减退;胃溃疡疼痛节律性不明显，多在进餐后 1/2～1h 开始疼痛，持续约 1～2h 或更长时间，进食后疼痛不缓解；十二指肠溃疡疼痛具有明显节律性，表现为餐后延迟痛（餐后 3～4h 发作）、饥饿痛和夜间痛，常伴有反酸，进食疼痛缓解。

(4)伴随症状：并发穿孔时可出现急性腹痛，迅速弥漫至全腹，为持续性刀割样疼痛；出血时可伴有或不伴有呕血，有黑便；幽门梗阻时可有呕吐，常定时发生在下午或晚间，呕吐量大，可达 1000～2000ml，呕吐物多为宿食，不含胆汁，呕吐后患者自觉胃部舒适。

(5)病情发展：何时首先出现上述情况，发病后的症状和体征有何变化，减轻还是加重，现在怎样？

(6)诊疗情况：在何处就诊过？做过何种检查？用何药物及疗效如何？

(7)一般情况：精神、体力、饮食、大小便如何？近期体重有无变化？

2. 其他相关病史

(1)既往患有哪些疾病？有无药物过敏史？外伤史？手术史？输血史？

(2)个人史：包括患者生活史、职业史、疫水接触史及疫区生活史、月经史、生育史。

(3)家族史及遗传病史。

(二)体格检查注意事项

1. 体温情况如何？脉搏变化情况如何？血压、脉压差有无变化？

2. 呼吸困难？呼吸浅快或急促？鼻翼扇动？

3. 专科检查

(1)腹部视诊：腹部有无膨隆（局部或全腹）或凹陷、胃肠型、蠕动波、腹壁静脉曲张、手术切口、疝以及腹部有无包块；

(2)腹壁肌群的紧张程度，全腹有无压痛，压痛具体区域性（检查时应先从远离腹部的主要疼痛点开始，逐渐向腹部主要疼痛部位靠近，以明确腹痛的具体范围，大致判断出腹痛所涉及的脏器），有无反跳痛；

(3)腹部有无肿块（注意腹部肿块的位置、大小、质地、活动度、表面是否光滑以及肿块有无压痛）；

(4)听诊时注意有无振水音、肠鸣音是否亢进、减弱或消失，是否可闻及气过水音或高调金属音，是否叩到移动性浊音；

(5)淋巴结：如可扪及锁骨下淋巴结有肿大、质硬、无痛、成团表现，常提示恶变。

(三)主要辅助检查

1. 实验室检查　血、尿、便常规化验。有脱水现象时，测肝肾功能、电解质及二氧化碳结合力等。

2. 胃镜　纤维及电子胃十二指肠镜检查是目前诊断消化性溃疡的主要检查方法，其不仅可以直接清晰地观察胃十二指肠黏膜变化及溃疡的大小、形态，还可在直视下刷取细胞或钳取组织做病理检查。胃镜可充分清晰地显示出胃肠腔形态、胃十二指肠壁及皱襞、黏膜、黏膜下血管、分泌物性质及胃蠕动情况，镜下可见胃十二指肠黏膜有无糜烂，亦可以看到相对规则的圆形或椭圆形溃疡，直径多为 0.5～1.5cm，一般小于 2.5cm，根据溃疡的分期程度，溃疡底部附有白苔或污浊苔，周围光滑或伴有充血、出血、水肿、瘢痕、再生上皮或黏膜集中像等表现。因此，胃十二指肠镜检查对消化性溃疡可作出准确诊断，并且可鉴别良性和恶性溃疡。此外，胃十二指肠镜检查不仅能动态观察溃疡的病变活动和愈合过程，也可对药物的治疗效果进行评判。

3. X线钡餐检查　是诊断胃十二指肠溃疡的重要检查方法之一，尤其是钡气双重对比造影及十二指肠低张造影术的应用，可进一步提高胃十二指肠溃疡诊断的准确性。胃十二指肠壁出现龛影是溃疡的直接征象，对溃疡病的诊断有确诊价值。间接征象包括局部压痛、胃大弯侧痉挛性切迹、壶腹部激惹和十二指肠球部畸形等，间接征象的出现只是提示病人有溃疡的可能。记录钡餐在胃十二指肠中排出的时间也可了解胃十二指肠的蠕动功能。

4. Hp检测　Hp检测目前是胃镜检查的常规项目，对于胃十二指肠溃疡治疗方案的选择有重要的指导意义。

5. 胃液分析　由于胃、十二指肠溃疡的病因不同，胃液分析对溃疡的治疗也有指导意义，胃溃疡患者的胃酸分泌正常或低于正常，而部分十二指肠溃疡患者的胃液分泌增多。目前常用五肽胃泌素和增大组胺胃酸分泌试验，来分别测定基础胃酸排泌量(BAO)、最大胃酸和高峰排泌量(MAO和PAO)。

6. 血清促胃液素测定　胃酸分泌的程度一般与血清中促胃液素值成反比，胃酸pH低，促胃液素水平高；胃酸pH高，促胃液素水平低。促胃液素瘤时胃酸分泌和促胃液素均升高。

(四)诊断和鉴别诊断要点

1. 根据患者病史、体征、辅助检查做出诊断。主要诊断依据如下：

(1)病史：了解有无典型消化性溃疡的主要症状：慢性病程，周期性、节律性上腹痛。

(2)症状：反复上腹部疼痛，疼痛性质多为钝痛或烧灼痛，伴饱胀、嗳气、食欲减退；胃溃疡疼痛节律性不明显，多在进餐后1/2～1h开始疼痛，持续约1～2h或更长时间，进食疼痛不缓解；十二指肠溃疡疼痛具有明显节律性，表现为餐后延迟痛(餐后3～4h发作)、饥饿痛和夜间痛，常伴有反酸，进食疼痛缓解。并发穿孔时可出现急性腹痛，迅速弥漫至全腹，为持续性刀割样疼痛；出血时可伴有或不伴有呕血，有黑便；幽门梗阻时可有呕吐，呕吐物多为宿食，不含胆汁，呕吐后患者自觉胃部舒适。

(3)体征：伴有幽门梗阻时可有腹部膨隆、胃肠型、蠕动波；上腹部可有压痛；听诊时有振水音。

(4)辅助检查：

1)实验室检查：病史较长者可有贫血表现，大便潜血阳性等。

2)胃镜：纤维及电子胃十二指肠镜检查是目前诊断消化性溃疡的主要检查方法，其不仅可以直接清晰地观察胃十二指肠黏膜变化及溃疡的大小、形态，还可在直视下刷取细胞或钳取组织做病理检查。

3)X线钡餐检查：是诊断胃十二指肠溃疡的重要检查方法之一，尤其是钡气双重对比造影及十二指肠低张造影术的应用，可进一步提高胃十二指肠溃疡诊断的准确性。

4)Hp检测：Hp检测目前是胃镜检查的常规项目，对于胃十二指肠溃疡治疗方案的选择有重要的指导意义。

5)胃液分析：由于胃、十二指肠溃疡的病因不同，胃液分析对溃疡的治疗也有指导意义，胃溃疡患者的胃酸分泌正常或低于正常，而部分十二指肠溃疡患者的胃液分泌增多。目前常用五肽胃泌素和增大组胺胃酸分泌试验，来分别测定基础胃酸排泌量(BAO)、最大胃酸和高峰排泌量(MAO和PAO)。

6)血清促胃液素测定：胃酸分泌的程度一般与血清中促胃液素值成反比，胃酸pH低，促胃液素水平高；胃酸 pH 高，促胃液素水平低。促胃液素瘤时胃酸分泌和促胃液素均升高。

2. 需与下面疾病进行鉴别：

(1)功能性消化不良：症状与胃十二指肠溃疡相似，但胃镜检查与 X 线钡餐检查却无溃疡发现。伴有胃肌张力减弱，主要症状为餐后出现上腹饱胀、嗳气、反酸、恶心和无食欲，服用制酸剂不能缓解，但服用甲氧氯普胺或多潘立酮后症状可明显减轻。

(2)慢性胃、十二指肠炎：慢性无规律性上腹部疼痛，症状与胃十二指肠溃疡相似，胃镜检查可见慢性胃窦炎和十二指肠球炎，无溃疡，因此胃镜检查是主要的诊断和鉴别手段。

(3)促胃液素瘤：又称佐林格-埃利森综合征(Zollinger-Ellison syndrome)，来源于 G 细胞，是一种以消化道溃疡为主要表现的综合征，在胰腺内分泌瘤中发病率仅次于胰岛素瘤，60%～70%为恶性，常伴有淋巴结或肝转移。消化性溃疡症状最常见，因促胃液素过度刺激而使壁细胞增生，分泌大量胃酸，使上消化道包括空肠上段经常处于高酸环境，引起多发性溃疡，溃疡部位多位于球后十二指肠降段和横段或空肠远段。本病对治疗溃疡药物反应差，常有腹泻，排水样便或脂腹泻，并常伴有腹痛。

(4)胃癌：胃溃疡与溃疡型胃癌之间的鉴别对病人的治疗至关重要。由于一些早期的溃疡型胃癌，溃疡的形态和临床表现与良性溃疡比较相似，尤其是治疗后还有可能出现暂时愈合(假愈)，目前多主张对所有胃溃疡患者都应进行胃镜检查，在溃疡边缘做多点活检，以明确溃疡的病变性质，以免延误对溃疡型胃癌的诊治。

(5)钩虫病：钩虫病在我国农村较为常见，是十二指肠钩虫或美洲钩虫寄生于人体小肠所引起，钩虫可引起十二指肠炎和上消化道出血，临床症状与消化性溃疡相似。胃镜检查于十二指肠可见到寄生的钩虫和出血点。因此，凡来自农村而伴有消化不良症候者，在进行胃镜检查后，应常规做粪检寻找钩虫卵，进行驱虫治疗。

(6)胃黏膜脱垂症：由于胃黏膜脱垂而间歇出现上腹部疼痛，但上腹疼痛一般无规律性或夜间痛，服用制酸剂腹痛不能缓解，但可因体位(左侧卧位或床脚抬高)改变而缓解。诊断需要胃镜检查确诊并与溃疡相鉴别。

(7)胆囊炎及胆石症：本病以中年肥胖女性较为多见，可引起慢性、复发性上腹痛，腹痛发作前常伴有诱因，常因进食高脂食物而发作，且腹部疼痛一般缺乏节律性，可有典型胆绞痛，Murphy 征阳性，急性发作时常有发热及黄疸，超声、胆囊造影及 ERCP(内镜逆行胆胰管造影)检查可以确诊此病。

(五)治疗

1. 十二指肠溃疡外科治疗适应证

(1)出现严重并发症，如溃疡急性穿孔、大出血和瘢痕性幽门梗阻。

(2)经过正规内科治疗无效的十二指肠溃疡，溃疡症状持续不缓解或反复发作影响患者的日常生活和工作。有下列情况之一者，可考虑手术治疗：①溃疡病史长、病情发作频繁、症状严重；②胃镜观察溃疡深大、溃疡底可见血管或附有凝血块，有并发大出血的可能；③X 线钡餐检查见十二指肠球部严重变形、龛影较大有穿透至十二指肠外影像者；④既往有严重溃疡并发症，目前溃疡仍反复活动未缓解者。这样可避免因延长内科治疗时间，从而增加出现溃疡病严重并发症的危险。

2. 胃溃疡外科治疗适应证

(1)经过包括根除 Hp 措施在内的严格内科治疗 8～12 周，溃疡不愈合或短期内仍有复发者。

(2)胃溃疡发生急性穿孔、出血、瘢痕性幽门梗阻及溃疡穿透至胃壁外者。

(3)溃疡直径巨大(直径＞2.5cm)或高位溃疡者。

(4)胃、十二指肠复合溃疡。

(5)年龄大于 45 岁,溃疡不能排除恶变或已经证实有恶变者。

(6)既往有大出血或穿孔的胃溃疡患者。

3.临床上常用的术式

(1)胃大部切除术:切除范围是胃远侧的 2/3～3/4,包括胃体大部、整个胃窦部、幽门及十二指肠球部。手术方式基本包括两类:①毕罗(Billroth)Ⅰ式:胃大部切除后将剩余胃与十二指肠切端吻合。毕罗Ⅰ式的优点是手术操作简便,胃肠道吻合后接近于正常解剖生理状态,术后因胃肠道功能紊乱而导致的并发症较少;②毕罗(Billroth)Ⅱ式:胃大部切除后将十二指肠残端闭合,将剩余胃与空肠上段吻合。毕罗Ⅱ式的优点是:胃切除的范围可扩大,切除范围不因吻合张力增加而受限制,因此可以切除较多胃体以减少溃疡复发的机会;因食物和胃酸不再通过十二指肠,而是经吻合口直接进入空肠,即使十二指肠溃疡未能切除(旷置式胃大部切除术),也因溃疡不再受胃酸刺激而逐渐愈合。因此,毕罗Ⅱ式适用于各种情况的胃十二指肠溃疡,在临床上应用广泛。毕罗Ⅱ式的缺点是手术操作比较复杂,胃空肠吻合后解剖生理的变化较大,引起的并发症与毕罗Ⅰ式相比较多,且并发症较为严重。

(2)胃大部切除术后胃空肠 Roux-en-Y 吻合:基本操作方法是远端胃大部切除后,缝合关闭十二指肠残端;在距十二指肠悬韧带 10～15cm 处切断空肠;残胃和远端空肠吻合;在距此吻合口以下 45～60cm 处,空肠与空肠近侧断端吻合。此法优点是可防止术后胆胰液流入残胃,减少反流性胃炎发生。

(3)胃迷走神经切断术:胃迷走神经切断术在国外广泛用于单纯性溃疡病的治疗。手术方法有三种类型:①迷走神经干切断术;②选择性迷走神经切断术;③高选择性胃迷走神经切断术。

4.胃大部切除术后并发症

(1)胃出血:出血一般发生在术后 24h 以内,胃管中可见引流出少量暗红色或咖啡色血性内容物,是术后正常现象,大多是术中残留于胃内的血液或吻合创面的少量渗出。如发现短期内自胃管引流出较大量的新鲜血液,或出现呕血、黑便,严重时患者可出现休克症状。继发出血在手术后数天发生,多因结扎或缝合过紧,致使组织坏死,结扎线脱落所致。经保守治疗多数可自行止血。对于严重的早期出血,因出血量较大,可引起失血性休克,需立即再次手术探查止血,切不可犹豫以免延误抢救时机。

(2)十二指肠残端破裂:十二指肠残端破裂是毕罗Ⅱ式中最严重的并发症,死亡率很高,约 10%～15%。输入空肠袢梗阻,胆汁、胰液及肠液滞留在十二指肠腔内,致使十二指肠内压力不断增高而引起残端破裂。多发生于术后 4～7d,表现为患者突发剧烈右上腹疼痛,出现全腹或局部明显压痛、反跳痛、腹肌紧张或板状腹等腹膜炎症状。再次手术修补很难成功。可行输入空肠与输出空肠侧侧吻合,解除梗阻,并在十二指肠残端处放置双腔套管持续负压吸引。用肠外营养或空肠造瘘高营养维持患者水、电解质平衡和营养;并应用抗生素防治腹腔感染。

(3)胃肠吻合口破裂或瘘:吻合口破裂或瘘多发生于术后 5～7d,多因缝合不当,致使吻合口张力过大，以及局部组织水肿或低蛋白血症等原因所致吻合口愈合不良所致。吻合口破裂可引起腹膜炎，需立即手术探查，进行修补。如吻合口破裂发生较晚，可在局部形成脓肿或瘘，可给予引流，再经胃肠减压、支持疗法，吻合口瘘多在数周后愈合。若治疗无效，可再次行胃切除术，重新吻合胃和空肠。

(4)胃大部切除术后的梗阻现象：①吻合口梗阻：发生率约为1%～5%，主要症状为进食后上腹胀痛，伴呕吐，呕吐物为食物，多无胆汁。梗阻如果是因吻合口黏膜炎症水肿所引起，治疗上可先给予禁食、胃肠减压、补液、保持水、电解质平衡和营养，症状多在数日内缓解。若经两周非手术治疗后仍有进食后腹胀、呕吐现象，则应考虑手术治疗。②输入空肠袢梗阻：在毕罗Ⅱ式手术后，如输入空肠袢在吻合处形成锐角或输入空肠袢过长发生屈折，可使输入空肠袢内的胆汁、胰液、肠液等不易排出发生潴留而形成梗阻。表现为进食后约15～30min出现上腹饱胀，伴恶心、呕吐，呕吐物主要是胆汁，呕吐后患者自觉腹胀症状减轻。一般多数患者术后数周症状逐渐减轻而自愈，少数患者因症状严重无缓解需行输入和输出空肠袢侧侧吻合术。③输出空肠袢梗阻：主要症状为呕吐，呕吐物为食物和胆汁。输出空肠袢梗阻多为周围大网膜炎性包块压迫，或肠袢粘连成角所致。在结肠后行胃空肠吻合时，横结肠系膜的孔未固定在残胃壁上，而压迫空肠造成梗阻。明确诊断需行钡餐检查，可显示梗阻的部位。症状严重而经保守治疗无效者应手术治疗。

(5)胃大部切除术后倾倒综合征：①早期倾倒综合征：临床表现为进食后出现上腹胀闷、心悸、出汗、头晕、呕吐及肠鸣、腹泻等症状。经平卧30～45min上述症状即可自行缓解消失；食物的性质和量与症状的发生有关，进甜食、牛奶及进食过量可引起症状发作。早期倾倒综合征的原因有两种：首先是残胃缺乏固定，过量进食后，牵拉胃肠韧带或系膜，可刺激腹腔神经丛引起上述症状，即机械因素。其次是大量高渗食物过快进入空肠后，可在短时间内引起大量的液体渗入肠腔，引起血容量减少，即透渗压改变因素。②晚期倾倒综合征：多发生于术后半年，于进食后约2～3h发作，可出现无力、出汗、饥饿感、嗜睡、眩晕等症状。原因是由于食物过快地进入空肠，葡萄糖迅速被吸收，引起血糖迅速增高，从而刺激胰腺产生过多胰岛素，继发性地引起低血糖现象，因此又称低血糖综合征。首先采取保守治疗，术后早期应少食多餐，使胃肠道逐渐适应。多经饮食调节，症状可逐渐缓解或消失。

(6)吻合口溃疡：吻合口溃疡多发生在十二指肠溃疡术后，症状与原发溃疡病相似，但腹部疼痛的节律性不显著，纤维胃镜或钡餐检查可确诊。吻合口溃疡发生出血、穿孔的机会较多。治疗上以预防为主，主要措施：尽量避免做单纯胃空肠吻合；胃大部切除的范围要足够，力争做胃十二指肠吻合。如保守治疗无效可采用手术治疗吻合口溃疡。

(7)碱性反流性胃炎：碱性反流性胃炎常发生于毕罗Ⅱ式胃大部切除术后1～2年。因胆汁、胰液反流入残胃，胆盐破坏了胃黏膜对氢离子的屏障作用而引起胃黏膜炎症、糜烂及溃疡。主要症状为：上腹部持续性烧灼痛，进食后腹痛加重，抗酸药物治疗无效；可呕吐胆汁，呕吐后症状无缓解，胃液分析胃酸缺乏；食欲差，体重减轻，可出现贫血。胃镜检查显示慢性萎缩性胃炎。非手术治疗效果不佳；症状严重者应考虑行Roux-en-Y型吻合术，可避免胆汁反流入残胃内，同时加做迷走神经切断术以防术后吻合口溃疡发生，效果良好。

(8)营养障碍：胃大部切除术后，患者残胃容积减小，肠排空时间缩短，消化时间减少，食糜不能充分与消化液混合，影响营养物质的吸收，因热量不足，进而出现体重逐渐减轻与营养不良。主要症状为患者大便增多，多为稀便。治疗上主要采取调节饮食，增加高热量与高营养的饮食；同时给予胃蛋白酶、胰酶或多酶制剂有助于食物的消化和吸收。

(9)贫血：缺铁性小红细胞贫血者给予铁剂，营养性巨幼红细胞贫血者给予注射维生素 B_{12} 治疗。饮食上要增加蛋白质的摄入量。

5.迷走神经切断术后并发症

(1)胃潴留：多发生于术后 3～4d 拔除胃管后，出现上腹饱胀不适，呕吐物为摄入的食物，可含有胆汁。检查上腹部有明显隆起。钡剂检查，可见胃扩张，伴有大量液体潴留，胃壁张力减退，蠕动消失，无排空现象，但以手推压，钡剂能通过吻合口或幽门。上述症状一般在术后1～2周逐渐消失，治疗以持续胃肠减压，温高渗盐水一日多次洗胃，维持水电解质平衡和营养。

(2)腹泻：症状为进食后出现肠蠕动亢进、肠鸣、腹痛、腹泻，排出水样便，排便后症状可自行缓解。治疗上给予对症处理。

(3)胃小弯坏死穿孔：多因手术时分离胃小弯血管范围过大，损伤胃壁和胃短血管，造成胃小弯侧胃壁缺血、坏死和穿孔。主要症状为突发的上腹部疼痛及腹膜炎症状。治疗上采取立即进行手术修补。

(4)复发性溃疡：原因多是由于术式选择不当、迷走神经切断不足，胆汁反流等所引起。治疗上多采取保守治疗。

(六)预后

治疗后应复查幽门螺杆菌是否已被根除，复查一般在治疗结束至少 4 周后进行。可采用非侵入性的 ^{13}C 呼气试验，也可通过胃镜在检查溃疡是否愈合的同时取活检做尿素酶及(或)组织学检查。对未排除恶性溃疡或有并发症的溃疡应常规进行胃镜复查。经过有效的治疗，十二指肠溃疡的症状可以得到明显缓解，其并发症发生也大大减少，因此十二指肠溃疡的预后相对较好。对于溃疡的复发可能是很多人关心的问题，可以从三个方面加以控制，即根除幽门螺杆菌治疗、停用 NSAIDs 药物及除去其他危险因素、低剂量 PPI 维持治疗。

五、典型病例资料

张××，男，49 岁，入院时间：2012 年 8 月 21 日 13 时 50 分。

病史采集记录时间：2011 年 8 月 21 日 14 时 10 分。

病史提供者：患者本人/家属/陪伴。

可靠程度：可靠。

主　诉：突发腹痛伴呕吐 12h。

现病史：患者于 12h 前无明显诱因突然出现上腹部疼痛，呈持续性剧痛，随后疼痛迅速扩散至全腹部，行走时疼痛加重，无明显缓解方式，无它处放射痛。伴有面色苍白、恶心及呕吐中量胃内容物 1 次，无鲜血及咖啡样物；且有轻度腹胀，肛门无排气排便；无神志不清，无呼吸困难，无畏寒发热，无黄疸腹泻，无肉眼血尿，无尿急尿痛。今为明确诊治，遂来我院急诊，急诊科拟以“急性弥漫性腹膜炎：消化性溃疡并穿孔?”收住我科。发病以来患者精神、睡眠差，未进食，小便正常，肛门无排便，体重无明显减轻。

既往史：否认肝炎、结核等传染病史；否认高血压、心脏病、糖尿病、胆石症、泌尿系结石、消化性溃疡及寄生虫病等病史；否认重大外伤手术史；否认药物及食物过敏史；否认长期服用非甾体消炎药及激素史；否认中毒、输血史。预防接种史不详。

个人史：出生、生长于原籍，现暂居海口，生活条件可。否认疟疾、血吸虫等疫水疫区接触史；否认特殊毒物接触史。否认嗜烟、酒史；否认性病及冶游史。

婚育史：适龄婚育，育有一女，配偶及孩子均体健，家庭关系和睦。

家族史：家族中无类似疾病患者。否认家族性遗传病、传染病、精神病及肿瘤病史。

体格检查：T 37.1℃，R 20 次/min，P 78 次/min，BP 124/67mmHg。

发育正常，营养中等，神志清醒，精神疲倦，急性痛苦面容，被动体位，对答切题，查体合作，轮椅推入病房。皮肤、黏膜未见黄疸、皮疹或出血点。全身浅表淋巴结无肿大。头形正常，头发色黑，分布均匀，头部无疤痕。眼睑无水肿，睑结膜未见出血点，角膜透明，巩膜无黄染，瞳孔等大等圆，直径约 3mm，对光反射存在，集合反射存在。外耳廓无畸形，外耳道无流脓，乳突无压痛，听力佳。鼻翼无扇动，鼻腔通畅，无流血流涕，鼻中隔无偏曲，鼻窦区无压痛。口唇无苍白、发绀，牙齿排列整齐，牙龈无红肿溢脓，咽部无充血，双侧扁桃体无肿大，声音无嘶哑。颈部对称，无颈静脉怒张，并可见颈动脉搏动，颈软，气管居中，甲状腺不肿大。胸廓对称，胸式呼吸为主，呼吸稍浅，节律规整。双侧呼吸运动基本对称。触诊双侧语音震颤正常，无胸膜摩擦感及骨摩擦感。双肺叩诊呈清音，肺下缘位于锁骨中线上第 6 肋间，腋中线上第 8 肋间，肩胛下角线上第 10 肋间，移动度约 3cm。听诊双肺呼吸音清，未闻及干湿性啰音及胸膜摩擦音。心前区无隆起，心尖搏动位于第 5 肋间锁骨中线内 1.0cm 处，搏动范围直径约 1.5cm。触诊：心尖部无震颤、摩擦感及抬举性搏动，心尖搏动位置同上。叩诊：心浊音界不大。听诊心率 78 次/min，心律整齐，无奔马律，各瓣膜听诊区未闻及病理性杂音，无心包摩擦音。桡动脉搏动有力，节律整齐，无奇脉或脉搏短绌、水冲脉，血管壁弹性正常，脉率 78 次/min。周围血管征：无毛细血管搏动及枪击音。肛门与直肠：无肛裂、脱肛、瘘管和痔疮。直肠指检：括约肌紧张度正常，未发现肿物及狭窄环，无压痛，退指后指套无染血。外生殖器：阴毛分布正常，外阴发育正常。脊柱：生理弯曲正常，活动度正常，无压痛或叩击痛。四肢无畸形，无杵状指、趾，无浅表静脉曲张、肌肉萎缩及骨折，无红肿、压痛和叩击痛，关节活动不受限。肌力Ⅴ级，肌张力正常。皮肤划纹征阴性。生理反射存在，病理反射未引出。

专科情况：腹部呈板状腹，未见胃肠型及蠕动波，未见浅表静脉曲张，未见皮疹及手术瘢痕。触诊：全腹肌紧张，有明显压痛及反跳痛，以上腹部为甚。全腹未触及明显包块，肝、脾及胆囊触诊不满意，无振水音及液波震颤。叩诊：轻度鼓音，移动性浊音阴性。肝上界（相对浊音界）在右侧锁骨中线第 5 肋间，肝相对浊音界缩小。肝脾区及双肾区无叩击痛。听诊：肠鸣音消失，未闻及血管杂音。

辅助检查：

腹部平片示双膈下未见游离气体；

腹部彩超示少量腹腔积液。

初步诊断：1. 急性弥漫性腹膜炎
2. 消化性溃疡并穿孔

住院医师：吴××

上级医师：许××

六、病例临床特点分析

结合上述典型病例分析如下：

（一）病史特点

12h 前突发上腹部疼痛，随后扩散至全腹部。

（二）症状特点

1. 腹痛呈持续性剧痛，随后疼痛迅速扩散至全腹部，行走时疼痛加重，无明显缓解。

2. 呕吐两次胃内容物，非喷射性，不含血性液体，且有轻度腹胀，肛门无排气排便。

（三）体征特点

1. 腹部视诊呈板状腹。

2. 触诊有明显压痛及反跳痛，以上腹部显著。

3. 听诊：肠鸣音消失，未闻及血管杂音。

【观看手术或录像】

见习中可以让同学们观看并讲解胃溃疡穿孔、急性化脓性腹膜炎病例的体格检查及手术录像。

【思考题】

1. 胃十二指肠溃疡的概念和发病机制。

2. 胃十二指肠溃疡主要临床表现。

3. 胃十二指肠溃疡手术适应证。

（崔海宁）

第八节 胃 癌

一、见习目的

1. 掌握胃癌的临床表现、诊断与鉴别诊断、治疗原则。

2. 熟悉胃癌的治疗方法。

3. 了解胃癌的大体分型、组织学分型。

二、见习准备(患者和资料)

1. 典型胃癌患者 1 人/小组。

2. 典型胃癌的胃镜照片及钡餐 X 线片报告、病理报告、腹部 CT 胶片 1 套/小组。

3. 胃癌手术录像 1 部。

三、见习方案

1. 带教老师讲解病史采集要点、模拟示范体格检查。

2. 学生分组，进病房采集病史，并做体格检查。

3. 学生回示教室汇报所采集的病史及体检结果。提出必要的辅助检查，带教老师展示典型的辅助检查资料。

4.学生归纳、总结、分析病例，作出初步诊断及鉴别诊断。

5.带教老师组织学生讨论治疗原则和常用的治疗方法。

6.带教老师总结见习内容。

四、见习内容

(一)病史采集

1.现病史采集时需注意的几个方面

(1)发病情况:病程长短？起病急缓？

(2)发病原因？有无诱因？

(3)主要症状:有无腹痛？腹痛的性质、部位？腹痛是否为持续性？腹痛与进食的关系？有无加重因素？进食后腹痛是否加重？有无食欲下降减退？是否有腹部肿物？肿物大小、增大情况？有无呕吐、呕吐的内容、性质？有无黑便？

(4)伴随症状:有无头晕乏力？面色苍白？有无体重下降？

(5)病情发展:何时出现上述情况，目前如何？

(6)诊疗情况:在何处就诊过？做过哪些检查？用何种药物及效果如何？

(7)一般情况:精神、体力、饮食、大小便如何？体重有无变化？

2.其他相关病史

(1)既往患有哪些疾病？有无药物过敏史？外伤史？手术史？输血史？有无胃息肉及慢性萎缩性胃炎史。

(2)个人史:包括患者生活史、职业史、疫水接触史及疫区生活史、月经史、生育史。

(3)家族史及遗传病史，有无胃癌家族史？

(二)体格检查

1.一般情况　体温、脉搏、呼吸、血压及体重。

2.专科情况　①腹部视诊:是否局部膨隆、胃肠型、蠕动波、静脉曲张、手术切口、疝;②腹壁紧张度、压痛、反跳痛;③肿块的位置、大小、质地、活动度、是否光滑、边界、压痛;④是否有振水音、肠鸣音情况;⑤淋巴结:全身浅表淋巴结情况，特别是锁骨上窝淋巴结。

(三)辅助检查

1.实验室检查　约半数患者有缺铁性贫血，大便潜血试验可持续阳性，这些对诊断有一定的提示作用。胃液分析的诊断意义不大。一些肿瘤标志物如癌胚抗原(cEA)等对胃癌的诊断缺乏足够敏感性和特异性。

2.内镜检查　胃镜是胃癌患者明确诊断的最有效检查方法。胃镜下早期胃癌可呈现片块变色的黏膜，或局部黏膜呈现颗粒状粗糙不平，或轻度隆起或凹陷;或有僵硬感，不柔软，对这些轻微的变化，均应做活检。镜下应估计胃癌的大小，小于1cm者称小胃癌，小于0.5cm者称微小胃癌。

3.X线钡餐检查　数字化X线胃肠造影的应用，使得影像分辨率和清晰度大幅提高。胃癌主要表现为充盈缺损(息肉样或隆起性病变)、边缘欠规则或腔内龛影(溃疡)和胃壁僵直失去蠕动(癌浸润)等。对部分充盈缺损型病变，需与良性息肉鉴别;对恶性特征欠明显的溃疡，需与良性溃疡鉴别，这在很大程度上依赖于组织病理学及免疫组织化学检查。因此，X线钡餐检查对胃癌尤其是早期胃癌诊断的准确性不如胃镜检查加活检。

4. B 超　可以观察胃与邻近脏器的关系及腹腔淋巴结转移情况。

5. 腹部 CT 检查　较 B 超能更清楚地观察胃与邻近器官的关系及腹腔淋巴结转移情况及远处转移、腹水情况，并能看到肿块的大小及形态。腹部 CT 检查为手术前的评估重要手段。

（四）诊断和鉴别诊断

1. 根据患者病史、体征、辅助检查做出诊断。主要诊断依据如下：

(1)病史：部分患者有胃溃疡病史、嗜酒史等。

(2)症状：早期胃癌患者多数无症状或症状较轻，早期胃癌诊断率低。胃癌的症状与上消化道溃疡大多相似，多表现为上腹部不适、食欲下降、消瘦、黑便。病情发展，患者才出现明显的上腹疼痛、上腹肿块、消瘦、贫血，甚至出现梗阻、穿孔、上消化道出血等症状。国内早期胃癌患者占胃癌住院患者总数的比例不到 10%，而 Ⅰ 期胃癌的 5 年生存率高达 82%～95%。所以早诊断早治疗是提高胃癌生存率的有效方法。

(3)体征：

1)患者有腹部包块，上腹部压痛。晚期可有低热、营养不良、恶病质等。上腹部可扪到质硬固定包块，常有压痛，幽门部肿块可出现胃型、震水音。

2)晚期患者可扪及锁骨上肿大的淋巴结，腹部腹水体征。

(4)辅助检查：

1)胃镜及胃镜下肿物活检。

2)腹部 CT。

2. 鉴别诊断

(1)慢性胆囊炎：常有急性发作史，发作时有腹痛、畏寒、发热、黄疸现象，B 超检查可发现胆囊炎性变或伴有结石或胆囊壁增厚。

(2)慢性胃炎：两者相似，胃镜检查及活检有助于最后鉴别。

(3)胃十二指肠溃疡：胃镜检查对于两者的疾病评估及鉴别非常重要。

(4)邻近器官的肿瘤：上腹部脏器如肝脏、胰腺、结肠、肾脏等的肿瘤，也可在上腹部触及包块，并因包块压迫胃可出现食欲不振、幽门梗阻等症状，酷似胃癌，可通过胃镜检查及腹部 CT 予以鉴别。

（五）治疗

1. 手术治疗　手术治疗是根治胃癌最有效的方法。对中晚期患者也应尽可能予以切除。

(1)术前准备：胃癌患者一般情况较差，术前争取在短期内给予改善，以期提高对手术的耐受力。

(2)手术方式：①根治性切除术，也称为治愈性切除，即将胃癌的原发病灶，连同部分组织及其相应的区域淋巴结一并切除，临床上不残留任何癌组织。胃壁的切线必须距离肿瘤的边缘 5cm 以上；②姑息性切除，只要患者全身情况许可，癌肿局部可能切除时，仍应积极争取姑息性胃部分切除术，以解除梗阻、穿孔、出血等并发症引起的症状；③短路手术，如癌肿不能切除而有幽门梗阻可做胃空肠吻合术，解除梗阻，使患者能够进食以改善全身营养状况及创造条件接受其他药物治疗。

2. 化学药物治疗　化学药物治疗胃癌，多用于胃癌术后辅助治疗或不能手术的晚期胃癌，对于 Ⅲb、Ⅳ 期胃癌，新辅助化疗能为这些进展期患者提供手术机会。

3. 放射治疗　胃癌细胞对放射治疗并不敏感，且正常的肠道黏膜上皮细胞又易被放射线损伤，因而照射剂量受限，目前，对胃癌进行单独的放射治疗并不能使患者获益。但放射治疗作为胃癌术前或术中的辅助治疗，有一定价值。

（六）预后

胃癌的预后与胃癌的病理分期、部位、组织学类型、生物学行为以及治疗措施相关。胃癌预后较差，中晚期胃癌的5年生存率为20%～35%左右。

五、典型病例资料

王××，男，62岁，入院时间：2007年3月11日10时00分。

病史采集记录时间：2007年3月11日11时15分。

病史提供者：患者本人。

可靠程度：可靠。

主　诉：上腹部疼痛伴体重减轻5月。

现病史：患者5月前无明显诱因出现上腹部胀痛，呈间断性，不向其他部位放射；并伴有进食后饱胀不适，偶有恶心，无呕吐，不伴有发热，曾在当地医院就诊，诊断为"胃溃疡"，给予抗炎、抑酸（具体药物不详）治疗，症状无明显好转。患者近1个月来，腹痛及上腹部胀痛加重，食欲下降，乏力，伴有恶心呕吐，呕吐物为胃内容物，偶有少量黑便，无黏液脓便，大便每日1～2次，成形，近5月来体重下降5kg左右，遂来我院进一步诊治。

既往史：既往健康，无肝炎、结核病史，无慢性支气管炎病史，无食物、药物过敏史，无外伤史、手术史

个人史：原籍出生、长大，否认近期有流行病疫水接触史，无烟酒嗜好，无其他不良卫生习惯。

婚育史：已婚，生育一子一女。爱人及子女均体健。

家族史：家人健康，无肝炎、结核病患者，无高血压、糖尿病患者，无家族遗传性疾病患者。

体格检查：T 36.6℃，P 80次/min，R 18次/min，BP 135/80mmHg。

发育正常，营养中等，神志清楚，精神可，查体合作，对答切题，步行入院。全身皮肤无皮疹，无出血点，无黄染。全身浅表淋巴结无肿大。头形正常，头发浓密，分布均匀，眼睑无水肿，睑结合膜未见出血点，巩膜轻度黄染，瞳孔等大等圆，对光反射灵敏；听力正常，无耳道流脓及乳突压痛；鼻通畅，中隔无弯曲，鼻窦区无压痛；口唇无发绀，牙龈无红肿溢脓，双侧扁桃体无肿大，咽不红，声音无嘶哑；颈软，无抵抗，无颈静脉怒张并可见颈动脉搏动，气管居中，甲状腺不大；胸廓对称，呼吸平稳，双侧呼吸动度对称，双侧语音震颤无差别，双肺叩诊清音，双肺呼吸音清，未闻及干湿性啰音；心前区无隆起，心尖波动点在第5肋间左锁骨中线内0.5cm处，心界不大，心音强，心律齐，心率80次/min，各心脏瓣膜听诊区未听及心脏杂音；腹部见专科情况；脊柱生理弯曲存在，无压痛、叩击痛，四肢无畸形，无压痛、叩击痛，关节活动不受限；肛门、外生殖器未见畸形和异常。生理反射存在，病理反射未引出。

专科情况：腹平坦，未见腹壁静脉曲张，未见胃肠型及蠕动波，上腹部剑突下深压痛，全腹无反跳痛及肌紧张，未及明显肿物，肝脾未及。腹部叩诊呈鼓音，移动性浊音阴性。上腹部可闻及振水声，肠鸣音正常。双下肢无水肿。直肠指诊：直肠黏膜光滑完整，未触及肿物，指套无染血。

辅助检查：

胃镜：胃体小弯侧及胃窦部溃疡型肿物，范围约4cm。取活检病理示：黏液腺癌。

上消化道造影：胃窦变形狭窄，蠕动消失，局部壁僵硬，可见充盈缺损，提示胃窦癌。
腹部CT提示：胃窦部增厚，周围未见明显淋巴结影。

初步诊断：胃窦部胃癌
住院医师：王××
上级医师：孟××

六、病例临床特点分析

结合上述典型病例分析如下：
(一)病史特点
1. 老年男性，62岁。
2. 上腹部间断性疼痛伴体重减轻5月。
(二)体征特点
腹平坦，未见腹壁静脉曲张，未见胃肠型及蠕动波，上腹部剑突下深压痛，全腹无反跳痛及肌紧张，未及明显肿物。
(三)辅助检查特点
1. 胃镜　胃体小弯侧及胃窦部溃疡型肿物，范围约4cm。取活检病理示：黏液腺癌。
2. 上消化道造影　胃窦变形狭窄，蠕动消失，局部壁僵硬，可见充盈缺损，提示胃窦癌。
3. 腹部CT提示　胃窦部增厚，周围未见明显淋巴结影。

【观看手术或录像】

见习中可以让同学们观看并讲解胃镜检查胃癌患者的录像及胃癌手术录像。

【思考题】

1. 幽门螺杆菌感染与胃癌的关系如何？
2. 胃癌的癌前疾病和癌前病变有哪些？
3. 胃癌的好发部位有哪些？

（许荣华　夏立平）

第九节　肠梗阻

一、见习目的

1. 掌握各种肠梗阻的临床表现、诊断和治疗原则。
2. 熟悉肠梗阻的手术与非手术适应证。
3. 了解肠梗阻的病因分类、病理生理变化。

二、见习准备(患者和资料)

1. 典型肠梗阻患者1人及患者病历。

2.典型肠梗阻患者的检查资料1套。

3.典型肠梗阻患者体格检查录像及手术录像各1部。

三、见习方案

1.带教老师讲解病史采集要点、模拟示范体格检查。

2.学生分组,进病房采集病史,并做体格检查。

3.学生回示教室汇报所采集的病史及体检结果。提出必要的辅助检查,带教老师展示典型的辅助检查资料。

4.学生归纳、总结、分析病例,作出初步诊断及鉴别诊断。

5.带教老师组织学生讨论治疗原则和常用的治疗方法。

6.带教老师总结见习内容。

四、见习内容

(一)病史采集

1.现病史采集时需注意的几个方面

(1)发病情况:病程长短?起病急缓?

(2)发病原因:肠道功能紊乱、暴饮暴食、突然改变体位等。

(3)主要症状:询问腹痛的部位、性质,腹痛间歇时间;呕吐出现的时间,呕吐和腹痛的关系,呕吐的次数、性状和量;腹胀的程度,呕吐或排便排气后是否缓解;肛门有无停止排气排便或排气排便减少?

(4)伴随症状:是否伴有发热、尿少、呼吸困难等?做过何种检查及检查结果如何?做过何种治疗及治疗反应如何?

(5)病情发展:何时首先出现上述情况?现在怎样?腹痛是否进行性加重?间歇时间是否越来越短?是否转变为持续性腹痛及其时间?呕吐是否越来越频繁?腹胀是否越来越重?

(6)诊疗情况:在何处就诊过?做过何种检查?用何药物及疗效如何?

(7)一般情况:精神、体力、饮食、大小便如何?体重有何变化?

2.其他相关病史

(1)既往患有哪些疾病?有无药物过敏史、外伤史、手术史、输血史?

(2)个人史:包括患者生活史、职业史、疫水接触史及疫区生活史、月经史(女性)、生育史。

(3)家族史及遗传病史。

(二)体格检查注意事项

1.一般情况　有无痛苦面容?有无明显脱水征象,如唇舌干燥、眼窝内陷、皮肤弹性消失?

2.体温情况?脉搏变化情况?血压有无变化?

3.有无中毒和休克征象　如脉搏细速、血压下降、面色苍白、四肢发凉。脱水征和中毒休克征象常见于肠梗阻晚期或绞窄性肠梗阻。

4.专科情况

(1)腹部检查:视诊可见肠型和蠕动波,肠扭转时腹胀多不对称,若是麻痹性肠梗阻则腹胀均匀。触诊:单纯性肠梗阻,可有轻度压痛;绞窄性肠梗阻,可有固定压痛和腹膜刺激征;蛔虫性肠梗阻时,常在腹中部触及条索状团块。叩诊:绞窄性肠梗阻,移动性浊音可呈阳性。听诊:

机械性肠梗阻，肠鸣音亢进，有气过水声或金属音；麻痹性肠梗阻，则肠鸣音减弱或消失。

(2)肛门直肠指检：肠梗阻病人一般均需行肛门直肠指检，直肠空虚或可扪及粪块，或扪及直肠肿物、指套染血或黏液。

(三)主要辅助检查

1. 实验室检查　化验检查：血红蛋白值及血细胞比容可升高，尿比重也增高，白细胞计数和中性粒细胞增加，查血气分析和血清 Na、K、Cl、尿素氮、肌酐的变化，呕吐物和粪便检查，如有大量红细胞或隐血阳性，应考虑肠管壁有血运障碍。

2. 腹部 X 线检查　肠梗阻发生 4～6h，X 线即显示出肠腔内气体，可见多数液平面及气胀肠袢。肠梗阻部位不同，X 线表现各有其特点，如空肠黏膜环状皱襞可显示“鱼肋骨刺”状；回肠黏膜则无此征象；结肠胀气位于腹部周边，显示结肠袋。当怀疑肠套叠、乙状结肠扭转或结肠肿瘤，可做钡剂灌肠或 CT 检查。

3. B 超　可发现腹腔积液、肠套叠、肠蛔虫等。

(四)诊断和鉴别诊断要点

1. 根据患者病史、体征、辅助检查做出诊断。主要诊断依据如下：

(1)病史：了解有无腹部外伤史、手术史或慢性腹痛史以及腹部其他疾病。

(2)症状：腹痛的发生时间、部位、性质、发生形式；注意消化道症状如恶心呕吐的特点，高位梗阻特点是呕吐发生早而频繁，低位梗阻特点是呕吐发生晚伴有粪样呕吐；由于呕吐频繁，可呈现严重脱水和电解质紊乱，有无口干、大汗、尿少、腹胀、腹泻、眼窝凹陷等；后期中毒明显出现发热等。

(3)体征：视诊可见肠型和蠕动波，肠扭转时腹胀多不对称，麻痹性肠梗阻则腹胀均匀。触诊单纯性肠梗阻，可有轻度压痛；绞窄性肠梗阻，可有固定压痛和腹膜刺激征；蛔虫性肠梗阻时，常在腹中部触及条索状团块。叩诊绞窄性肠梗阻，移动性浊音可呈阳性。听诊机械性肠梗阻，肠鸣音亢进，有气过水声或金属音。听诊麻痹性肠梗阻，则肠鸣音减弱或消失。

(4)辅助检查：

1)化验检查：血红蛋白值及血细胞比容可升高，尿比重也增高，白细胞计数和中性粒细胞增加，查血气分析和血清 Na、K、Cl、尿素氮、肌酐的变化，呕吐物和粪便检查，如有大量红细胞或隐血阳性，应考虑肠管壁有血运障碍。

2)X 线检查：可见多数液平面及气胀肠袢。

3)B 超可发现腹腔积液及肠套叠、肠蛔虫及肿瘤等。

(5)肠梗阻的诊断还需判明下列问题

1)是否肠梗阻？根据腹痛、呕吐、腹胀、停止自肛门排气排便四大症状和腹部见肠型或蠕动波，肠鸣音亢进等，以及 X 线检查可判定有无肠梗阻。

2)是机械性还是动力性梗阻？机械性肠梗阻具有上述典型临床表现。麻痹性肠梗阻为肠蠕动减弱或消失，腹胀显著，而且多继发于腹腔内严重感染、腹膜后出血、腹部大手术后等。X 线检查可显示大、小肠全部充气。

3)是单纯性还是绞窄性梗阻？绞窄性肠梗阻预后严重，并必须及早进行手术治疗。

4)是高位还是低位梗阻？高位梗阻特点是呕吐发生早而频繁，腹胀不明显。低位梗阻特点是腹胀明显，呕吐出现晚而次数少，并可吐粪样物，结肠梗阻时扩大的肠袢分布在腹部周围。

5)是完全性还是不完全性梗阻？完全性梗阻呕吐频繁，停止排便排气；不完全梗阻呕吐与腹胀都较轻或无呕吐。

6)是什么原因引起梗阻？根据年龄、病史、体征、X线检查等分析。粘连性肠梗阻最常见；嵌顿性或绞窄性腹外疝是常见梗阻原因；结肠梗阻多系肿瘤所致。新生婴儿以肠道先天畸形多见；2岁以内小儿，则肠套叠多见；儿童因蛔虫团所致肠梗阻多见；老年人以肿瘤和粪块堵塞常见。

(6)绞窄性肠梗阻征象：

1)腹痛发作急骤，为持续剧烈疼痛，或阵发性加重间仍有持续性疼痛。呕吐出现早、剧烈而频繁。

2)病程早期出现休克，抗休克治疗改善不显著。

3)有明显腹膜刺激征及全身中毒症状。

4)腹胀不对称性局部隆起或触及压痛的肿块。

5)呕吐物、胃肠减压抽出液、肛门排出物为血性，或腹腔穿刺抽出血性液体。

6)经积极非手术治疗而症状体征无明显改善。

7)X线检查见孤立、突出胀大的肠袢、不因时间而改变位置，或有假肿瘤状阴影；或肠间隙增宽。

2.需与下列疾病进行鉴别：

需与急性胰腺炎、阑尾炎等急腹症相鉴别。

(五)治疗

肠梗阻的治疗原则包括基础治疗和解除梗阻。

1.基础疗法

(1)持续胃肠减压。

(2)矫正水、电解质紊乱和酸碱失衡。

(3)防治感染和中毒。

(4)解痉等对症治疗。

2.解除梗阻

(1)手术治疗：适应证①各种类型的绞窄性肠梗阻、肿瘤及先天性肠道畸形引起的肠梗阻；②非手术治疗无效的病人(在治疗期间，如症状、体征不见好转或反而加重)。

(2)手术方法：①解决引起梗阻的原因：如粘连松解术、肠切开取除异物、肠套叠或肠扭转复位术等；②肠切除肠吻合术：如肠管因肿瘤、炎症性狭窄等，或部分肠袢已经失活坏死，则应做肠切除肠吻合术；③肠造口或肠外置术；④短路手术：晚期肿瘤已浸润固定，或肠粘连成团与周围组织愈着，则可做梗阻近端与远端肠袢的短路吻合术。

(3)非手术治疗：适应证包括单纯性粘连性肠梗阻、麻痹性或痉挛性肠梗阻、蛔虫或粪块堵塞引起的肠梗阻、肠结核等炎症引起的不完全性肠梗阻和肠套叠早期等。

治疗方案除前述基础疗法外，还包括中医中药治疗、口服或胃肠道灌注生植物油、针刺疗法，以及各种复位法。

(六)预后

粘连性肠梗阻患者一般预后较好，但部分患者在术后可能复发，而且粘连更严重。反复发作者需行肠排列术。

五、典型病例资料

王××，男，55岁，入院时间：2011年10月11日10时50分。

病史采集记录时间：2011年9月21日11时10分。

病史提供者：患者本人/家属/陪伴。

可靠程度：可靠。

主　诉：腹痛、呕吐、腹胀、肛门停止排气排便4d。

现病史：患者于4d前无明显诱因出现腹痛，以脐周明显，腹痛为阵发性绞痛，间歇时间不定，约数分钟至半小时，呕吐胃内容物5次，每次量约100～200ml，渐感腹胀、同时肛门排气排便明显减少，无畏寒、发热，无呕血，无黄疸，在当地卫生院输液治疗(具体不详)无好转，近一天，腹痛、腹胀明显加重，肛门完全停止排气排便。今来我院，急诊以"肠梗阻"收入我科进一步诊治。病后患者进食极少，精神、睡眠差，小便量明显减少，无明显消瘦。

既往史：既往健康，无肝炎、结核等传染病史，无食物、药物过敏史，无外伤史，五年前在某市医院行"消化性溃疡穿孔修补术"。

个人史：原籍出生、长大，否认近期有流行病疫水接触史，无烟酒嗜好，无其他不良卫生习惯。

婚育史：已婚，育一子一女，均体健。

家族史：家人健康，无肝炎、结核病患者，无高血压、糖尿病患者，无家族遗传性疾病患者。

体格检查：T 37.2℃，R 20次/min，P 101次/min，BP 135/80mmHg。

急性痛苦病容，发育正常，营养良好，神志清楚，搀扶入院，自动体位，查体合作。皮肤稍干燥，全身皮肤、巩膜无黄染，无肝掌、蜘蛛痣，表浅淋巴结无肿大。头颅无畸形，五官端正，眼窝无凹陷，双侧瞳孔等圆等大，对光反射灵敏，调节反射存在；耳廓无畸形，双侧外耳道无分泌物，听力正常；鼻道通畅，鼻旁窦无压痛，口唇无发绀，伸舌居中，牙龈无出血、肿胀，双侧扁桃腺无肿大，咽无充血。颈软，无抵抗，颈静脉无怒张，气管居中，双侧甲状腺无肿大。胸廓对称无畸形，双侧呼吸运动及语颤对称正常，无增强或减弱，无胸膜摩擦感，胸骨无叩痛，双肺叩诊清音，双肺吸音清，未闻及干湿性啰音，语音传导正常，未闻及胸膜摩擦音。心前区无隆起，心尖搏动点位于左侧第五肋间锁骨中线内1.0cm处，直径约2.0cm，未触及震颤，心界不大，心律齐，HR 101次/min，各瓣膜区未闻及病理性杂音，未闻及心包摩擦音。周围血管征阴性。腹部查体见专科情况。肛门、外生殖器无异常。脊柱、四肢无畸形，活动良好，双下肢无水肿，生理性反射存在，病理性反射未引。

专科情况：腹稍膨隆，可见胃肠型及蠕动波，全腹肌稍紧张，脐周轻压痛，轻反跳痛，肝脾肋下未触及，肝肾区无叩痛，移动性浊音(—)，肠鸣音偶闻及。肛门直肠：肛门未见异常，直肠内空虚，未扪及新生物，无粪块。

辅助检查：腹部肠管扩张，可见肠腔积液征象。腹腔未见游离液性暗区。

初步诊断：1.粘连性肠梗阻
　　　　　2.急性弥漫性腹膜炎

住院医师：吴××

上级医师：许××

六、病例临床特点分析

结合上述典型病例分析如下：

(一)病史特点

1. 五年前在某市医院行“消化性溃疡穿孔修补术”。

2. 腹痛、呕吐、腹胀、肛门停止排气排便 4d。

(二)症状特点

1. 病后腹痛，以脐周明显，腹痛为阵发性绞痛，间歇时间不定，约数分钟至半小时。

2. 呕吐胃内容物 5 次，每次量约 100～200ml，渐感腹胀，同时肛门排气排便明显减少。近一天，腹痛、腹胀明显加重，肛门完全停止排气排便。

(三)体征特点

1. 腹稍膨隆，可见胃肠型及蠕动波，全腹肌稍紧张，脐周轻压痛，轻反跳痛。

2. 肠麻痹表现　肠鸣音偶闻及，肠鸣音弱。

【观看手术或录像】

见习中可以让同学们观看并讲解肠梗阻病例的体格检查及手术录像。

【思考题】

1. 肠梗阻的临床病史特点。

2. 肠梗阻的诊断和鉴别诊断。

（王正文）

第十节　阑尾疾病

一、见习目的

1. 掌握急性阑尾炎的诊断、鉴别诊断及处理原则。

2. 熟悉阑尾周围脓肿的处理原则。

3. 了解急性阑尾炎的病理分型。

二、见习准备(患者和资料)

1. 典型急性阑尾炎患者及其病例资料 1 人/小组。

2. 阑尾切除术录像 1 部。

三、见习方案

1. 带教老师讲解病史采集要点、模拟示范体格检查。

2. 学生分组，进病房采集病史，并做体格检查。

3. 学生回示教室汇报所采集的病史及体检结果，提出必要的辅助检查。带教老师展示典型的辅助检查资料。

4. 见习生归纳总结病例特点，提出诊断，说明诊断依据。

5. 全体见习生集中，讨论急性阑尾炎的治疗原则和方法。

6. 带教老师总结见习内容。

四、见习内容

(一)病史采集

1. 现病史

(1)发病情况：病程长短？起病急缓？

(2)发病原因？有无诱因？

(3)主要症状：急性阑尾炎患者就医的主要原因就是腹痛。

①腹痛多开始于上腹部、剑突下或脐周围，约经 6～8h 或十多小时后，腹痛部位逐渐向右下转移并固定于右下腹部。腹痛固定后，原来初发部位的疼痛可明显减轻，甚至完全消失；②急性阑尾炎患者腹痛多数以突发性和持续性开始的，少数可能以阵发性腹痛开始，而后逐渐加重。

(4)伴随症状：是否有畏寒发热？有无胃肠道反应，如恶心、呕吐、腹泻等？

(5)诊疗经过：在何处就诊过？做过哪些检查？用何种药物及效果如何？

(6)一般情况：精神、体力、饮食、大小便如何？

2. 其他相关病史

(1)既往患有哪些疾病？有无药物过敏史、外伤史、手术史、输血史？

(2)个人史：包括患者生活史、职业史、疫水接触史及疫区生活史、月经史、生育史。

(3)家族史及遗传病史。

(二)体格检查注意事项

1. 一般情况，如入院时的情况，是步行入院，还是推车入院？入院后平卧的特征，是平卧还是蜷曲侧卧？有无发热、寒战？有无四肢湿冷？血压、脉搏？

2. 专科情况

(1)腹部外形，有无胃肠型？是否有腹部膨隆？腹式呼吸有无减弱？

(2)腹膜刺激征：有无腹肌紧张？有无局限的压痛、反跳痛？肠鸣音有无减弱或消失？

(3)有无腹部包块？包块的大小、位置、活动度？包块有无压痛、反跳痛？

(三)辅助检查

1. 血常规　阑尾炎为炎症性疾病，大多数急性阑尾炎病人的白细胞计数和中性粒细胞比例增高，白细胞升高到$(10\sim20)\times10^9/L$之间，中性粒细胞比例约为 0.8～0.85。可伴有中毒颗粒。

2. 尿常规　偶有异常，如尿中出现少数红细胞，说明炎症阑尾与输尿管或膀胱相靠近。

3. 粪常规　盆位阑尾炎和穿孔性阑尾炎合并盆腔脓肿时，大便中也可发现血细胞。

4. B 超、CT 影像学检查　可以发现肿大的阑尾或阑尾周围脓肿。如诊断、鉴别诊断困难，B 超能提供更多线索。在有条件的单位腹腔镜可用于诊断急性阑尾炎并同时做阑尾切除术。

(四)诊断和鉴别诊断

1. 急性阑尾炎临床上属于经验性诊断和排他性诊断，没有一种辅助检查能提供一个客观证据支持急性阑尾炎的存在。其临床诊断依据主要有以下几点：

(1)转移性右下腹痛：转移性腹痛是急性阑尾炎的重要特点。但要注意约1/3的患者开始就是右下腹痛，特别是慢性阑尾炎急性发作时，因此，无转移性右下腹痛，并不能完全排除急性阑尾炎的存在，必须结合其他症状和体征综合判断。关于转移性右下腹疼痛的解释是：发病初期的疼痛是阑尾为了排除粪石或异物，解除管腔的梗阻，管壁产生强烈的蠕动，反射性引起内脏神经功能紊乱的结果，内脏神经不能准确地辨明疼痛的确切部位；当炎症波及阑尾的浆膜及其系膜时，受体神经支配的右下腹的壁层腹膜受到刺激，疼痛的定位比较准确。

(2)右下腹有固定的压痛点和不同程度的腹膜刺激征。

(3)必要的辅助检查：白细胞总数和中性粒细胞比例可轻度或中度增加，大便和尿常规可基本正常。胸部透视可排除右侧胸腔疾病减少对阑尾炎的误诊，立位腹部平片观察膈下有无游离气体等其他外科急腹症的存在。右下腹B超检查，了解有无炎性包块，对判断病程和鉴别诊断有一定帮助。

(4)青年女性和有停经史的已婚妇女，对急性阑尾炎诊断有怀疑时，应请妇科会诊以便排除宫外孕和卵巢滤泡破裂等疾病。

(5)应注意急性阑尾炎与其他急腹症同时存在的可能。

2.鉴别诊断　许多急腹症的症状体征与急性阑尾炎相似，很难鉴别。尤其化脓性阑尾炎导致的弥漫性腹膜炎时鉴别诊断更加困难。需要与以下疾病鉴别：

(1)胃十二指肠溃疡急性穿孔：本病多有慢性溃疡病史，发病前多有暴饮暴食的诱因，发病突然且腹痛剧烈。特征性体征为板状腹，诊断性腹腔穿刺可抽到胃肠内容物，胸腹部X线可见膈下游离气体。

(2)右侧输尿管结石：多呈突发的右下腹阵发性剧烈绞痛，疼痛向会阴部、大腿内侧放射。腹部平片有时可发现泌尿系有阳性结石，而尿常规有大量红细胞。

(3)妇产科急腹症，包括：

1)右侧输卵管妊娠破裂：异位妊娠常有停经及早孕史，而且发病前可有阴道出血。体征有宫颈举痛、附件肿块、阴道后穹窿穿刺有血。

2)卵巢囊肿蒂扭转：发病突然，为阵发性绞痛。妇科检查时能触到囊性包块，并有触痛，腹部B超证实右下腹有囊性包块存在。

3)卵巢滤泡或黄体囊肿破裂：多发生于未婚女青年，常在排卵期或月经中期以后。因腹腔内出血，引起右下腹痛。本病右下腹局部体征较轻。

4)急性输卵管炎或急性盆腔炎：下腹痛逐渐发生，可伴随有腰痛；有发热及白细胞计数升高。妇科检查可见阴道有脓性分泌物，子宫两侧触痛明显，右侧附件有触痛性肿物。

(4)急性肠系膜淋巴结炎：多见于儿童，诱因为上呼吸道感染，腹痛范围大且不固定。

(5)其他如急性胆囊炎、胆石症、美克尔憩室炎等。

(五)治疗

1.治疗原则

(1)急性单纯性阑尾炎：原则上确诊后应早期手术。条件不允许手术时可先行非手术治疗，但必须仔细观察，如病情有发展应及时手术。有条件单位可采用腹腔镜阑尾切除术。

(2)急性化脓性、坏疽、穿孔性阑尾炎：原则上应立即实施急诊手术，切除病理性阑尾，术后应积极抗感染，预防并发症。如为穿孔性阑尾炎则推荐使用右下腹经腹直肌切口，根据情况放置腹腔引流管。

(3)阑尾周围脓肿:行保守治疗,促进炎症的尽快吸收,待 3～6 个月后如仍有症状者,再考虑切除阑尾。如果脓肿扩大或者破溃,应急诊手术,单纯放置引流管通畅引流,等炎症控制后再择期手术。

(4)高龄患者、小儿及妊娠期急性阑尾炎,原则上应急诊手术。但应注意伴发的内科疾病。

2. 非手术治疗　仅适用于单纯性阑尾炎及急性阑尾炎的早期阶段,病人无法接受或不愿意接受手术,或者有手术禁忌证者。主要措施为抗生素和补液治疗。

3. 手术治疗　绝大多数急性阑尾炎一旦确诊尽早手术切除阑尾。主要适用于各类急性阑尾炎、反复发作的慢性阑尾炎、阑尾脓肿保守 3～6 个月后仍有症状者及非手术治疗无效者。

(1)术前准备:术前即用抗生素有助于防止术后感染的发生。

(2)手术方法:一般采用硬脊膜外麻醉,切口多选择右下腹麦氏切口(McBurney 切口),如果诊断不明确或者炎症范围较广则推荐探查切口。主要的技术要点为:寻找阑尾、处理阑尾系膜、处理阑尾根部。

4. 术后并发症的防治　术后并发症与阑尾的病理类型和手术时间的迟早有密切关系,急性阑尾炎一旦确诊,应尽早实施阑尾切除术,以降低并发症的发生率。常见并发症有:①出血;②切口感染;③粘连性肠梗阻;④阑尾残株炎;⑤粪瘘。

(六)预后

阑尾炎术后预后好,急性阑尾炎经保守治疗转归为慢性阑尾炎后则有一定复发率。

五、典型病例资料

王××,女,26 岁,入院时间:2011 年 7 月 5 日 17 时 50 分。

病史采集记录时间:2011 年 7 月 5 日 18 时 10 分。

病史提供者:患者本人。

可靠程度:可靠。

主　诉:转移性右下腹疼痛 20h

现病史:患者于 20h 前就餐后感觉腹痛。初始为上腹部阵发性绞痛,随后腹痛逐渐转移并固定于右下腹。伴有恶心、呕吐,呕吐为胃内容物,量约 500g,非喷射性。伴有发热,体温最高 38.5℃。无寒战。无咳嗽、咳痰,无胸闷、气促。来我院急诊,以"急性阑尾炎"收入。发病后大小便各一次,正常。

既往史:既往健康,无肝炎、结核病史,无慢性支气管炎病史,无食物、药物过敏史,无外伤史、手术史。

个人史:原籍出生、长大,否认近期有流行病疫水接触史,无烟酒嗜好,无其他不良卫生习惯。

月经史及婚育史:已婚,生育一子一女,均体健。末次月经来潮时间(LMP)2011 年 6 月 18 日。

家族史:家人健康,无肝炎、结核病患者,无高血压、糖尿病患者,无家族遗传性疾病患者。

体格检查:T 38.7℃,R 20 次/min,P 120 次/min,BP 100/70mmHg。

发育正常,营养中等,神志清楚,精神可,查体合作,对答切题,步行入院。皮肤巩膜无黄染,全身浅表淋巴结无肿大。头形正常,头发浓密,分布均匀,眼睑无水肿,睑结合膜未见出血点，巩膜轻度黄染，瞳孔等大等圆，对光反射灵敏；听力佳，无流脓及乳突压痛；鼻通畅，中隔无弯曲，鼻窦区无压痛；口唇无发绀，牙龈无红肿溢脓，双侧扁桃体无肿大，咽不红，声音无嘶哑；颈软，无抵抗，无颈静脉怒张并可见颈动脉搏动，气管居中，甲状腺不大；胸廓对称，呼吸平顺，双侧呼吸动度对称，双侧语音震颤无差别，双肺叩诊清音，双肺呼吸音清，未闻及干湿性啰音；心前区无隆起，心尖波动点在第5肋间左锁骨中线内0.5cm处，心界不大，心音强，心律齐，心率80次/min，各心脏瓣膜听诊区未听及心脏杂音；腹部见专科情况；脊柱生理弯曲存在，无压痛、叩击痛，四肢无畸形，无压痛、叩击痛，关节活动不受限；肛门、外生殖器未见畸形和异常。生理反射存在，病理反射未引出。

专科情况：腹平软，未见肠型及蠕动波。全腹有压痛，以右下腹麦氏点周围为著，轻微反跳痛。移动性浊音阴性。全腹部无包，肝脾未扪及。腹部叩诊鼓音，肝浊音界存在，肝区无叩击痛，双肾区无叩击痛。肠鸣音3次/min。无血管杂音。

辅助检查：血常规检查：血红蛋白162g/L，白细胞24.6×10^9/L，中性粒细胞比例0.86；尿常规无异常；大便常规：稀水样便，红细胞3～5个/高倍，白细胞0～2/高倍；肝功能正常。

初步诊断：急性阑尾炎
住院医师：陈××
上级医师：王××

六、病例临床特点分析

结合上述典型病例分析如下：

（一）症状特点

1. 年轻女性，26岁。
2. 转移性右下腹疼痛20h。

（二）体征特点

1. 体温38.7℃，有发热。
2. 腹软，肝脾未及，无包块，全腹压痛以右下腹麦氏点周围为著，轻微反跳痛。

（三）辅助检查特点

1. 血常规：白细胞24.6×10^9/L，中性粒细胞比例0.86。
2. 尿常规正常。

【观看手术或录像】

见习中可以让同学们观看并讲解阑尾切除术手术录像。

【思考题】

1. 阑尾炎有哪些病理类型？
2. 急性化阑尾炎临床表现有哪些？
3. 阑尾炎的治疗原则是什么？

（许荣华）

第十一节　结肠癌、直肠癌

一、见习目的

1. 掌握直肠及肛管的检查方法。
2. 熟悉结肠癌、直肠癌的临床表现、诊断和处理原则。
3. 了解结直肠解剖。

二、见习准备(患者和资料)

1. 典型直肠癌患者 1 人/组。
2. 直肠肛管的解剖模具 1 套。
3. 典型消化道钡餐片、肠镜报告及全腹 CT 影像 1 套/组。

三、见习方案

1. 带教老师讲解病史采集要点、模拟示范体格检查。
2. 学生分组,进病房采集病史,并做体格检查。
3. 学生回示教室汇报所采集的病史及体检结果,提出必要的辅助检查。带教老师展示典型的辅助检查资料。
4. 见习生归纳、总结病例特点,提出诊断,说明诊断依据。
5. 全体见习生集中,讨论结直肠癌的治疗原则和方法。
6. 带教老师总结见习内容。

四、见习内容

(一)病史采集

1. 现病史采集时需注意的几个方面

(1)发病情况:病程长短?起病急缓?

(2)发病原因?有无诱因?

(3)主要症状:有无出现排便习惯与大便性状的改变(排便的次数及大便的形状)?有无血便、黏液脓血便?有无腹痛?腹痛的部位、性质、程度、加重及缓解的因素?腹痛与进食的关系?有无腹部包块?包块的位置、大小、有无增大?是否有呕吐?呕吐的性质、程度、内容物、方式、频度?是否有鲜血或血凝块?呕吐物是否为隔夜宿食?

(4)伴随症状:有无贫血、消瘦、发热、黄疸、腹水以及恶病质等全身症状。

(5)病情发展:何时出现上述情况?目前如何?

(6)诊疗情况:在何处就诊过?做过哪些检查?用何种药物及效果如何?

(7)一般情况:精神、体力、饮食、大小便如何?体重有无变化?

2. 其他相关病史

(1)药物过敏史及输血史、外伤手术史。

(2)既往是否存在基础疾病(如糖尿病、血液病、艾滋病、肝病或支气管肺疾患及感染病史)?有无肺结核病史?有无肠息肉史?

(3)个人史:传染病史,疫水接触史及疫区生活史。

(4)有无家族史。

(二)体格检查注意事项

1. 结肠癌

(1)一般情况:有无低热?有无消瘦、营养不良?浅表淋巴结情况?

(2)专科情况:①了解有无中下腹部肿物,肿物多位于下腹部或腹部两侧呈团块、条索状、不规则、质地硬、有压痛,早期可活动,晚期则固定;②了解是否有肠道梗阻体征?如肠型和蠕动波、肠鸣音亢进、气过水声、高调金属音;③晚期结肠癌可有腹水。

2. 直肠癌

(1)一般情况:有无低热?有无消瘦、营养不良、体重下降?浅表淋巴结情况?

(2)专科情况:了解有无肠型及蠕动波,有无腹部包块?凡疑似结肠癌者必须做肛门直肠指检,了解有无肿瘤、大小、质地,占肠壁周径的范围,基底部活动度,距肛缘的距离,肿瘤向外浸润情况,与周围脏器的关系,并注意指套有无染血。

(三)辅助检查

(1)大便潜血试验:大便潜血试验阳性,但对本病的诊断无特异性。可用于高危人群筛查。

(2)直肠指检:凡遇有大便习惯、性状改变均推荐做直肠指检。可扪及肠腔内菜花状硬块,或边缘隆起中心凹陷的溃疡,或肠腔环状狭窄,指套常染有黏液或血。

(3)直肠镜、乙状结肠镜、纤维结肠镜检查:对本病诊断有重要价值。可直接观察肿瘤部位、大小及浸润范围,取活检可获确诊。

(4)钡剂灌肠:可发现充盈缺损、肠腔狭窄、黏膜皱襞破坏等征象,显示癌的部位和范围。对直肠癌诊断意义不大。

(5)腔内超声、腹部 CT 检查:腔内超声对于局部浸润程度可做出判断。腹部 CT 有助于了解肿瘤是否出现腹腔内转移。两者对术前分期意义重大。

(6)其他检查:MRI、PET-CT、肿瘤标志物等。

(四)诊断和鉴别诊断

1. 根据患者病史、体征、辅助检查做出诊断。结肠癌诊断依据如下:

(1)症状:多有大便习惯和性状的改变,同时可伴有贫血、体重减轻、腹痛及腹部包块。

(2)体征:多数有腹部肿物,多位于下腹部或腹部两侧呈团块、条索状、不规则、质地硬、有压痛,早期可活动,晚期则固定。如果有梗阻产生,则可见肠型和蠕动波,可闻及肠鸣音亢进、有气过水声、高调金属音。多为不全梗阻。晚期患者可有腹水。

(3)辅助检查:钡剂灌肠或纤维结肠镜;纤维肠镜下活检病理学检查明确诊断。

2. 根据患者病史、体征、辅助检查做出诊断。直肠癌诊断依据如下:

(1)症状:多有大便习惯和性状的改变,便意频繁,下坠,便不尽感,甚者有里急后重症状。有便血或脓血便史。大便变细。

(2)体征:腹部体检多无阳性发现,如果有肠梗阻,则可见肠型和蠕动波,可闻及肠鸣音亢进、有气过水声、高调金属音。低位直肠癌指检可触诊到直肠腔内肿物,菜花样,边缘不规则,肠腔环状狭窄,指套常染有黏液或血。

(3)辅助检查:钡剂灌肠或纤维结肠镜;纤维肠镜下活检病理学检查明确诊断。

3.需与下面疾病进行鉴别:

(1)与结肠癌的鉴别诊断

1)结肠良性肿物:良性疾病通常病程较长,症状较轻。钡剂灌肠表现为局部充盈缺损,形态规则,表面光滑,边缘锐利,肠腔不狭窄,未受累的结肠袋完整。

2)结肠炎性疾患(包括结核、血吸虫病肉芽肿、溃疡性结肠炎、痢疾等):肠道炎症性病变病史方面各有其特点,粪镜检都可能有其特殊发现,如虫卵、吞噬细胞等;痢疾可培养出致病菌。钡剂灌肠检查病变受累肠管较长,而癌肿一般很少超过10cm。肠镜检查及病理组织学检查也不同,可进一步确诊。

3)阑尾周围脓肿:有腹部包块,患者有阑尾炎病史。一般没有肠梗阻症状。

(2)与直肠癌的鉴别诊断

1)痔:直肠癌主要要与其鉴别诊断。大约50%~90%的直肠癌初期可被误诊为痔。直肠指检与直肠镜检查可以明确诊断。

2)直肠息肉:一般无症状,偶可表现为大便带血,并发感染时亦可有脓血便。直肠指检息肉多柔软、表面光滑、活动。肠镜检查及病理组织学检查明确诊断。

3)溃疡性结肠、直肠炎:肠道炎症性病变病史方面各有其特点,粪镜检都可能有其特殊发现,肠镜检查及病理组织学检查也不同,可进一步确诊。

(五)治疗

结直肠癌的治疗原则是手术切除为主的综合治疗。

1.结肠癌

(1)治疗原则:手术切除仍然是目前的主要治疗方法,并可辅以化疗、免疫治疗以及其他支持治疗。

(2)手术治疗:

1)术前准备:结肠手术必须要做好充分的肠道准备,主要是排空肠道内容物,适量口服肠道抗生素;术前12~24h口服缓泻剂,若有便秘或不全肠梗阻者酌情提前几天用药;清洁灌肠目前多不采用。肠道消毒:口服肠道抗生素如甲硝唑,术前一天使用,不建议三天法肠道准备。

2)手术方法:

右半结肠切除术:适用于盲肠、升结肠及结肠肝曲部的癌肿。

左半结肠切除术:适用于结肠脾曲和降结肠癌。

横结肠切除术:适用于横结肠癌。

乙状结肠癌肿的根治切除:根据癌肿的具体部位、病变涉及的肠管长度,除切除乙状结肠外,可做部分降结肠或部分直肠切除。

伴有肠梗阻患者的手术原则:应该在胃肠减压、纠正水电解质和酸碱平衡后尽早手术。术前做肠道准备后如肠内容物明显减少,患者情况允许,可做一期切除吻合,但术中要采取保护措施,尽量减少污染。横结肠和降结肠癌患者不推荐行一期吻合术,通常造瘘后,待患者情况好转后再行二期根治性切除术。

不能做根治性切除时,可用肿瘤远侧与近侧的肠管行短路手术,也可做结肠造口术。如果有远处脏器转移而局部肿瘤尚允许切除,则可行同期或二期原发灶及转移灶的切除,同时可解除梗阻、慢性失血、感染中毒等症状。

(3)化学药物治疗：包括术前的新辅助化疗，新辅助放化疗在欧洲得到多中心认可，可达到癌体积缩小、降期，从而提高手术切除率及降低局部复发率。癌肿未能切除的患者行化疗，有一定减轻症状控制肿瘤生长的作用，但效果较差，维持时间短，如患者一般情况差时，副作用显著，反而加重病情，不宜应用。

(4)免疫治疗：可以提高患者抗肿瘤的能力，近年来发展很快，诸如干扰素、白细胞介素、转移因子、肿瘤坏死因子等，已逐渐广泛应用，不但可以提高患者的免疫能力，而且可以配合化疗的进行。

2. 直肠癌

(1)治疗原则：根治性切除仍然是目前的主要治疗方法，术前的放化疗可在一定程度上提高手术疗效。

(2)手术治疗：凡能手术切除的直肠癌如无手术禁忌证，都应尽早实行直肠癌根治术。术前准备与无瘤操作法与结肠癌相同。手术原则是首先考虑肿瘤切除的彻底性，同时兼顾存活质量。手术切除方式的选择根据肿瘤的部位、大小、活动度、肠壁及周围组织脏器的侵犯程度等综合因素考虑。最近大量的临床病理学研究显示，直肠癌向远端肠壁浸润的范围较结肠缩小，只有不到3%的直肠癌向远端浸润超过2cm，这是手术方式选择的重要依据。对直肠各段癌肿的手术方法选择：

1)局部切除、内镜下切除：适合肿瘤体积小，局限黏膜或黏膜下层、分化程度高的肿瘤。

2)腹会阴联合直肠癌根治术(Miles 式)：原则上适合于腹膜反折线以下的直肠癌。需要行永久性乙状结肠单腔造口。但目前随着腹腔镜技术的发展，很多反折线以下的直肠癌都可以保留肛门。

3)直肠癌低位前切除术(Dixon 式)：是目前应用最多的直肠癌根治术。适用于距离齿状线5cm以上的直肠癌，亦有更近距离的直肠癌行 Dixon 手术的报道。

4)经腹直肠癌切除、近端造口、远端封闭手术(Hartmann 手术)：全身情况差，不能耐受 Miles 式或急性梗阻不宜实行 Dixon 式者。

(3)局部治疗：

1)冷冻治疗：用液氮冷冻癌肿(−196℃)，近年来有很大发展，对较早期的癌肿冷冻后部分患者可消除、缩小，有的局限化。该治疗还可提高患者的免疫能力。晚期癌肿，尤其是梗阻患者，冷冻后可解除梗阻，改善症状，延长生命。

2)局部电灼：对不能耐受手术的患者是一种姑息性的治疗。

(4)放射治疗：

1)术前治疗：对某些术前估计不能切除的患者放疗后肿瘤可以缩小松动，提高手术切除率。

2)术后放疗：可提高生活质量，降低局部复发率。

(六)预后

我国结直肠癌粗死亡率为4.01/10万(男性4.35/10万，女性3.65/10万)，结直肠癌死亡率性别比为1.35∶1，男性高于女性。早期结直肠癌病人术后5年生存率为80%～90%。

在决定结直肠癌疗效的众多因素中，肿瘤的病理分期是最重要的因素。此外，肿瘤的病理类型、患者的年龄、性别、病程、肿瘤的部位、大小、转移与浸润的程度、手术治疗方式、术后辅助治疗、病人的全身状况、术后并发症出现的大小及多少等对预后均有不同程度的影响。

综合目前国内报道直肠癌根治术后患者的5年生存率为60%～67%，结肠癌为67%～84%。

五、典型病例资料

赵××，男，66岁，入院时间：2007年2月21日13时50分。

病史采集时间：2007年2月21日14时10分。

病史提供者：患者本人/家属/陪伴。

可靠程度：可靠。

主　诉：便血、大便习惯改变1年余。

现病史：患者1年前因无明显诱因出现便血，暗红色，每次便血量较少，伴大便次数增多，为稀便，偶有便秘，有便不尽感，无肛门疼痛。曾在当地卫生院诊断"痔疮并出血"，给予外用药物、抗炎止血(具体用药不详)等对症处理，病情无缓解。无恶心呕吐，无腹痛腹胀。无畏寒、发热，无头晕头痛，无咳嗽咳痰，无气促，无尿频、尿急、尿痛。今到我院就诊，门诊经直肠镜检后以"直肠癌"收入我科。患者病程中一般情况可，精神稍差，食欲、睡眠尚可，小便正常，近1年来体重下降约5kg。

既往史：既往健康，无肝炎、结核病史，无慢性支气管炎病史，无食物、药物过敏史，无外伤、手术史。

个人史：原籍出生、长大，否认近期有流行病疫水接触史，无烟酒嗜好，无其他不良卫生习惯。

婚育史：已婚，一子二女，均体健。

家族史：家人健康，无肝炎、结核病患者，无高血压、糖尿病患者，无家族遗传性疾病患者。

体格检查：T 36.6℃，R 20次/min，P 80次/min，BP 110/70mmHg。

发育正常，营养中等，神志清楚，精神可，查体合作，对答切题，步行入院。全身皮肤无黄染。全身浅表淋巴结无肿大。头形正常，头发浓密，分布均匀，眼睑无水肿，睑结合膜未见出血点，巩膜轻度黄染，瞳孔等大等圆，对光反射灵敏；听力佳，无流脓及乳突压痛；鼻通畅，中隔无弯曲，鼻窦区无压痛；口唇无发绀，牙龈无红肿溢脓，双侧扁桃体无肿大，咽不红，声音无嘶哑；颈软，无抵抗，无颈静脉怒张并可见颈动脉搏动，气管居中，甲状腺不大；胸廓对称，呼吸平顺，双侧呼吸动度对称，双侧语音震颤无差别，双肺叩诊清音，双肺呼吸音清，未闻及干湿性啰音；心前区无隆起，心尖波动点在第5肋间左锁骨中线内0.5cm处，心界不大，心音强，心律齐，心率80次/min，各心脏瓣膜听诊区未听及心脏杂音；腹部见专科情况；脊柱生理弯曲存在，无压痛、叩击痛，四肢无畸形，无压痛、叩击痛，关节活动不受限；肛门、外生殖器未见畸形和异常。生理反射存在，病理反射未引出。

专科情况：腹平软，未见肠型及蠕动波，肝脾未触及，无压痛及反跳痛，未及明显包块，肠鸣音正常，移动性浊音阴性。直肠指检(截石位)，直肠内距肛门5cm处可扪及一4cm×3cm大小菜花样肿物，质硬，边界清，可推动，位于6～9点处，指套退出有血迹。

辅助情况：

我院结肠镜(2007年2月20日)报告，距肛门口约5cm处可见一菜花样肿物，质脆易出血，肠镜可通过，余结直肠未见异常。肿物取4块组织活检，病理提示：(直肠)中分化腺癌。

初步诊断：直肠癌

住院医师：吴××

上级医师：许××

六、病例临床特点分析

结合上述典型病例分析如下：

（一）症状特点

1. 老年男性，66 岁。

2. 便血、大便习惯改变 1 年余。

3. 近 1 年来体重下降约 5kg。

（二）体征特点

1. 直肠指检（截石位），直肠内距肛门 5cm 处可扪及一 4cm×3cm 大小菜花样肿物，质硬，边界清，可推动，位于 6～9 点处，指套退出有血迹。

2. 腹平软，未见肠型及蠕动波，肝脾未触及，无压痛及反跳痛，未及明显包块。

（三）辅助检查特点

1. 结肠镜报告　距肛门口约 5cm 处可见一菜花样肿物，质脆、易出血，肠镜可顺利通过，余结直肠未见异常。

2. 肿物取 4 块组织活检，病理提示：直肠中分化腺癌。

【观看手术或录像】

见习中可以让同学们观看并讲解直肠癌 Dixon 手术录像。

【思考题】

1. 结肠癌及直肠癌的临床表现及治疗原则。

2. 直肠指检在直肠癌诊断中的临床意义。

（许荣华　孟　津）

第十二节　痔、肛瘘

一、见习目的

1. 掌握痔、肛瘘的临床表现、诊断和处理原则。

2. 熟悉肛管、肛管直肠环的解剖。

3. 了解痔、肛瘘的治疗方法。

二、见习准备（患者和资料）

1. 典型痔患者 1 人/组。

2. 典型痔患者病历 1 份。

3. 肛管解剖模具 1 套。

三、见习方案

1. 带教老师讲解病史采集要点、模拟示范体格检查。

2.学生分组，进病房采集病史，并做体格检查。

3.学生回示教室汇报所采集的病史及体检结果。提出必要的辅助检查，带教老师展示典型的辅助检查资料。

4.学生归纳、总结、分析病例，作出初步诊断及鉴别诊断。

5.带教老师组织学生讨论治疗原则和常用的治疗方法。

6.带教老师总结见习内容。

四、见习内容

（一）病史采集

1.现病史采集时需注意的几个方面

(1)发病情况：病程长短？

(2)有无诱因？有无病情加重因素？

(3)主要症状：肛门口有无痔块脱出？有无无痛性便后出鲜血？发生的时间、诱因、次数？有无肛周皮肤瘙痒？有无肛周流出脓性、血性、黏液分泌物？

(4)伴随症状：有无发热？发热情况（热度、是否畏寒）？有无贫血、消瘦？

(5)病情发展：何时出现上述情况，目前如何？

(6)诊疗情况：在何处就诊治过？做过哪些检查？用何种药物及效果如何？

(7)一般情况：精神、体力、饮食、小便如何？

2.其他相关病史

(1)既往患有哪些疾病？有无药物过敏史？外伤史？手术史？输血史？

(2)个人史：包括患者生活史、职业史、疫水接触史及疫区生活史、月经史、生育史。

(3)家族史及遗传病史。

（二）体格检查注意事项

1.一般情况　体温、脉搏、呼吸、血压。

2.专科情况

(1)肛门视诊时注意肛周有无紫红色、质地软之痔块？肛周外口，有无脓血性分泌物或粪便溢出？

(2)直肠指检时是否可发现直肠肿块及肛周条索状肿块？

（三）辅助检查

1.大便潜血试验：大便潜血试验阳性，但对本病的诊断无特异性。

2.直肠指检肛周可见紫红色、质地软之痔块及肛周条索状肿块。

3.肛门镜检可见到痔块，并可了解直肠黏膜情况。

（四）诊断和鉴别诊断

1.根据患者病史、体征、辅助检查，痔的诊断依据如下：

(1)痔的症状：无痛性、间歇性便后出鲜血。痔可脱出，便后可自行还纳或需用手还纳。肛周不适、瘙痒。血栓性外痔表现为肛周突出剧痛性肿物。

(2)痔的体征：体格检查及直肠镜或肛镜检查可见紫红色团块状肿物，可伴有直肠黏膜充血、水肿、糜烂。

(3)痔的辅助检查：直肠镜或肛镜检查。

2.根据患者病史、体征、辅助检查，肛瘘的诊断依据如下：

(1)肛瘘的症状：肛旁流脓或黏液性分泌物，反复出现，伴有肛周瘙痒。肛周皮肤湿疹。

(2)肛瘘的体征：肛门旁发现肛瘘外口。直肠指检有时在齿状线附近摸到小凹陷或硬结，此多为肛瘘的内口。

(3)直肠镜、肛镜或瘘管造影：检查证实瘘管存在。

需与下面疾病进行鉴别：

(1)需与痔鉴别的疾病：

1)直肠癌：临床上常将直肠癌误诊为痔而延误治疗。主要原因是未进行肛门指检和直肠镜检查。

2)直肠息肉：无痛性便血是常见症状，低位带蒂息肉可脱出肛门外，与痔脱出相混淆，指检可扪及肿块，多数有蒂，可以活动。

3)直肠脱垂：易误诊为环状痣，但直肠黏膜脱垂黏膜多呈环状，表面光滑，有黏液，肛门括约肌松弛。

(2)需与肛瘘鉴别的疾病：

1)肛门周围化脓性汗腺炎：该病外口较多，病变范围较广，但无内口，与肛管无联系。

2)直肠尿道瘘、直肠膀胱瘘、直肠阴道瘘：都有相应的病史，容易与肛瘘相鉴别。

(五)治疗

1.痔的治疗　痔多数处于静止、无症状状态，只需注意饮食、保持排便通畅、预防出现并发症等，必要时手术治疗。

(1)一般治疗：适用于痔初期，偶有大便带血。以增加纤维性食物，改变不良的大便习惯，保持排便通畅，防止便秘和腹泻。便后热水坐浴，肛门内可用栓剂，如痔疮栓，有消炎、滑润、收敛的作用。血栓性外痔局部外敷抗炎止痛膏或理疗，若内痔脱出嵌顿初期，可及时将痔团推回肛门内。

(2)注射疗法：治疗Ⅰ、Ⅱ度出血性内痔效果较好，将硬化剂注射入母痔基部黏膜下层，使痔和痔块周围发生无菌性炎症反应，达到黏膜下组织纤维化，硬化萎缩。

操作方法：患者排空大便，局麻下使肛门括约肌松弛，胸膝位肛镜下显露痔块，消毒后在齿线上方针头刺入痔核上方处黏膜下层注药，每个痔块注射2～3ml。

(3)胶圈套扎疗法：适用于治疗Ⅰ、Ⅱ度内痔。

(4)红外线凝固：适用于Ⅰ、Ⅱ度小型内痔，它是使蛋白凝固的硬化疗法。

(5)手术疗法：适用于痔脱出较重者或混合痔环状脱垂，手术效果较好。常用方法有：①痔单纯切除。②吻合器痔上黏膜环切术(procedure for prolapse and hemorrhoids，PPH)，主要适用于Ⅱ、Ⅲ度内痔、环状痔和部分Ⅳ度内痔。本术式复发率低。③血栓外痔剥离术。

2.肛瘘的治疗

肛瘘不能自愈，不治疗会反复发作直肠肛管周围脓肿，因此肛瘘必须手术治疗。治疗的方法是将肛瘘道切开，敞开创面，促使愈合。

(1)急性感染发作期，应用抗菌药物，局部理疗，温水高锰酸钾坐浴，脓肿形成应切开引流。

(2)瘘管切开术：将瘘管全部切开开放，靠肉芽组织生长使伤口愈合。适用于低位单纯性肛瘘、内外括约肌之间的外瘘。切开瘘管仅损伤部分内括约肌、外括约肌皮下部及浅部，不会引起术后肛门失禁。一般在骶管麻醉或局麻下，外口注射美蓝找到内口，用探针由外口插入，通透瘘管的内口穿出，沿探针方向切开瘘管，将腐烂肉芽组织搔刮干净，为保证瘘管从底部向外生长，修剪皮缘，使切口呈底小口大的"V"形伤口，同时注意有无分支管道，若有，也应一一切开。

(3)挂线疗法：使用橡皮筋或有腐蚀作用的线的机械压迫作用，缓慢切开瘘管的方法。适用高位单纯性肛瘘，即内口在肛管直肠环平面上方，手术切断可引起肛门失禁。采用瘘管挂线，使要扎断的括约肌与四周组织先产生粘连，因结扎后局部缺血、坏死，经 10～14d 后自行断裂，此时不发生收缩失禁，瘘管敞开成创面，达到逐渐愈合。方法：将探针从外口经瘘管在内口穿出，探针引导一无菌粗丝线或橡皮筋，将此线从内口经瘘管而在外口引出，然后扎紧丝线。

(4)肛瘘切除术：将瘘管全部切除至健康组织，创面不缝合。适用低位单纯性肛瘘。术后高锰酸钾溶液坐浴、换药，直至愈合。高位或复杂性肛瘘在手术中要注意保护肛管直肠环，防止术后大便失禁。

(五)随访和预后

痔、肛瘘预后好。

五、典型病例资料

王××，男，32 岁，入院时间：2012 年 9 月 21 日 17 时 50 分。

病史采集记录时间：2012 年 9 月 21 日 18 时 10 分。

病史提供者：患者本人。

可靠程度：可靠。

主　诉：反复肛门肿物脱出、便血 2 年，加重半月。

现病史：病人于 2 年前无明显诱因发现肛门部有肿物脱出，约拇指头大小，淡红色，触之疼痛；大便时疼痛明显，呈刺痛，伴有少量便血，为鲜血。脱出物经休息后可自行回纳。在外院诊断为"内痔"，给予马应龙痔疮膏治疗后症状缓解。近 2 年来上述症状反复发作，均外用马应龙痔疮膏后缓解。近半月来，上述症状较前加重，大便时疼痛较剧，便血增加，外用前述药物无效，遂来我院就诊，门诊以"混合痔"收住院。患者发病来，饮食正常，睡眠好，无头晕，头痛，无恶心呕吐，无咳嗽咳痰，无胸痛、胸闷，无腹痛、腹胀，无尿频、尿急、尿痛等。

既往史：既往健康，无肝炎、结核病史，无慢性支气管炎病史，无食物、药物过敏史，外伤史，手术史

个人史：原籍出生、长大，否认近期有流行病疫水接触史，无烟酒嗜好，无其他不良卫生习惯。

婚育史：已婚，生育一子一女。爱人及子女均体健。

家族史：家人健康，无肝炎、结核病患者，无高血压、糖尿病患者，无家族遗传性疾病患者。

体格检查：T 36.5℃，R 20 次/min，P 80 次/min，BP 140/80mmHg。

发育正常，营养良好，神志清，精神可，自主体位，查体合作，对答切题，步行入院。全身皮肤黏膜无黄染及出血点。浅表淋巴结无肿大。头颅无畸形，头发浓密，分布均匀。眼睑无水肿，睑结合膜未见出血点，巩膜轻度黄染。瞳孔等大等圆，对光反射灵敏。听力佳，耳道无流脓及乳突压痛。鼻通畅，中隔无弯曲，鼻窦区无压痛。口唇无发绀。牙龈无红肿溢脓。双侧扁桃体无肿大，咽不红，声音无嘶哑。颈软，无抵抗，无颈静脉怒张，并可见颈动脉搏动。气管居中，

甲状腺不大；胸廓对称，呼吸平顺，双侧呼吸动度对称，双侧语音震颤无差别，双肺叩诊清音，双肺呼吸音清，未闻及干湿性啰音。心前区无隆起，心尖波动点在第5肋间左锁骨中线内0.5cm处，心界不大，心音强，心律齐，心率80次/min，各心脏瓣膜听诊区未听及心脏杂音；腹平软，肝脾肋下未及，无包块，无压痛反跳痛，无移动性浊音，肠鸣音正常。脊柱生理弯曲存在，无压痛、叩击痛，四肢无畸形，无压痛、叩击痛，关节活动不受限；肛门检查见专科情况。外生殖器未见畸形和异常。生理反射存在，病理反射未引出。

专科情况：肛门位置正常，闭合好，1、3、5、8、11点（截石位）肛缘皮肤隆起，柔软，局部无分泌物。直肠指检：肛门括约肌功能良好，1、3、5、8、11点触及包块，质地软，到达黏膜区。直肠内未触及肿物，指套无染血。

辅助情况：肛镜检查（截石位）：1、3、5、8、11点混合痔Ⅲ期，呈环状脱出，齿状线以上直肠黏膜糜烂，齿状线以下肛管皮肤充血水肿。

初步诊断：混合痔
住院医师：吴××
上级医师：许××

六、病例临床特点分析

结合上述典型病例分析如下：

（一）病史特点

1. 年轻男性，32岁。
2. 反复肛门肿物脱出，便痛、便血2年，加重半个月。

（二）体征特点

1. 肛门位置正常，闭合好，1、3、5、8、11点（截石位）肛缘皮肤隆起，柔软，局部无分泌物。
2. 直肠指检：肛门括约肌功能良好，1、3、5、8、11点触及质软包块达黏膜区，直肠内未触及质硬肿物及条索状物，指套无染血。

（三）辅助检查特点

肛镜检查（截石位）：1、3、5、8、11点混合痔Ⅲ期，呈环状脱出，齿状线以上直肠黏膜糜烂，齿状线以下肛管皮肤充血水肿。

【观看手术或录像】

见习中可以让同学们观看并讲解痔疮PPH手术录像。

【思考题】

1. 何谓内痔与外痔？其临床表现及治疗原则是什么？
2. 肛瘘的治疗方法是什么？

（许荣华）

第十三节　肝脓肿

一、见习目的

1.掌握细菌性肝脓肿的临床表现。

2.熟悉细菌性肝脓肿的治疗。

3.了解肝脓肿两种常见类型及其鉴别诊断。

二、见习准备(患者和资料)

1.典型细菌性肝脓肿患者1人及患者病历。

2.典型细菌性肝脓肿的检查资料1套。

3.典型细菌性肝脓肿患者体格检查录像及手术录像各1部。

三、见习方案

1.带教老师讲解病史采集要点、模拟示范体格检查。

2.学生分组,进病房采集病史,并做体格检查。

3.学生回示教室汇报所采集的病史及体检结果。提出必要的辅助检查,带教老师展示典型的辅助检查资料。

4.学生归纳、总结、分析病例,作出初步诊断及鉴别诊断。

5.带教老师组织学生讨论治疗原则和常用的治疗方法。

6.带教老师总结见习内容。

四、见习内容

(一)病史采集

1.现病史采集时需注意的几个方面

(1)发病情况:病程长短?起病急缓?

(2)发病原因:发病前是否有感染史?有无腹部外伤史、手术史或慢性腹痛史以及腹部其他疾病?有无胆道结石病史?

(3)主要症状:有无腹痛或肝区疼痛?并注意其性质、程度、时间。有无中毒症状,如头痛、发热的情况、热型特点等,是否有食欲下降及体重减轻,有无黄疸等?

(4)伴随症状:有无发热,有无口干、大汗、尿少、腹胀、腹泻、眼窝凹陷等?

(5)病情发展:何时首先出现上述情况,现在怎样?

(6)诊疗情况:在何处就诊过?做过何种检查?用何药物及疗效如何?

(7)一般情况:精神、体力、饮食、大小便如何?体重有何变化?

2.其他相关病史

(1)既往患有哪些疾病?有无药物过敏史及输血史、外伤手术史。

(2)个人史:包括患者生活史、职业史、疫水接触史及疫区生活史、月经史、生育史。

(3)家族史及遗传病史：了解家族中有无类似疾病的发生。

(二)体格检查注意事项

1. 体温情况？脉搏变化情况？血压、脉压差有无变化？

2. 呼吸情况　呼吸浅快或急促、鼻翼扇动。

3. 有无肝掌、蜘蛛痣、腹壁有无静脉曲张？

4. 专科检查　①右季肋区呈饱满状态，可见局限性水肿及隆起；②右下胸部及肝区叩击痛，肋间可有压痛，局部皮肤可出现凹陷性水肿；③腹胀；④黄疸；⑤可出现腹水，移动性浊音。

(三)主要辅助检查

1. 实验室检查　血、尿、便常规化验。白细胞计数增高、血红蛋白下降。

2. 腹部 X 线片　肝脏阴影增大，反应性胸膜炎或胸腔积液，膈肌抬高。

3. B 超检查　可发现肝脓肿的部位、大小、数目及液化情况。

4. CT 检查　对鉴别肝脏其他占位性病变有帮助。

(四)诊断和鉴别诊断要点

1. 根据患者病史、体征、辅助检查做出诊断。主要诊断依据如下：

(1)病史：了解发病前是否有感染史？有无腹部外伤史，有无胆道结石病史？

(2)症状：有腹痛或肝区疼痛，寒战、高热，严重时有食欲下降及体重减轻。有无黄疸？

(3)体征：

1)右季肋区呈饱满状态，可见局限性水肿及隆起。

2)右下胸部及肝区叩击痛，肋间可有压痛，局部皮肤可出现凹陷性水肿。

3)黄疸。

4)可出现腹水，移动性浊音阳性。

(4)辅助检查：

1)血常规：白细胞计数增高、血红蛋白下降。

2)腹部 X 线片：肝脏阴影增大，反应性胸膜炎或胸腔积液，膈肌抬高。

3)B 超及 CT：能发现肝脓肿的部位、大小、数目及液化情况，并与肝脏其他占位性病变相鉴别。

2. 需与下面疾病进行鉴别：

(1)肝内外胆管结石：常有结石病史，反复发作史，发作时有畏寒、发热、可有黄疸，B 超、CT 检查可发现肝内外胆管结石性变。

(2)膈下脓肿：多继发于上腹部大手术后。中毒症状严重，寒战、发热，局部体征常不如肝脓肿严重。X 线检查膈下常有气液面出现，膈肌抬高，运动受限。B 超、CT 检查可鉴别。

(3)原发性肝癌：常有乙型肝炎病史，血清甲胎蛋白测定常呈阳性，肝脏 B 超及 CT 检查有助于鉴别。

(4)阿米巴肝脓肿：常有疫区生活史，多继发于阿米巴痢疾后。粪便检查可找到阿米巴滋养体。脓液棕褐色，镜检可找到阿米巴滋养体。抗生素治疗无效，抗阿米巴药物治疗有效。

(五)治疗

1. 非手术治疗方法

(1)抗生素治疗：早期应选用对大肠杆菌和金黄色葡萄球菌有效的广谱抗生素，行血培养及引流液培养，再根据细菌培养结果加以调整以选择敏感的抗生素。

(2)营养支持治疗：通过输液以纠正水、电解质和酸碱失调。对严重衰竭及脱水患者还应输血、血浆和白蛋白等以增强机体抵抗力。补充热量与营养。

(3)镇痛：对诊断已经明确且有剧痛的患者，可考虑用哌替啶或吗啡止痛。

(4)经皮肝穿刺脓肿置管引流术：对于液化较好的脓肿，可在B超引导下行穿刺置管引流，脓腔内可注入抗菌药物。

2.手术治疗　对于病程长的慢性局限性厚壁脓肿，可行肝切除术。大的单发脓肿可行切开引流，常用的手术途径为经腹腔切开引流和经腹膜外切开引流。注意保证引流通畅。

(六)预后

经积极治疗后细菌性肝脓肿的预后较好。

五、典型病例资料

王××，男，59岁，入院时间：2012年6月21日13时50分。

病史采集记录时间：2011年6月21日14时10分。

病史提供者：患者本人/家属/陪伴。

可靠程度：可靠。

主　诉：右上腹部疼痛伴寒战、发热1周。

现病史：患者于1周前无明显诱因出现右上腹部疼痛，呈持续性闷痛，阵发性加剧，伴有腰背部放射痛，无腹胀、腹泻，无恶心、呕吐，有畏寒、发热，最高达39.1℃，伴有咳嗽、咳痰，无皮肤、巩膜黄染，当时到我院就诊，门诊拟诊"肺部感染"收住我院呼吸内科治疗，经抗感染治疗后，腹痛减轻，体温降至正常，入院查腹部彩超及CT提示："肝脏占位，考虑肝脓肿"，故到我科进一步住院治疗。发病以来，患者无胸闷、气促，无心悸，精神、睡眠、饮食尚可，大小便正常，近期来体重无明显变化。

既往史：既往健康，无肝炎、结核病史，无食物、药物过敏史，无外伤史及手术史，否认输血及献血史；预防接种史欠祥。

个人史：出生于原籍，无疫区及疫水接触史，无特殊毒物接触史，平素生活起居规律，否认吸烟、酣酒等不良嗜好。

婚育史：已婚，妻子身体健康。育有一儿二女，孩子均体健。

家族史：家中成员均健康，否认类似疾病及遗传病史。

体格检查：T 36.0℃，R 20次/min，P 88次/min，BP 90/60mmHg。

发育正常，营养中等，步入病房，自动体位，神志清楚，体查合作，应答切题。全身皮肤、黏膜无苍白及黄染，未见蜘蛛痣及肝掌，浅表淋巴结无肿大；头颅五官端正。结膜无苍白，双侧瞳孔等大等圆，直径约3.0mm，双侧对光反射灵敏。外耳道无异常分泌物，双侧乳突区无压痛。鼻腔通畅，无异常分泌物。口唇无苍白，咽无充血，双扁桃体无肿大；颈软，颈静脉无怒张，肝-颈静脉回流征阴性，气管居中，甲状腺无肿大；胸廓无畸形，双侧胸廓扩张度对称，触觉语颤正常，无胸膜摩擦感，双肺叩诊清音，呼吸音清，无干湿性啰音；心前区无隆起，心尖搏动位于第5肋间左锁骨中线内侧0.5cm处；无震颤，心界不大，心率88次/min，心律齐，各瓣膜听诊区未闻及杂音。腹部详见专科情况。肛门及外生殖器未查。脊柱发育正常，无压痛及叩击痛。四肢无畸形，关节无红肿，运动自如，双上肢末端肌力弱，双下肢无浮肿，四肢肌力、肌张力正常，生理反射存在，病理反射未引出。

专科情况：腹平坦，未见胃肠型及蠕动波，无腹壁静脉曲张，腹肌软，右上腹饱满，右上腹部有深压痛，无反跳痛，未扪及包块，肝、脾肋下未及，肝上界位于右锁骨中线上第5肋间，肝区叩击痛阳性，移动性浊音阴性，肠鸣音正常，3～5次/min，无振水音及血管杂音。

辅助检查：实验室检查：血常规示 Hb 120g/L，WBC 22.4×10^9/L，N 0.98，L 0.12。

腹部CT示：肝右叶占位性病变性质待定，考虑肝脓肿。

初步诊断：细菌性肝脓肿
住院医师：吴××
上级医师：许××

六、病例临床特点分析

结合上述典型病例分析如下：

（一）病史特点

1. 患者1周前无明显诱因出现右上腹部疼痛，呈持续性闷痛，阵发性加剧，伴有腰背部放射痛。
2. 有畏寒、发热，最高达39.1℃。

（二）体征特点

1. 右上腹饱满。
2. 右上腹部有深压痛。
3. 肝上界位于右锁骨中线上第5肋间，肝区叩击痛阳性。

【观看手术或录像】

见习中可以让同学们观看并讲解细菌性肝脓肿病例的体格检查及手术录像。

【思考题】

1. 细菌性肝脓肿的临床表现及治疗原则是什么？
2. 肝脓肿常见哪两种类型及其鉴别诊断？

（贾长库）

第十四节　原发性肝癌

一、见习目的

1. 掌握原发性肝癌临床表现、诊断和治疗原则。
2. 熟悉原发性肝癌的放射学检查的特点与鉴别诊断要点。
3. 了解肝癌的分型。

二、见习准备(患者和资料)

1. 典型原发性肝癌患者1人及患者病历。

2.典型原发性肝癌患者的检查资料1套。

3.典型原发性肝癌患者体格检查录像及手术录像各1部。

三、见习方案

1.带教老师讲解病史采集要点、模拟示范体格检查。

2.学生分组，进病房采集病史，并做体格检查。

3.学生回示教室汇报所采集的病史及体检结果。提出必要的辅助检查，带教老师展示典型的辅助检查资料。

4.学生归纳、总结、分析病例，作出初步诊断及鉴别诊断。

5.带教老师组织学生讨论治疗原则和常用的治疗方法。

6.带教老师总结见习内容。

四、见习内容

（一）病史采集

1.现病史采集时需注意的几个方面

（1）发病情况：病程长短？起病急缓？

（2）发病原因：有无明显发病原因及诱因，有无乙型肝炎或长期饮酒史等。

（3）主要症状：是否有腹痛或肝区疼痛，明确疼痛的部位、性质、发生形式、加重因素、程度、时间及规律，疼痛是否有放射痛及放射的方向；是否发现腹部肿块，其出现的时间和部位、是否有增大、是否伴有疼痛及不适；是否伴有恶心、呕吐，呕吐的性质、程度、内容物、方式、频度；是否有黑粪或便血，大便的颜色、性状，黑便或便血发生时间、诱因、次数；是否有食欲下降及食量减少，是否有吞咽困难，是否有黄疸出现，具体时间，小便是否变黄等。

（4）伴随症状：是否有发热，发热最高的温度、热型、是否伴有畏寒和寒战等；是否有消瘦、腹胀及尿少，体重是否下降，有无面色苍白、疲乏无力、下肢浮肿等情况？

（5）病情发展：何时首先出现上述情况，现在怎样？

（6）诊疗情况：在何处就诊过？做过何种检查？用何药物及疗效如何？

（7）一般情况：精神、体力、饮食、大小便如何？体重有何变化？

2.其他相关病史

（1）既往患有哪些疾病？有无药物过敏史？外伤史？手术史？输血史？

（2）个人史：包括患者生活史、职业史、疫水接触史及疫区生活史、月经史、生育史。

（3）家族史及遗传病史。

（二）体格检查注意事项

1.体温情况？脉搏变化情况？血压、脉压差有无变化？

2.呼吸情况　呼吸浅快或急促、鼻翼扇动。

3.有无肝掌、蜘蛛痣？腹壁有无静脉曲张？

4.专科检查　①了解有无肝病病容，有无消瘦、营养不良或恶病质。早期营养状况可正常，晚期可呈卷曲坐位，全身皮肤、巩膜可以有黄染。皮肤可出现搔抓痕。②了解是否出现进行性肝脏肿大，肿大的患者可扪及肿大的肝脏，质地坚硬，边缘凹凸不平，可以有轻压痛，叩诊可以发现肝浊音界增大。有的病人可以扪及脾脏肿大。③晚期病人可扪及锁骨上肿大的淋巴结转移，腹部腹水体征。④晚期病人可出现黄疸。

（三）主要辅助检查

1. 实验室检查

(1)血清甲胎蛋白(AFP)测定：该肿瘤标记物对诊断肝细胞癌有相对的专一性。放射免疫法测定持续血清 AFP≥400μg/L，并能排除妊娠、活动性肝病、生殖腺胚胎源性肿瘤等即可考虑肝癌的诊断。临床上约 30%的肝癌患者 AFP 为阴性。如果同时检测 AFP 异质体，可以提高肝癌的检出率。

(2)原发性肝癌血清标志物可升高，如 γ-谷氨酰转肽酶及其同工酶、异常凝血酶原、碱性磷酸酶、乳酸脱氢酶同工酶等可以高于正常值。

2. 常用影像学检查

(1)B 超：可显示肿瘤的大小、形态、所在部位以及肝静脉或门静脉内有无癌栓等，其诊断符合率可达 90%，能发现直径 1.0cm 左右病变，是目前较好有定位价值的非侵入性检查方法。

(2)CT：分辨力高，可检出直径约 1.0cm 左右的微小病灶，对肝癌的诊断符合率可达 90%以上，应用动态增强扫描可提高分辨率，而应用 CT 血管造影、三维 CT 成像更加提高了肝癌的诊断率及定位的精确性。

(3)磁共振成像(MRI)：单纯诊断价值与 CT 类似，但是对肝癌与血管瘤的鉴别优于 CT。

(4)选择性腹腔动脉或肝动脉造影：对于血管丰富的癌肿，对<1.0cm 的微小肝癌检出率可达 90%。但是属于有创检查，制约其开展。

3. 其他检查　X 线检查、针刺细胞学检查、超声造影、放射性核素肝扫描甚至正电子发射计算机断层扫描显像(PET-CT)等检查；必要时还可以腹腔镜检查。

（四）诊断和鉴别诊断要点

1. 根据患者病史、体征、辅助检查做出诊断。主要诊断依据如下：

(1)病史：多数有乙型肝炎或长期饮酒史等。

(2)症状：多数有肝区痛，为最常见症状。多为持续性钝痛、刺痛或胀痛。位于肝右叶顶部的癌肿累及横膈，则疼痛可牵涉至右肩背部。当肝癌结节发生坏死、破裂，引起腹腔内出血时，表现为突然出现右上腹部剧痛和压痛，出现腹膜刺激征等急腹症表现。可有乏力、消瘦、食欲减退、腹胀等。部分患者可伴有恶心、呕吐、发热、腹泻等症状。晚期则出现贫血、黄疸、腹水、下肢水肿、皮下出血及恶病质等。

(3)体征：

1)肝肿大：为中晚期肝癌最常见的主要体征。肝肿大呈进行性，质地坚硬，边缘不规则，表明凹凸不平呈大小结节或巨块。癌肿位于肝右叶顶部者可使膈肌抬高，肝浊音界上升。在不少情况下，肝肿大或肝区肿块是患者自己偶然扪及而成为肝癌的首发症状的。肝肿大显著者可充满整个右上腹或上腹，右季肋部明显隆起。

2)晚期患者可扪及锁骨上肿大的转移淋巴结，腹部有腹水体征。

(4)辅助检查：

1)AFP 检查。

2)腹部彩超。

3)腹部 CT、MRI 可进一步诊断。

4)必要时穿刺活检。

2. 需与下面疾病进行鉴别：

(1)肝硬化：病程发展缓慢。超声及 CT 检查无占位性病变。血 AFP 测定有助于鉴别。

(2)继发性肝癌：可查到肝外器官肿瘤，血清 AFP 测定多为阴性。主要鉴别方法是寻找肝脏以外有无胃肠道、泌尿生殖系统、呼吸系统、乳腺等处的原发性癌肿病灶。

(3)肝脏良性肿瘤：肿瘤生长缓慢，病程长。超声、肝动脉造影、CT、MRI 或放射性核素肝扫描等检查可以鉴别。必要时穿刺活检。

(4)肝脓肿：多数有化脓性感染或阿米巴肠病病史，多有寒战、发热等中毒症状。超声检查肝内有液性暗区。

(5)肝包虫病：多见于牧区。一般无明显的自觉症状。肝包虫皮内试验多数阳性。

(五)治疗

治疗原则是早期发现、早期诊断及早期治疗。根据不同病情发展阶段进行综合治疗，是提高疗效的关键；而早期施行手术切除仍是最有效的治疗方法。

1. 手术治疗　手术方式有以下几种：

(1)肝切除：目前仍是治疗肝癌的首选和最有效的方法。手术的适应证为：

1)病人的一般情况较好，无心、肺、肾等重要器官的病变；肝功能分级在 A 级或属 B 级经过短期护肝治疗后能恢复到 A 级者；肝外无广泛性肿瘤转移。

2)下述情况可行根治性肝切除：单发的微小肝癌；单发的小肝癌；单发的向肝外生长的肝癌，边界清楚，受肿瘤破坏的肝组织小于 30%；多发性肿瘤，但局限于一侧肝叶内，肿瘤结节小于 3 个。

3)下述情况仅可行姑息性肝切除：3～5 个多发性肿瘤，局限于相邻 2～3 个肝段或半肝内，未受累的肝脏占全肝体积的 50%以上者；左半肝或右半肝的大肝癌或巨大肝癌，肝门未受侵犯，未受累的肝脏占全肝体积的 50%以上者；位于肝中叶的大肝癌，未受累的肝脏占全肝体积的 50%以上者；S1 或 S4 段的大肝癌或巨大肝癌；肝门有淋巴结转移，如原发性肝肿瘤可以切除，可同时行肝门淋巴结清扫，不能清扫者，手术后行放射治疗；周围脏器受侵犯，原发肿瘤可以切除者连同受侵犯脏器一并切除；远处脏器单发转移性肿瘤，可同时行原发性肿瘤切除和转移癌切除。

(2)对不能切除的肝癌的外科治疗：可以根据具体情况，采用术中肝动脉结扎，肝动脉化疗栓塞、射频、冷冻、激光、微波等治疗，都有一定的疗效。

(3)根治性切除术后复发肝癌的再手术治疗：如果术后早期发现复发，病人肝功能正常，病灶局限可以切除者，可以再次切除。

(4)肝癌破裂出血的病人，可行肝动脉结扎或动脉栓塞术，也可做射频或冷冻治疗，情况差者或仅作填塞止血。情况较好、病变局限者，可行肝叶切除。不能切除者，可行保守治疗。

(5)肝移植：对于符合肝移植指征的病人可考虑肝移植术。

2. B 超引导下经皮穿刺肿瘤行射频消融、微波或注射无水酒精治疗，以及体外高能超声聚焦疗法等。适用于瘤体较小而又不能或不宜手术切除者，优点是安全、简便、创伤小，有些病人可以获得较好的疗效。

3. 化学药物治疗　原则上不做全身化疗。患者施行过手术者，可采用肝动脉和或门静脉置泵做区域化疗栓塞；未经手术而不能切除者，可行放射介入治疗。常规的化疗药物为氟尿嘧啶、丝裂霉素、顺铂、卡铂、表阿霉素、阿霉素等，常可以使肿瘤缩小，部分病人可以获得手术切除的机会。

4. 放射治疗　对于一般情况好，肝功能好，无肝硬化，无黄疸、腹水、脾功能亢进和食管静脉曲张，又不适于手术者，可采用以放射为主的综合治疗。

5. 生物治疗　主要是免疫治疗。常用的药物有免疫核糖核酸、干扰素、白细胞介素-2、胸腺肽等，可与化疗联合应用。

6. 中医中药治疗　根据不同的病情采取辨证施治、攻补兼施的方法，常与其他治疗配合应用。

（六）预后

决定预后的关键在早期发现、早期诊断、早期治疗。早期手术治疗是根本的方法。目前早期对小肝癌行肝叶切除，可有根治的希望。一般术后复发率 40%～60%，因此术后需要配合化疗，才可能达到根治的目的。

五、典型病例资料

王××，男，49 岁，入院时间：2011 年 9 月 21 日 13 时 50 分。

病史采集记录时间：2011 年 9 月 21 日 14 时 10 分。

病史提供者：患者本人/家属/陪伴。

可靠程度：可靠。

主　诉：右上腹隐痛 1 月余。

现病史：患者于 1 个月前无明显诱因出现右上腹疼痛，呈阵发性隐痛，无放射痛，行走或饭后症状加重，休息可缓解，遂到当地卫生院就诊，予对症治疗（具体用药不详）后症状无明显好转，遂到××市人民医院行 CT 检查，提示肝右后叶占位，考虑肝癌可能性大。患者无恶心、呕吐，稍感腹胀，无腹泻。今为求进一步诊断及治疗，遂到我院就诊，门诊拟“原发性肝癌”收住我科。患者病程中无畏寒、发热，无头晕头痛，无咳嗽咳痰，无气促，无腹泻，无尿频、尿急、尿痛。一般情况可，精神可，食欲、睡眠尚可，大小便正常，体重稍下降约 2kg。

既往史：乙型肝炎病史 15 年；有先锋类药物过敏史，否认有食物、其他药物过敏史；无“高血压、心脏病”等病史；否认重大外伤史；否认重大手术史；否认输血史；计划预防接种史不详。

个人史：原籍生长，生活条件可。否认去过疟疾、血吸虫病等疫区；否认特殊毒物接触史；平时少量饮酒，不抽烟；否认冶游史。

婚育史：已婚，育有一女一男，爱人及子女均体健。

家族史：家人健康，无肝炎、结核病患者，无高血压、糖尿病患者，无家族遗传性疾病患者。

体格检查：T 36.5℃，R，20 次/min，P，80 次/min，BP 104/66mmHg。

发育正常，营养良好，神志清楚，精神可，查体合作，对答切题，步行入院。全身皮肤无皮疹，无出血点，有轻度黄染。全身浅表淋巴结无肿大。头形正常，头发浓密，分布均匀，眼睑无水肿，睑结合膜未见出血点，巩膜轻度黄染，瞳孔等大等圆，对光反射灵敏；听力佳，无流脓及乳突压痛；鼻通畅，中隔无弯曲，鼻窦区无压痛；口唇无发绀，牙龈无红肿溢脓，双侧扁桃体无肿大，咽不红，声音无嘶哑；颈软，无抵抗，无颈静脉怒张并可见颈动脉搏动，气管居中，甲状腺不大；胸廓对称，呼吸平顺，双侧呼吸动度对称，双侧语音震颤无差别，双肺叩诊清音，双肺呼吸音清，未闻及干湿性啰音；心前区无隆起，心尖波动点在第 5 肋间左锁骨中线内 0.5cm 处，心界不大，心音强，心律齐，心率 80 次/min，各心脏瓣膜听诊区未听及心脏杂音；腹部见专科情况；

脊柱生理弯曲存在，无压痛、叩击痛，四肢无畸形，无压痛、叩击痛，关节活动不受限；肛门、外生殖器未见畸形和异常。生理反射存在，病理反射未引出。

专科情况：腹平坦，腹壁静脉无怒张，无皮疹，未见胃肠型及蠕动波，未见肿物隆起。全腹软，上腹部有轻压痛，无反跳痛，墨菲征阴性，无振水音及液波震颤，肝位于肋缘下2cm，无触痛，脾肋下未扪及，未扪及腹部包块；移动性浊音阴性，叩诊鼓音，肝浊音界存在，肝区无叩击痛，双肾区无叩击痛，肠鸣音3次/min，无血管杂音。

辅助情况：

实验室检查：血清AFP 356.8ng/ml。

CT(2010年10月26日)：肝右后叶占位性病变，考虑肝癌，少量腹水。

初步诊断：原发性肝癌

住院医师：吴××

上级医师：许××

六、病例临床特点分析

结合上述典型病例分析如下：

（一）病史特点

1. 乙型肝炎病史15年。

2. 本例患者于1个月前无明显诱因出现右上腹疼痛。

（二）症状特点

1. 患者于1个月前无明显诱因出现右上腹疼痛，呈阵发性隐痛，无放射痛，行走或饭后症状加重，休息可缓解。

2. 发病后体重稍下降约2kg。

（三）体征特点

本例患者有肝大表现，肝位于肋缘下2cm。

【观看手术或录像】

见习中可以让同学们观看并讲解原发性肝癌病例的体格检查及手术录像。

【思考题】

1. 原发性肝癌的诊断和鉴别诊断。

2. 原发性肝癌的治疗原则及手术治疗方法。

（贾长库）

第十五节 胆石症与胆管感染

一、见习目的

1. 掌握急性胆囊炎、急性梗阻性化脓性胆管炎的临床表现。

2. 掌握胆囊结石、胆管结石的临床表现。

3. 熟悉急性胆囊炎、急性梗阻性化脓性胆管炎、胆囊结石、胆管结石的治疗原则。

4. 了解急性梗阻性化脓性胆管炎、胆管结石内镜下治疗的方法。

二、见习准备(患者和资料)

1. 典型急性结石性胆囊炎患者、胆管结石患者各1人及患者病历。

2. 典型急性结石性胆囊炎患者、胆管结石患者的检查资料各1套。

3. 典型急性结石性胆囊炎患者、胆管结石患者体格检查录像及手术录像各1部。

三、见习方案

1. 带教老师讲解病史采集要点、模拟示范体格检查。

2. 学生分组,进病房采集病史,进行体格检查。

3. 学生回示教室汇报所采集的病史及体检结果。提出必要的辅助检查,带教老师展示典型的辅助检查资料。

4. 学生归纳、总结、分析病例,作出初步诊断及提出鉴别诊断。

5. 带教老师组织学生讨论治疗原则和常用的治疗方法。

6. 带教老师总结见习内容。

四、见习内容

(一)病史采集

1. 现病史采集时需注意的几个方面

(1)发病情况:病程长短?起病的急缓?

(2)发病的原因或诱因:部分患者发病前可有诱因,如进食脂肪餐等。

(3)主要症状:腹痛出现时间、腹痛的部位、性质、特点,是否出现放射痛,是否伴黄疸、发热?

(4)伴随症状:是否出现呕吐、腹泻?

(5)病情发展:何时首先出现上述情况,现在怎样?是否出现血压下降、精神神经症状?

(6)诊疗情况:在何处就诊过?做过何种检查?用何药物及疗效如何?

(7)一般情况:精神、体力、饮食、大小便如何?体重有何变化?

2. 其他相关病史

(1)过去史:既往患有哪些疾病?是否曾多次发作类似疾病?有无黄疸史、胆管手术史?有无药物过敏史、输血史?

(2)个人史:包括患者生活史、职业史、疫水接触史及疫区生活史、月经史、生育史。

(3)家族史及遗传病史:了解家族中有无类似疾病的发生。

(二)体格检查注意事项

1. 胆囊结石、急性胆囊炎　右上腹胆囊区可有压痛,炎症波及浆膜时可有腹肌紧张及反跳痛,表现局部腹膜刺激征,腹式呼吸减弱,墨菲(Murphy)征阳性。如发生胆囊穿孔,可有弥漫性腹膜炎表现。

2. 胆(肝)总管结石、急性胆管炎　胆(肝)总管结石并急性胆管炎时,除有黄疸、剑突下或右上腹压痛外,并有肝肿大、触痛,肝区叩击痛。单纯肝胆管结石者,可有(无)黄疸,右上腹有深压痛、无肌紧张。

（三）主要辅助检查

1. 实验室检查　继发感染时可有白细胞数计数及中性粒细胞升高，出现黄疸则血清总胆红素及结合胆红素增高，转氨酶、碱性磷酸酶增高。

2. B超为首选，其对胆囊结石、肝内胆管结石、胆总管结石的诊断准确率约为90%以上；可显示胆囊增大，囊壁增厚，明显水肿时见有"双边"征，胆囊内结石呈强光团伴声影。

3. 腹部X线平片仅可显示含钙结石。

4. 经皮经肝胆道造影（PTC）　可显示肝内外胆管病变的部位、范围、程度和性质。

5. 内镜逆行胰胆管造影（ERCP）　可直接观察十二指肠及乳头部的情况和病变，造影后能显示胆道系统和胰管的病变。

6. CT、MRI或磁共振胰胆管造影（MRCP）　CT、MRI可判断有无结石、结石性质，对胆总管下段结石的诊断较B超检查为好。MRCP可显示肝内外胆管扩张的范围和程度。

（四）诊断和鉴别诊断要点

1. 诊断要点

（1）胆囊结石、胆囊炎诊断要点：

1）右上腹持续性疼痛，与饱餐、进食油腻食物有关，疼痛加剧时常放射至右肩、背部。

2）右上腹压痛、墨菲征阳性，肝区有叩击痛，常可触及肿大的胆囊。

3）B超可明确胆囊结石、胆囊炎的诊断。

（2）胆（肝）管结石、胆管炎诊断要点：

1）腹痛、寒战高热、黄疸。

2）反复发生的上腹痛及胆管炎病史。

3）B超或CT可发现胆管结石。

4）白细胞计数升高，血清胆红素增高，转氨酶、碱性磷酸酶升高。

（3）急性梗阻性化脓性胆管炎的诊断要点：

1）突发剑突下或右上腹持续性疼痛、阵发性加重，并有寒战、发热、皮肤巩膜黄染。

2）有胆道手术和胆道感染病史。

3）病情进展迅速，很快出现休克和意识障碍。

4）白细胞计数升高，肝功能损害，胆系酶升高，电解质紊乱。

5）B超、CT、MRI可见胆管扩张、肝内外胆管有结石。

2. 需与下列疾病进行鉴别

（1）急性胃炎、消化性溃疡：有胃病史，通过胃镜检查可以诊断。

（2）胃十二指肠溃疡穿孔：常有胃病病史，发病前多有暴饮暴食的诱因，发病突然且腹痛剧烈。查体时见腹壁呈板状腹，腹膜刺激征明显。X线检查见膈下游离气体，诊断性腹腔穿刺可抽出消化道内容物。

（3）急性肠梗阻：主要特征是腹痛、呕吐、腹胀、肛门停止排气排便。腹部X片见小肠肠腔内有多个液面出现，典型的呈阶梯状。

（4）急性胰腺炎：突然发生上腹剧烈疼痛，伴有呕吐、腹胀；查体有腹膜刺激症状偏于左上腹，可向腰部放射。血清及尿淀粉酶测定可升高。腹部CT检查可发现胰腺肿大或坏死。

（5）壶腹癌或胰腺癌：起病缓慢，黄疸呈进行性，较深，无腹痛或腹痛较轻，腹部CT检查有助于诊断。

(6)右肾绞痛:疼痛部位在右腰部,疼痛向外生殖器放射,伴有血尿。

(五)治疗

1. 非手术疗法

(1)基础治疗:包括卧床休息,禁饮食或低脂饮食,输液,营养支持,补充维生素,纠正水、电解质和酸碱代谢失衡。

(2)抗生素应用:抗感染应选用对革兰阴性杆菌敏感的抗生素和抗厌氧菌的药物(如甲硝唑等),最好根据细菌培养结果用药。

(3)经皮肝穿刺胆管引流术(PTCD):对黄疸严重者,可先行 PTCD 术,以引流胆道、降低胆管压力、控制感染、减少死亡率。

2. 手术治疗

(1)手术时机:

1)急性胆囊炎:宜在发病 72h 以内施行手术。已逾 72h 者宜非手术治疗。

2)胆管结石与胆管炎者:急性发作期,先积极非手术治疗,以此作为术前准备、随时手术,如 12～24h 内无明显改善,甚至出现低血压、意识障碍、急性重症胆管炎休克不能纠正者,应立即手术,实施胆管减压、取出结石、T 管引流,以挽救患者生命,日后再行胆道确定性手术。

(2)手术方法:

1)胆囊切除术:是胆囊结石、急慢性胆囊炎的主要外科治疗方法,目前首选腹腔镜胆囊切除术。

2)胆囊造瘘术:对于高危病人或局部粘连严重解剖不清者,可先行胆囊造瘘术,渡过危险期以后再酌情行胆囊切除术。

3)胆总管切开取石、T 管引流术:是治疗胆管结石的基本方法。通过探查胆管通畅的情况,取出其中结石,冲洗胆管,T 管引流,为防止和减少结石遗留,术中常配合胆道镜检查。对于有以下情况者均应行胆总管探查:梗阻性黄疸病史;慢性胆管炎,胆总管直径扩张 1.0cm 以上或胆管壁增厚者;胆(肝)总管有结石、蛔虫、肿瘤等;胆总管穿刺抽出的胆汁有虫体、呈脓性或有絮状物等;慢性复发性胰腺炎者。

4)胆肠吻合术:常见的吻合方式为胆管空肠 Roux-en-Y 吻合,为防止胆道逆行感染,Y 形吻合口引流襻应超过 40cm。

5)肝叶切除术:适用于肝内胆管结石多,局限于一侧肝叶(段)内,不能采用其他手术取净结石或肝组织有纤维化、萎缩者,应切除病变肝叶(段),以根除病灶。

(3)内镜下十二指肠乳头括约肌切开术(EST):内镜下胆管造影后,通过切开乳头括约肌,以取石器械取出胆道结石,术后可在胆总管内放置鼻胆引流管,行胆鼻管引流(ENBD)。对于急性梗阻性化脓性胆管炎可先行胆鼻管引流(ENBD),解除症状,日后再行手术治疗。

(六)预后

经积极治疗胆道感染和胆石症患者预后较好。

五、典型病例资料

张××,男,52 岁,入院时间:2012 年 4 月 21 日 10 时 50 分。

病史采集记录时间:2012 年 4 月 21 日 11 时 10 分。

病史提供者：患者本人。

可靠程度：可靠。

主　诉：右上腹部疼痛伴皮肤黄染6d。

现病史：患者于约6d前无明显诱因出现右上腹部疼痛，呈持续性胀痛，阵发性加剧，伴有右肩背部放射痛，无腹泻、腹胀，有恶心、无呕吐，皮肤、巩膜有黄染，无寒战、发热，无尿频、尿急、尿痛等不适，当时到医院就诊，行腹部B超检查提示："胆囊增大并胆囊炎，胆总管结石"；腹部CT示："考虑胆总管下段结石，胆囊增大，胆囊炎"，当时在当地医院住院治疗，予抗感染对症支持治疗，腹痛稍有缓解；患者及家属为求进一步诊断及治疗，遂到我院就诊，门诊以"胆总管结石、胆囊炎"收住我科。发病以来，患者无咳嗽、咳痰，无胸闷、气促，无心悸，精神、睡眠、饮食稍差，大小便正常，近期来体重无明显变化。

既往史：既往健康，无肝炎、结核病史，无食物、药物过敏史，无外伤史及手术史，否认输血及献血史；预防接种史欠祥。

个人史：出生于原籍，无疫区及疫水接触史，无特殊毒物接触史，平素生活起居规律，否认吸烟、酗酒等不良嗜好。

婚育史：已婚，妻子身体健康。育有一儿一女，孩子均体健。

家族史：家中成员均体健，否认类似疾病及遗传病史。

体格检查：T 36.1℃，R 20次/min，P 84次/min，BP 140/80mmHg。

发育正常，营养中等，步入病房，自动体位，神志清楚，体查合作，应答切题。全身皮肤、黏膜轻度黄染，未见蜘蛛痣及肝掌，浅表淋巴结无肿大；头颅五官端正。结膜无苍白，巩膜轻度黄染，双侧瞳孔等大等圆，直径约3.0mm，双侧对光反射灵敏。外耳道无异常分泌物，听力佳，双侧乳突区无压痛。鼻腔通畅，无异常分泌物。口唇无苍白，咽无充血，双扁桃体无肿大；颈软，颈静脉无怒张，肝-颈静脉回流征阴性，气管居中，甲状腺无肿大；胸廓无畸形，双侧胸廓扩张度对称，触觉语颤正常，无胸膜摩擦感，双肺叩诊清音，呼吸音清，无干湿性啰音；心前区无隆起，心尖搏动位于第5肋间左锁骨中线内侧0.5cm处；无震颤，心界不大，心率84次/min，心律齐，各瓣膜听诊区未闻及杂音。腹部详见专科情况。肛门及外生殖器未见异常。脊柱发育正常，无压痛及叩击痛。四肢无畸形，关节无红肿，运动自如，双下肢无浮肿，四肢肌力、肌张力正常，生理反射存在，病理反射未引出。

专科情况：腹部平坦，轻度黄染，未见胃肠型及蠕动波，无腹壁静脉曲张，腹软，右上腹部有压痛，未扪及包块，肝、脾肋下未及，墨菲征阳性，肝上界位于右锁骨中线上第5肋间，肝区有叩痛，双肾区无叩击痛，腹部叩诊呈鼓音，移动性浊音阴性，肠鸣音弱，1～2次/min，无振水音及血管杂音。

辅助检查：

实验室检查：血常规示Hb 110g/L，WBC 12.4×10^9/L，N 0.88，L 0.12。

腹部彩超示：胆囊增大并胆囊炎，胆总管结石。

腹部CT示：胆总管上段结石，胆囊炎。

初步诊断：1. 胆总管结石
　　　　　2. 急性胆囊炎

住院医师：吴××

上级医师：王××

六、病例临床特点分析

结合上述典型病例分析如下：

（一）病史特点

1. 患者 6d 前无明显诱因出现右上腹部疼痛，呈持续性胀痛，阵发性加剧，伴有右肩背部放射痛。

2. 有巩膜、皮肤黄染。

（二）症状特点

1. 右上腹部疼痛，呈持续性胀痛，阵发性加剧，伴有右肩背部放射痛。

2. 巩膜、皮肤黄染。

（三）体征特点

1. 右上腹部有压痛。

2. 墨菲征阳性。

3. 肝上界位于右锁骨中线上第 5 肋间，肝区叩击痛阳性。

（四）辅助检查

1. 实验室检查　血常规示 Hb 110g/L，WBC 12.4×10^9/L，N 0.88，L 0.12。

2. 腹部彩超　胆囊增大并胆囊炎，胆总管结石。

3. 腹部 CT　胆总管上段结石，胆囊炎。

【观看手术或录像】

见习中可以让同学们观看并讲解本科室制作的手术录像，如有手术，见习手术。

【思考题】

1. 何谓急性胆囊炎、急性化脓性胆管炎？

2. 胆囊结石、胆管结石、急性化脓性胆管炎的手术指征是什么？

3. 墨菲征的操作方法和临床意义是什么？

（呼增吉　贾长库）

第十六节　急性胰腺炎

一、见习目的

1. 掌握急性胰腺炎的病因、病理及辅助检查。

2. 熟悉重型急性胰腺炎的临床表现及诊治原则。

3. 了解重型急性胰腺炎的手术指征。

二、见习准备(患者和资料)

1. 典型重型急性胰腺炎患者 1 人及患者病历。

2. 典型重型急性胰腺炎患者的检查资料 1 套。

3. 典型重型急性胰腺炎患者体格检查录像及手术录像各 1 部。

三、见习方案

1. 带教老师讲解病史采集要点、模拟示范体格检查。

2. 学生分组，进病房采集病史，并做体格检查。

3. 学生回示教室汇报所采集的病史及体检结果。提出必要的辅助检查，带教老师展示典型的辅助检查资料。

4. 学生归纳、总结、分析病例，作出初步诊断及鉴别诊断。

5. 带教老师组织学生讨论治疗原则和常用的治疗方法。

6. 带教老师总结见习内容。

四、见习内容

(一)病史采集

1. 现病史采集时需注意的几个方面

(1)发病情况：病程长短？起病急缓？

(2)发病原因：有无腹部外伤史？有无饱餐或饮酒史？有无慢性腹痛史以及腹部其他疾病(如胆囊炎或胆囊结石或胆管结石等)？

(3)主要症状：腹痛是本病的主要症状，发生率约 95%，常在饱餐或饮酒后发生突发性上腹或左上腹持续性剧痛，上腹腰部呈束带感，伴有阵发加剧，并可波及脐周或全腹。常有放射痛。腹胀与腹痛伴发，腹腔积液时腹胀症状可加重。2/3 的患者有恶心、呕吐，发作频繁，呕吐物为胃十二指肠内容物，呕吐后腹痛不缓解。

(4)伴随症状：合并肠梗阻时肛门停止排气、排便。后期可发热及手足抽搐等。

(5)病情发展：何时首先出现上述情况，现在怎样？

(6)诊疗情况：在何处就诊过？做过何种检查？用何药物及疗效如何？

(7)一般情况：精神、体力、饮食、大小便如何？体重有何变化？

2. 其他相关病史

(1)既往患有哪些疾病？有无药物过敏史？外伤史？手术史？输血史？

(2)个人史：包括患者生活史、职业史、疫水接触史及疫区生活史、月经史、生育史。

(3)家族史及遗传病史。

(二)体格检查注意事项

1. 体温情况？脉搏变化情况？血压、脉压差有无变化？

2. 呼吸情况　呼吸浅快或急促、鼻翼扇动。

3. 专科检查

(1)腹部视诊：是否膨隆(局部或全腹)或凹陷、胃肠型、肠蠕动波、静脉曲张、手术切口瘢痕、疝、腹式呼吸是否存在？有无 Grey-Turner 征、Gullen 征等？

(2)腹壁紧张度：压痛区域(应从远离主要疼痛点开始，逐渐向疼痛点靠近，以明确具体范围)；反跳痛。腹围是多少？用以观察病情变化。

(3)有无振水音、肠鸣音亢进或消失、移动性浊音？

(4)有无低血压或休克等？

(三)主要辅助检查

1.实验室检查　外周血象白细胞计数一般为$(10\sim20)\times10^9/L$之间，中性粒细胞分类偏高，并出现明显核左移。血、尿淀粉酶及腹腔液淀粉酶测定增高。血清脂肪酶测定值增高。血清钙测定可降低。血气分析提示酸碱紊乱。

2.腹部X线检查　腹部可见局限或广泛性肠麻痹(无张力性小肠扩张充气、左侧横结肠扩大积气)；胰腺周围有钙化影；见膈肌抬高、胸腔积液，偶见盘状肺不张，出现急性呼吸窘迫综合征时肺野呈“毛玻璃状”。

3.B超与CT　能显示胰腺的大小及形态轮廓，周围是否有渗液及量与分布，小网膜囊内积液积气；对假性胰腺囊肿、脓肿也可被显示。

(四)诊断和鉴别诊断要点

1.根据患者病史、体征、辅助检查做出诊断。主要诊断依据如下：

(1)病史：了解有无腹部外伤史、有无饱餐或饮酒史？既往有无胆管疾病，如胆囊炎或胆囊结石或胆管结石等，既往有无高脂血症等病史？

(2)症状：

1)腹痛：是本病的主要症状，发生率约95%。常在饱餐或饮酒后发生突发性上腹或左上腹持续性剧痛，上腹腰部呈束带感，伴有阵发加剧，并可波及脐周或全腹。常有放射痛。

2)恶心、呕吐：2/3的患者有此症状，发作频繁，呕吐物为胃十二指肠内容物，偶可有咖啡色液。

3)腹胀：与腹痛伴发。腹腔积液时可加重症状。

4)肛门停止排气、排便。

(3)体征：

1)腹部视诊：是否膨隆(局部或全腹)或凹陷？腹式呼吸是否存在？有无Grey-Turner征、Gullen征等？

2)腹部触诊：中腹部压痛、反跳痛。

3)腹部叩诊：腹水时有振水音、移动性浊音。

4)腹部听诊：合并麻痹肠梗阻时肠鸣音减弱或消失。

(4)辅助检查：

1)血常规：感染发生后，白细胞总数常明显增高，中性粒细胞分类增高，甚至有中毒颗粒。

2)血尿淀粉酶升高。

3)B超及CT：能显示胰腺的大小及形态轮廓，周围是否有渗液及量与分布，小网膜囊内积液积气；对假性胰腺囊肿、脓肿也可被显示。

2.需与下面疾病进行鉴别：

(1)消化性溃疡急性穿孔：本病多有慢性溃疡病史，发病前多有暴饮暴食的诱因，发病突然且腹痛剧烈。查体时见腹壁呈板状腹，腹膜刺激征明显。X线检查见膈下游离气体，诊断性腹腔穿刺可抽出肠道内容物。

(2)胆石症和急性胆囊炎：以腹痛、寒战、高热、黄疸为主，黄疸出现相对较晚，腹部B超检查可发现胆囊炎性变或伴有结石。

(3)急性肠梗阻：肠梗阻的主要临床特征是腹痛、呕吐、腹胀、肛门停止排气排便。腹部X

片见空肠黏膜的环状皱襞在空肠充气时呈“鱼肋骨刺”样。较晚期时小肠肠腔内有多个液平面出现，典型的呈阶梯状。

（4）心肌梗死：心电图和心肌酶谱可鉴别。

（5）急性阑尾炎：以转移性右下腹痛为主，体查见右下腹固定压痛和反跳痛。

（五）治疗

1. 非手术治疗　常用于轻型急性胰腺炎。

（1）禁食和胃肠减压。

（2）解痉止痛：常用哌替啶＋阿托品肌注。

（3）抗感染治疗：早期，广谱抗生素。

（4）减少胰液分泌：生长抑素。

（5）抑制胰腺酶活性：①乌司他丁：首量20万单位，以后20万单位/6h，静脉滴注或20万单位，2次/d，静脉滴注，连用5d。②重型急性胰腺炎可用5-Fu，每日100～500mg，静脉滴注，或250mg加入5％葡萄糖液500ml中静脉滴注，24h可重复一次。

（6）激素应用：重型胰腺炎伴休克；中毒症状明显，疑有脓毒症或病情突然恶化；严重呼吸困难，尤其出现急性呼吸窘迫综合征时；或有肾上腺皮质功能不全时使用。

（7）中药治疗：清胰汤，大黄泡水胃肠内滴入（经胃管及肛管）。

（8）给氧与抗休克治疗。

（9）纠正电解质及酸碱紊乱。

（10）抑酸治疗。

2. 外科治疗

（1）适应证：①重型胰腺炎伴胰腺感染、胰周脓肿、包裹性积液及消化道大出血者；②胆源性胰腺炎经非手术治疗，病情愈加严重；③病情严重，非手术治疗无效，病情恶化者；④疑为外伤性胰腺炎，应立即手术探查；⑤多次反复发作，证实十二指肠乳头狭窄或胰管狭窄及结石者；⑥并发脓肿或假性胰腺囊肿者；⑦不能排除其他急腹症而病症加重者。

（2）手术方法：①非剖腹性腹腔引流术；②胰包膜切开及引流；③持续腹腔灌洗；④病灶清除术；⑤胆结石手术；⑥胰腺切除。

（六）预后

水肿型（轻型）急性胰腺炎者一般预后良好，但重型（出血坏死型、暴发型）急性胰腺炎则否，其病死率仍停留在20％左右，所以重型急性胰腺炎应给予足够的重视，同时将病情及时与患者家属沟通。

五、典型病例资料

王××，男，62岁，入院时间：2011年5月5日13时50分。

病史采集记录时间：2011年5月5日14时10分。

病史提供者：患者本人/家属/陪伴。

可靠程度：可靠。

主　诉：上腹及背部疼痛伴呕吐2d。

现病史：患者2d前大量饮酒后出现上腹部疼痛，持续性钝痛，放射至腰背部。伴腹胀呕吐，呕吐为胃内容物，非喷射性，无呕吐咖啡样物，疼痛性质同前，无明显缓解。无寒战发热，无咳嗽咳痰，大小便正常。病后未经任何诊治，今因病情无改善来我院就诊。门诊以“腹痛原因待查：急性胰腺炎？”收住我科。

既往史：既往健康，无肝炎、结核病史，无慢性支气管炎病史，无食物、药物过敏史，无外伤史、手术史。

个人史：原籍出生、长大，否认近期有流行病疫水接触史，无烟酒嗜好，无其他不良卫生习惯。

婚育史：已婚，育有一子、二女，均体健。

家族史：家人健康，无肝炎、结核病患者，无高血压、糖尿病患者，无家族遗传性疾病患者。

体格检查：T 37.3℃，R 22 次/min，P 98 次/min，BP 100/60mmHg。

发育正常，营养中等，神志清楚，步行入院，自动体位，查体合作。全身皮肤、巩膜中度黄染，无肝掌、蜘蛛痣，表浅淋巴结无肿大。头颅无畸形，五官端正，双侧瞳孔等圆等大，对光反射灵敏，调节反射存在。耳廓无畸形，双侧外耳道、鼻道及口腔无异常分泌物。听力正常。鼻旁窦无压痛，口唇无发绀，伸舌居中，牙龈无出血、肿胀，双侧扁桃腺无肿大，咽无充血，构音清晰，颈软，无抵抗，颈静脉无怒张，气管居中，双侧甲状腺无肿大。胸骨无叩痛，双肺叩诊清音，双肺吸音清，未闻及干湿性啰音，语音传导正常，未闻及胸膜摩擦音。心前区无隆起，心尖搏动点位于左侧第5肋间锁骨中线内0.5cm处，直径约2.0cm，未触及震颤，心界不大，心律齐，HR 80次/min，各瓣膜区未闻及病理性杂音，未闻及心包摩擦音。周围血管征阴性。肛门、外生殖器无异常。脊柱、四肢无畸形，活动良好，双下肢呈凹陷性水肿，生理性反射存在，病理性反射未引出。

专科情况：神清，痛苦呻吟状。腹部胀气膨隆，上腹部压痛以左上腹为重，肌紧张不明显，移动性浊音阴性，肠鸣音减弱。

辅助检查：

实验室检查：血常规检查：白细胞 18.6×10^{9}/L、血红蛋白 117g/L。血淀粉酶 581U/dl，血糖 9.3mmol/L，血清钙 2.4mmol/L，血尿素氮 2.73mmol/L。肝功能化验：谷丙转氨酶 26 U/L，血清白蛋白 37.8g/L。尿淀粉酶 3699U/dl(正常值 800～1026U/dl)。

X 线检查：腹部立位平片显示结肠及小肠充气，肠管轻度扩张，但未见液气平面。

上腹部 CT：胰腺体征增大，边缘毛糙模糊，胰周渗出。

初步诊断：急性重症胰腺炎
住院医师：吴××
上级医师：许××

六、病例临床特点分析

结合上述典型病例分析如下：

(一)病史特点

1. 本例患者 2d 前大量饮酒后出现上腹部疼痛。
2. 上腹及背部疼痛伴呕吐 2d。

(二)症状特点

1. 饮酒后出现上腹部疼痛，持续性钝痛，放射至腰背部。
2. 腹胀呕吐，呕吐为胃内容物，非喷射性，无呕吐咖啡样物，疼痛性质同前，无明显缓解。

(三)体征特点

腹部胀气膨隆,上腹部压痛以左上腹为重,肌紧张不明显,移动性浊音阴性,肠鸣音减弱。

【观看手术或录像】

见习中可以让同学们观看并讲解胰腺炎病例体格检查、非剖腹性腹腔引流术、剖腹胰腺坏死组织清除及引流术等录像。

【思考题】

1. 简述急性胰腺炎临床分型。
2. 简述重型急性胰腺炎的临床表现及治疗原则。

(孙早喜)

第十七节　胰腺癌

一、见习目的

1. 掌握胰头癌诊断和治疗原则。
2. 熟悉胰头癌的临床表现、放射学检查的特点、诊断与鉴别诊断要点。
3. 了解胰头癌放射学检查的特点。

二、见习准备(患者和资料)

1. 典型胰头癌患者 1 人及患者病历。
2. 典型胰头癌相关影像学资料 1 套(包括 B 超、CT、MRCP)。
3. 胰十二指肠切除术(卫生部版)手术录像 1 部。

三、见习方案

1. 带教老师讲解病史采集要点、模拟示范体格检查。
2. 学生分组,进病房采集病史,并做体格检查。
3. 学生回示教室汇报所采集的病史及体检结果。提出必要的辅助检查,带教老师展示典型的辅助检查资料,讲解相关意义。
4. 学生归纳、总结、分析病例,作出初步诊断及鉴别诊断。
5. 带教老师组织学生讨论治疗原则和常用的治疗方法。
6. 带教老师总结见习内容。

四、见习内容

(一)病史采集

1. 现病史采集时需注意的几个方面

(1)发病情况:起病情况,急性或缓慢?

(2)发病的原因或诱因：发病前是否有感染史？有无慢性腹痛史，有无胆道结石及胰腺炎病史？

(3)主要症状：有无腹痛及其性质、程度、持续时间？有无缓解或加重情况？有无放射痛？有无伴随症状，如头痛、发热的情况、热型特点等？注意少数(15%)病人无腹痛；有无黄疸？黄疸程度是否逐渐加重？是否有食欲下降及体重减轻等？

(4)病情演变：是否出现腹痛、黄疸、消瘦或乏力逐渐加重表现？有无尿黄逐渐加深？粪便是否呈白陶土色？

(5)伴随症状：是否伴有畏寒、发热？有无恶心、呕吐、食欲不振、全身不适、乏力等情况？

(6)诊疗情况：曾在何处就诊？进行何种检查及检查结果如何？进行过何种治疗及治疗情况如何？

(7)一般情况：精神、睡眠、饮食、体力、大小便如何？有无体重变化，具体如何？

2. 其他相关病史

(1)有无食物及药物过敏史，有无手术史。

(2)有无长期吸烟史。

(3)家族史及遗传病史。

(二)体格检查注意事项

1. 体温情况？脉搏情况？血压、脉压差有无变化？

2. 营养情况如何？有无恶病质？体位情况，有无卷曲坐位？

3. 全身皮肤、巩膜有无黄染？浅表淋巴结是否肿大？有无肝掌、蜘蛛痣、腹壁有无静脉曲张？皮肤有无搔抓痕？

4. 专科检查　①右季肋区可呈饱满状态，可扪及肿大的肝脏，可触及肿大的胆囊，胆囊区无压痛；②合并感染时肝区可有叩击痛；③可有腹胀，可出现腹水，移动性浊音阳性；④偶可扪及上腹肿块，质硬、固定；⑤直肠指诊是否扪及盆腔质地硬、固定的肿块？

(三)主要辅助检查

1. 实验室检查

(1)血、尿、便常规化验：白细胞计数多不增高，合并感染时可增高，血红蛋白可下降。可有一过性血、尿淀粉酶升高，尿胆红素升高。

(2)血生化：总胆红素、直接胆红素升高，转氨酶轻度升高，血糖升高。

(3)肿瘤血清标志物：如 CA-199、CEA、PCAA 等升高。

2. 常用影像学检查

(1)B 超检查：可发现胰管扩张、胰腺肿块，肝内肝外胆管扩张、胆囊肿大以及是否有腹腔淋巴结肿大、肝内转移灶等。

(2)CT 扫描及增强扫描：显示胰腺肿瘤的位置、大小及其与周围血管的关系。

(3)磁共振成像(MRI)：显示胰腺肿瘤的位置、大小，MRCP 能显示胆胰管梗阻的部位、扩张程度等。

3. 其他检查　内镜超声、胃肠钡餐造影、ERCP、PTC 或 PTCD、选择性动脉造影、经皮细针穿刺细胞学检查。

(四)诊断和鉴别诊断要点

1. 根据患者病史、体征、辅助检查做出诊断。主要诊断依据如下：

(1)病史:了解发病前是否有食欲减退,近期是否有消瘦,是否新发糖尿病等病史。

(2)症状:有上腹不适或疼痛,(无痛性)进行性黄疸,严重时有食欲下降及体重减轻。

(3)体征:

1)全身皮肤、巩膜黄染,晚期左锁骨上淋巴结肿大,皮肤有多处搔抓痕。

2)右季肋区可呈饱满状态,可扪及肿大的肝脏,可触及肿大的胆囊,胆囊区无压痛,合并感染时可有压痛及肝区可有叩击痛。

3)偶可扪及上腹肿块,质硬、固定;可出现腹水,移动性浊音阳性。

4)癌肿盆腔转移时,直肠指诊可扪及盆腔质地硬、固定的肿块。

(4)辅助检查:

1)实验室检查:

①血、尿常规化验:白细胞计数不增高,血红蛋白可下降。可有一过性尿淀粉酶升高,尿胆红素升高。

②血生化:可有一过性血淀粉酶升高,总胆红素、直接胆红素升高,转氨酶轻度升高,血糖可升高。

③肿瘤血清标志物:CA-199、CEA、PCAA 等升高。

2)常用影像学检查:

①B 超检查:可发现胰管扩张、胰腺肿块,肝内肝外胆管扩张、胆囊肿大以及腹腔淋巴结肿大、肝内转移灶等。

②CT 及磁共振成像(MRI):显示胰腺肿瘤的位置、大小及其与周围血管的关系,以及胆胰管梗阻的部位、扩张程度等,并与壶腹周围癌及胆石病等其他病变相鉴别。

2. 需与下面疾病进行鉴别:

(1)肝内外胆管结石:常有结石病史,反复发作史,发作时有畏寒、发热、可有黄疸,B 超、CT、MRCP 检查可发现肝内外胆管结石。

(2)胃及十二指肠溃疡病:多年有规律性的上腹部不适、疼痛病史,于饭前或饭后出现,伴有返酸、嗳气,无黄疸,口服抑酸药症状可缓解,胃镜检查可明确。

(3)胰腺炎:有剧烈上腹部疼痛,伴有腰背部放射痛,血、尿淀粉酶升高,腹部 CT 检查有助于鉴别。

(4)壶腹周围癌:有上腹部不适、疼痛和(无痛性)进行性黄疸,上腹部可扪及包块,腹部彩超、腹部 CT、MRI 可进一步明确诊断。

(五)治疗

手术切除是胰头癌有效的治疗方法。尚未远处转移的胰头癌患者,均应争取手术切除以延长生存时间及改善生存质量。

临床常见手术方式有如下几种:

1. 胰十二指肠切除术(Whipple 手术)　切除范围包括胰头(包括钩突)、远端胃、十二指肠、上段空肠、胆囊及胆总管。同时清除相关淋巴结,切除后需将胰、胆、胃及空肠重建。

2. 保留幽门的胰十二指肠切除术(PPPD)　适用于幽门上下淋巴结无转移,十二指肠切缘无残留癌患者。

3. 姑息性手术　适用于高龄、已有肝转移、肿瘤不能切除或合并心肺功能障碍不能耐受手术者。方式包括:胆肠吻合术、胃空肠吻合术,以及术中行内脏神经节周围注射无水酒精及腹腔神经节切除术以减轻晚期疼痛症状。

4.辅助治疗　术后以5-Fu和丝裂霉素为主的化疗，以及放射治疗。

（六）预后

胰头癌的预后受很多因素的影响，包括肿瘤的组织学类型、分化程度、有没有淋巴结转移、手术切缘状态。

五、典型病例资料

竺××，女，53岁，入院时间：2012年4月17日10时50分。

病史采集记录时间：2012年4月17日15时30分。

病史提供者：患者本人/家属/陪伴。

可靠程度：可靠。

主　诉：反复右上腹疼痛伴皮肤、巩膜黄染半月。

现病史：患者于半个月前无明显诱因下出现右上腹疼痛，呈持续性，无阵发性加重，无明显放射痛，休息可有所缓解。伴有皮肤、巩膜黄染。无畏寒、发热，无恶心、呕吐，无腹泻，无咳嗽、咳痰，无尿频、尿急、尿痛，有尿黄。腹痛及黄疸逐渐加重，到当地医院就诊，行B超检查后，诊断为"胰头区实性站位性病变：考虑胰头癌"。为了进一步诊治，遂到我院，门诊以"胰头癌"收入我科。起病以来，患者精神尚可，近来食欲差，无畏寒、发热，无腹泻，无尿频、尿痛、血尿，小便量少，色深黄，大便色黄。近一个月体重减轻约2kg。

既往史：既往健康，无肝炎、结核病史，有高血压病史多年，一直服药治疗，无食物、药物过敏史，无外伤及手术史。

个人史：原籍出生、长大，否认近期有流行病疫水接触史，无烟酒嗜好，无其他不良卫生习惯。

月经史：已绝经。

婚育史：已婚，育有两子一女，丈夫及子女均体健。

家族史：家人健康，无肝炎、结核病患者，无高血压、糖尿病患者，无家族遗传性疾病患者。

体格检查：T 36.6℃，R 20次/min，P 80次/min，BP 150/75mmHg。

发育正常，营养中等，神志清楚，步行入院，自动体位，查体合作。全身皮肤、巩膜中度黄染，无肝掌、蜘蛛痣，表浅淋巴结无肿大。头颅无畸形，五官端正，双侧瞳孔等圆等大，对光反射灵敏，调节反射存在。耳廓无畸形，双侧外耳道、鼻道及口腔无异常分泌物。听力正常。鼻旁窦无压痛，口唇无发绀，伸舌居中，牙龈无出血、肿胀，双侧扁桃腺无肿大，咽无充血，构音清晰，颈软，无抵抗，颈静脉无怒张，气管居中，双侧甲状腺无肿大。胸廓对称无畸形，双侧呼吸运动及语颤对称正常，无增强或减弱，无胸膜摩擦感，胸骨无叩痛，双肺叩诊清音，双肺吸音清，未闻及干湿性啰音，语音传导正常，未闻及胸膜摩擦音。心前区无隆起，心尖搏动点位于左侧第5肋间锁骨中线内0.5cm处，直径约2.0cm，未触及震颤，心界不大，心律齐，HR 80次/min，各瓣膜区未闻及病理性杂音，未闻及心包摩擦音。周围血管征阴性。腹部查体见专科情况。肛门、外生殖器无异常。脊柱、四肢无畸形，活动良好，双下肢呈凹陷性水肿，生理性反射存在，病理性反射未引出。

专科情况：腹平坦，未见胃肠型及蠕动波，腹软，腹部无压痛，无反跳痛，未扪及肿块，肝脾肋下未触及。双肾区无叩痛，肝区无叩痛，移动性浊音阳性，肠鸣音3～4次/min。肛门指检未扪及肿块。

辅助情况：

外院彩超提示：胰头区实性占位，考虑胰头癌可能。

初步诊断：1. 胰头癌
2. 高血压病
住院医师：陈××
上级医师：符××

六、病例临床特点分析

结合上述典型病例分析如下：

(一)病史特点

1. 患者于半个月前无明显诱因下出现右上腹疼痛，伴有皮肤、巩膜黄染。腹痛及黄疸逐渐加重。

2. 近来食欲差，近一个月体重减轻约 2kg。

3. 有高血压病史多年，一直服药治疗。

(二)症状特点

1. 持续性右上腹疼痛，伴有黄疸。

2. 腹痛及黄疸逐渐加重。

3. 食欲差，消瘦。

(三)体征特点

1. 全身皮肤、巩膜中度黄染，无肝掌、蜘蛛痣，表浅淋巴结无肿大。

2. 腹软，腹部无压痛，无反跳痛，未扪及肿块。

3. 移动性浊音阳性。

(四)辅助检查

彩超提示：胰头区实性占位，考虑胰头癌可能。

【观看手术或录像】

见习中可以让同学们选择性观看胰十二指肠切除术(卫生部版)手术录像，以加深对本病认识。

【思考题】

1. 胰头癌有哪些临床、病史特点？

2. 胰头癌有哪些手术治疗方法？

(黄小龙　贾长库)

第二章　胸心外科疾病

第一节　胸部损伤(肋骨骨折)

一、见习目的

1. 熟悉肋骨骨折的分类和病理生理变化。
2. 掌握肋骨骨折的临床表现、诊断与鉴别诊断。
3. 了解肋骨骨折的急救处理、治疗原则。

二、见习准备(患者和资料)

1. 典型肋骨骨折患者1人/小组。
2. 典型胸部损伤X线胸片或胸部CT片各1套/小组。
3. 肋骨骨折外科治疗的录像1部。

三、见习方案

1. 带教老师讲解病史的采集和示范体格检查。
2. 学生分组进病房采集病史,并做体格检查(重点是胸部的检查)。
3. 学生回示教室汇报病史及体格检查结果(重点是阳性体征),提出主要的辅助检查并说明其目的;教师展示典型影像学资料。
4. 学生归纳、总结病例,作出诊断,并说明诊断依据。
5. 带教老师组织学生讨论治疗原则和常用的治疗方法。
6. 带教教师总结见习内容。

四、见习内容

(一)病史采集注意事项

1. 现病史采集时需注意的几个方面

(1)受伤时的情况:重点询问受伤时间、方式、神智、胸痛的情况,致伤方式及致伤物体的形状,摔伤高度、地面情况、身体着地部位等。

(2)主要症状:胸部疼痛和呼吸系统相关症状,以及相关症状的部位和加剧与缓解因素。

(3)伴随症状:有无休克过程、心慌、咯血、呼吸困难、发绀的变化等。

(4)病情发展:受伤后症状和体征的变化和时间。

(5)诊疗情况:在何处就诊过?做过何种检查?用何药物及疗效如何?

(6)一般情况:受伤后精神、体力、饮食、大小便如何?

2.其他相关病史

(1)既往患有哪些疾病:有无药物过敏史、外伤史、手术史、输血史?既往有无反复呼吸道及肺部感染史,或其他特殊病史?

(2)个人史:包括患者生活史、职业史、疫水接触史及疫区生活史、月经史、生育史(女性)。有无吸烟史(烟龄、每日吸烟数量、戒烟时间)?

(3)家族史及遗传病史。

(二)体格检查要点

1.一般情况 包括生命体征、基本情况和重要脏器的检查。

体温、脉搏、呼吸、血压、脉压差有无变化等。同时观察神志是否清醒,有无贫血貌、口唇发绀情况及呼吸性鼻翼扇动,头颈部有无出血点及颈静脉是否怒张,呼吸的深浅度及呼吸节律。不要忘记腹部、头部、四肢的检查,主要是排除合并其他脏器的损伤情况。

2.专科情况 主要是胸部的望、触、叩、听。

(1)望诊:观察胸部有无局部变形,有无伤口?胸壁是否肿胀、淤血、塌陷?有无反常呼吸运动,胸部伤口是否流血不止,伤口是否出现发丝被吹动的情况。

(2)触诊:检查气管有无移位?皮下是否有捻发感?骨折部位压痛明显,可产生骨擦音,甚至胸壁软化,有间接压痛(或称为胸廓挤压试验)。用手贴近伤口是否有气流吹动的感觉,受伤双肺语颤的改变。

(3)叩诊:胸部叩诊主要是排除胸腔积液和积气及有无纵隔移位。

(4)听诊:贴近伤口是否听到气流声;肺呼吸音是否减弱或消失;是否听到干、湿啰音;注意心音的改变及心率、心律的改变。

(三)主要辅助检查

1.胸部X线片检查 可见是否存在肋骨骨折及骨折部位、数量;是否合并气胸、积液及气液的量,肺实质是否损伤。

2.胸部CT检查 可准确提供肺实质损伤部位及程度,准确提供胸膜腔积气积液的情况,准确提供纵隔损伤情况。

3.胸部超声检查 排除心包积液,是否合并腹腔及腹膜后脏器损伤。

(四)诊断和鉴别诊断

1.根据患者病史、体征、辅助检查做出诊断。主要诊断依据如下:

(1)病史:有胸部外伤史。

(2)有明确的胸部疼痛部位,可产生骨擦音。

(3)胸片可以确诊。

2.鉴别诊断

对于肋骨骨折本身而言,应首先排除或鉴别致命性损伤的诊断,如心脏大血管损伤大出血、急性心脏压塞、张力性气胸等,可凭借胸部CT、腹部彩超和心脏彩超检查明确鉴别诊断。

(五)治疗

1.内科治疗 常规气道和肺部护理,改善呼吸功能。充分止痛,必要时肋间神经阻滞和痛点封闭，积极鼓励和协助病人咳嗽、排痰。有反常呼吸运动时或紧急处理时用厚敷料固定包扎纠正反常呼吸运动。预防与治疗呼吸道感染。抗休克、处理合并损伤等。

2. 手术治疗　开放性骨折时及早施行清创术，充分止血和修补肺损伤，多发性肋骨骨折必要时要固定肋骨，使胸腔闭合并安放胸腔闭式引流。

（六）预后

患者预后良好。

五、典型病例资料

患者李××，男，67岁，入院时间：××××年××月××日16时00分。

病史采集时间：××××年××月××日16时30分。

病史提供者：患者本人/家属/陪伴。

可靠程度：可靠。

主　诉：摔倒致左侧胸痛、胸闷、气促3h。

现病史：患者3h前因摔伤致左侧剧烈胸痛，伴有胸闷、气促，无呼吸困难，无咳嗽、咳痰，无发绀，无头晕及意识障碍，四肢无抽搐，无活动障碍，遂到我院门诊科就诊，行门诊CT：左侧6～11肋骨折，9～11后肋明显，左侧胸腔少量积液及胸膜增厚，双肺有间质改变。门诊拟"左侧多发肋骨骨折"收住院。受伤以来，患者无畏寒、发热，无发绀，无恶心、呕吐，无腹痛、腹泻，无血尿、腰痛，精神、睡眠、食欲差，大小便正常。

既往史：既往无高血压及糖尿病病史。否认肝炎、结核等传染病史；否认中毒、输血史。预防接种史不详。

个人史：原籍生长，生活条件可。否认疫水疫区接触史；否认特殊毒物接触史。否认烟酒嗜好，否认冶游史。

婚育史：已婚已育，爱人及子女均体健。

家族史：否认家族中有遗传病史及传染病史。

体格检查：T 36.3℃，R 22次/min，P 98次/min，BP 130/70mmHg。

发育正常，营养中等，神志清楚，查体合作，坐轮椅入院。全身皮肤无皮疹，无出血点及黄染。全身浅表淋巴结未扪及明显肿大。头形正常，眼睑无水肿，睑结合膜未见出血点，巩膜无黄染，瞳孔等大等圆，直径约3mm，对光反射灵敏。外耳廓无畸形，听力佳，无流脓及乳突压痛；鼻翼无扇动，鼻腔通畅，鼻中隔无弯曲，鼻窦区无压痛；口唇无发绀，牙龈无红肿溢脓，双侧扁桃体无肿大，咽不红，声音无嘶哑；颈软，无抵抗，无颈静脉怒张并可见颈动脉搏动，甲状腺不大；胸部见专科检查。心前区无隆起，心界不大，心率80次/min，律齐，各瓣膜听诊区未闻及杂音；腹平坦，未见胃肠型，腹软，全腹无压痛、反跳痛，未扪及肿块，肝脾肋下未扪及，移动性浊音阴性，叩诊鼓音，肠鸣音3～4次/min，无高调音。肛门外生殖器未见异常；脊柱及四肢关节运动无异常，肢体无畸形，无红肿及压痛、叩击痛，四肢肌力正常。各种神经生理反射存在，病理反射未引出。

专科情况：胸部呼吸急促，胸部无畸形，左侧呼吸动度减弱，左下胸壁广泛压痛明显，双肺未闻及啰音，心律齐，未闻及心脏杂音，腹平坦，左腰部可见一约25cm瘀斑。

辅助检查：

门诊胸部 CT 检查：左侧 6～11 肋骨折，9～11 后肋明显，左侧胸腔少量积液及胸膜增厚，双肺有间质改变。

初步诊断：1. 左侧闭合性胸外伤
左侧多发肋骨骨折
并左侧胸腔积液
2. 左腰部软组织损伤
住院医师：吴××
上级医师：刘××

六、病例临床特点分析

结合上述典型病例分析如下：

(一)病史特点

1. 明确的外伤史。

2. 外伤后即刻出现的剧烈胸痛伴有胸闷、气促。

(二)体征特点

1. 胸部呼吸急促，胸部无畸形，左侧呼吸动度减弱，左下胸壁广泛压痛明显。

2. 左腰部可见一约 25cm 瘀斑。

3. 胸部 CT 检查：左侧 6～11 肋骨折，9～11 后肋明显，左侧胸腔少量积液及胸膜增厚，双肺有间质改变。

【观看手术或录像】

见习中可以让同学们观看手术录像。

【思考题】

肋骨骨折的诊断与治疗原则。

(崔海宁　刘　苏)

第二节　肺　癌

一、见习目的

1. 掌握肺癌的临床表现、肺癌的诊断及鉴别诊断。

2. 熟悉肺癌的常用辅助检查。

3. 了解肺癌的临床病理分期和肺癌的治疗。

二、见习准备(患者和资料)

1. 典型肺癌患者 1 人及患者病历。

2.典型肺癌患者相关影像学资料1套(包括胸片、CT、磁共振及PET/CT)。

3.完全胸腔镜下右肺下叶癌手术录像1部。

三、见习方案

1.带教老师讲解病史采集要点、模拟示范体格检查。

2.学生分组,进病房采集病史,并做体格检查。

3.学生回示教室汇报所采集的病史及体检结果。提出必要的辅助检查,带教老师展示典型的辅助检查资料。

4.学生归纳、总结、分析病例,作出初步诊断及鉴别诊断。

5.带教老师组织学生讨论治疗原则和常用的治疗方法。

6.带教老师总结见习内容。

四、见习内容

(一)病史采集

1.现病史采集时需注意的几个方面

(1)发病情况:缓慢或急骤起病。

(2)发病的原因或诱因:有无具体的发病原因?有无伤风感冒等诱因?

(3)主要症状:是否有刺激性咳嗽?咳嗽时是否有痰?痰的性质、是否带血或血丝?是否有咯血?咯血的量?是否有胸闷、哮鸣、气促?是否有发热、胸痛、胸闷?

(4)病情演变:如果病情发展,上述症状表现是否更加明显?有无头痛、呕吐?是否又出现声音嘶哑?头面部是否有肿胀?是否有同侧上眼睑下垂、瞳孔缩小、面部无汗、眼球内陷等颈交感神经综合征?

(5)伴随症状:是否有体重减轻?是否有骨关节综合征(杵状指、骨关节痛、骨膜增生)?

(6)诊疗情况:是否就诊过?在何处就诊?做过何种检查及检查结果情况如何?做过何种治疗及治疗效果如何?

(7)一般情况:精神、体力、饮食、大小便如何?体重有无下降?

2.其他相关病史

(1)既往患有哪些疾病?有无药物过敏史、外伤史、手术史、输血史。既往有无反复呼吸道及肺部感染史,如肺结核、支气管扩张等?有无高血压、心脏病史,或其他特殊病史?

(2)个人史:包括患者生活史、职业史、疫水接触史及疫区生活史、月经史、生育史(女性)。有无吸烟史(烟龄、每日吸烟数量、戒烟时间)?

(3)家族史及遗传病史:有无家族肿瘤史?

(二)体格检查要点

1.一般情况　包括生命体征、基本情况和重要脏器的检查。

体温、脉搏、呼吸、血压、脉压差等有无变化?同时观察神志是否清醒,有无贫血貌?了解有无上腹部包块、肝脾肿大、腹水等。如有声嘶应作咽喉部及声带检查等。

2.专科情况　主要是胸部的望、触、叩、听。

(1)望诊:观察胸部有无畸形、胸部呼吸运动、气管的位置、颈静脉怒张情况等。

(2)触诊:检查气管有无移位。了解锁骨上、颈部、腋窝淋巴结肿大情况。

(3)叩诊:胸部叩诊主要是排除胸腔积液和积气及有无纵隔移位。

(4)听诊:主要了解心、肺情况。

(三)主要辅助检查

1.常规检查

(1)实验室检查:血清肿瘤标志物(TM)是肺癌诊断及疗效观察中常用的实验室检查手段。癌胚抗原(CEA)是目前肺癌诊治中最常用的标志物,其升高程度与癌细胞数量直接相关,敏感性≥50%。神经元特异性烯醇化酶(NSE)特异性地分布于神经元和神经内分泌细胞,是诊断小细胞肺癌的首选。

(2)影像学检查:

1)X线胸部摄片:是最常用的检查手段,大部分肺癌可从X线胸部正侧位片上发现病灶。不仅提供原发性肿瘤的范围,而且是否有远处转移提供重要信息。

2)CT检查:胸部CT是进一步评价原发性肿瘤和判断是否有淋巴结和实质器官转移的常用手段。有条件的患者可做更精确的影像学立体检查(PET-CT)。

(3)病理学检查:

1)纤维支气管内镜检查:估计病变位于亚段支气管以上时用纤维支气管内镜检查并行活检。

2)经皮肺穿活检:适用于肺周边无法用支气管纤维内镜检查者。CT引导的针刺活检组织检查可将周围型肺癌的诊断提高到90%以上。

3)细胞学检查:痰细胞学检查在中央型肺癌中阳性率可达80%以上。

2.其他检查

(1)MRI检查:对纵隔转移病变MRI比CT更具优越性,因为MRI显示肿瘤侵犯血管或血管内癌栓,对手术方案的制定大有帮助。

(2)PET-CT检查:PET-CT检查淋巴结转移的灵敏度为84%,特异性为89%,阳性预测值79%,阴性预测值93%。

(四)诊断和鉴别诊断

1.根据患者病史、临床表现、辅助检查做出诊断。主要诊断依据如下:

(1)病史:肺癌早期病人的检出率不高,主要原因就是病人早期的症状并不明显,出现咳嗽或痰多时,病人往往当成一般肺部感染来治疗,耽误了诊断和治疗的最佳时期。

(2)临床表现:肺癌的临床表现与癌肿的部位、大小、是否压迫、侵及邻近器官以及有无转移等情况有密切关系。癌肿在较大的支气管内生长,常出现刺激性咳嗽。癌肿增大影响支气管引流,继发肺部感染时可以有脓痰。另一个常见的症状是血痰,通常为痰中带血点、血丝或间断少量咯血。主要症状表现为渐进性加重。可伴有胸骨后疼痛、胸背部疼痛、声嘶、全身不适等其他全身情况。

(3)胸部X线检查:是最常用的检查手段,大部分肺癌可从X线胸部正侧位片上发现病灶。不仅提供原发性肿瘤的范围,而且为是否有远处转移提供重要信息。对具有症状的可疑病人,胸部均应行X线检查。

(4)纤维支气管内镜检查:估计病变位于亚段支气管以上时用纤维支气管内镜检查,镜下对可疑部位做多点活检进行病理检查。

(5)其他检查：

1)经皮肺穿活检：适用于肺周边无法用支气管纤维内镜检查者。CT 引导的针刺活检组织检查可将周围型肺癌的诊断提高到 90％以上。浅表淋巴结穿刺或活检。

2)细胞学检查：痰细胞学检查在中央型肺癌中阳性率可达 80％以上。

3)MRI 检查：对纵隔转移病变 MRI 比 CT 更具优越性。

4)PET-CT 检查：PET-CT 检查淋巴结转移的灵敏度为 84％，特异性为 89％，阳性预测值 79％，阴性预测值 93％。

2. 鉴别诊断

主要依靠病史和辅助检查。肺癌要与下列疾病鉴别：肺结核、纵隔肿瘤、支气管扩张症、孤立性大块纤维干酪性结核、肺脓肿、肺炎(包括假性黄色瘤)、肺良性肿瘤等病症。

3. 临床分期

(1)原发性肺部肿瘤(T)分期：

TX：痰液中找到癌细胞，但 X 线或支气管镜检查未见病灶；或再治病人，原发灶大小无法测量。

T0：无原发肿瘤证据。

Tis：原位癌。

T1：肿瘤≤3cm，局限于肺或脏层胸膜内，支气管镜检查肿瘤近端未累及叶支气管；任何大小的浅表肿瘤仅局限在支气管壁蔓延。若延伸超过叶支气管至总支气管，也分为 T1－T2。

T2：肿瘤＞3cm，或肿瘤侵犯叶支气管，但距离隆突 2cm 以外；或肿瘤浸润脏层胸膜；肺叶的阻塞性肺炎或肺不张，但未累及全肺。

T3：任何大小的肿瘤，直接累及胸壁、膈肌、纵隔胸膜或心包，但未累及心脏、大血管、气管、食管或椎体；或肿瘤在气管内距隆突不到 2cm，但未累及隆突；全肺的阻塞性肺炎或肺不张。

T4：任何大小肿瘤累及纵隔或心脏、大血管、椎体、气管隆突或有恶性胸水。

(2)淋巴结转移(N)分期：

N0：无淋巴结转移。

N1：支气管旁或同侧肺门淋巴结转移。

N2：同侧纵隔淋巴结和隆突下淋巴结转移。

N3：对侧纵隔淋巴结、对侧肺门淋巴结转移；同侧或对侧斜角肌或锁骨上淋巴结转移。

(3)远处转移(M)分期：

M0：无或未发现远处转移。

M1：有远处转移，或有颈部淋巴转移。

(五)治疗

1. 手术治疗　尽管 80％的肺癌病人在明确诊断时已失去手术机会，但手术治疗仍然是肺癌最重要和最有效的治疗手段。

2. 化学治疗　癌症化疗的副作用较大，往往会引起很多毒副反应及合并症。

3. 肺癌放射治疗　放射治疗是局部消灭肺癌病灶的一种手段。随着放疗设备技术的发展，放疗在肺癌治疗中的地位越来越重要。

4. 生物靶向治疗　目前分子靶向药物主要分为两类：第一类为表皮生长因子抑制剂，常用药物为特罗凯、易瑞沙。其主要机制是通过与特定的靶点(表皮生长因子受体,EGFR)结合,启动相应的信号通路,最终达到控制肺癌生长的作用。第二类为抗血管生成抑制剂,如阿瓦斯丁。其主要机制是阻断肿瘤新生血管的生成,从而使肿瘤细胞生长缺乏足够的营养,最终达到饿死肿瘤细胞的目的。目前这两类药物都在临床得到广泛应用,被美国癌症综合治疗机构确立为标准治疗方案的药物之一。

5.中医中药　可缓解患者癌痛,提升患者自身免疫力。

(六)预后

疗效标准按 WHO 实体瘤疗效标准判定。不同性质、不同病程和不同疗效的的患者预后不同。

五、典型病例资料

王××,男,65 岁,入院时间:20××年 7 月 8 日 11 时 50 分。

病史采集记录时间:20××年 7 月 8 日 12 时 10 分。

病史提供者:患者本人/家属/陪伴。

可靠程度:可靠。

主　诉:发现右下肺占位性病变 7d。

现病史:患者于 7d 前在某医院常规体检时胸部 X 线检查发现右下肺肿块。

患者平时无咳嗽、无咳痰、无咯血、无胸痛、无发热、无呼吸困难等表现。近一月来有轻微咳嗽但无咳痰。为进一步检查明确诊断和治疗,于今日就诊我院,门诊行胸部 CT 检查后以“右下肺占位性病变性质待查”收住我科。发现右下肺占位性病变以来精神睡眠差,饮食及大小便基本正常,近期体重无变化。

既往史:否认高血压病、糖尿病病史,否认慢性支气管炎和哮喘病史,否认肝炎、结核等传染病史,无外伤及输血史,无食物及药物过敏史,预防接种史不详。

个人史:原籍出生长大,无疫水疫区接触史,无长期放射性、化学性物质接触史,生活规律,条件一般。否认烟、酒等不良嗜好。否认冶游史、性病史及吸毒史。

生育婚姻史:已婚,育有 3 女 1 男。

家族史:孩子体健。爱人体健。无传染病病史,无家族遗传性疾病病史。无家族肿瘤史。

体格检查:T 36.6℃,R 20 次/min,P 75 次/min,BP 120/70mmHg。

神志清,精神可,步入病房,自主体位,查体合作。全身皮肤黏膜未见黄染及出血点。双侧左锁骨上、颈部、腋窝等浅表淋巴结未触及肿大。头颅五官无畸形。双侧眼睑无下垂,双侧眼球居中,活动自如。双侧瞳孔等大等圆。外耳道无异常分泌物。通气畅,鼻中隔无偏曲。无充血,扁桃体无肿大。颈软、无抵抗,双侧颈动脉无怒张,肝颈静脉返流征阴性。气管居中,甲状腺无肿大及畸形。胸、心、肺情况见专科检查。腹平坦软,腹平坦软,无腹壁静脉曲张,未见肠型、蠕动波。腹软、全腹无压痛及反跳痛,无肌卫,未及异常包块,肝、脾肋下未及,Murphy 征阴性。全腹叩诊呈鼓音,肝、肾区无叩击痛,移动性浊音阴性,肠鸣音约 4 次/min。外生殖器未检。直肠及肛门未检。肛门及外生器未查。脊柱及四肢关节无畸形、无红肿及压痛、叩击痛,四肢肌力正常,双下肢无指陷性水肿。各种神经生理反射存在,病理反射未引出。

专科情况:双侧胸廓无畸形,乳腺正常男性发育。双侧呼吸动度一致,语颤正常对等,双肺叩诊呈清音,听诊呼吸音清,未闻及干湿性啰音。心前区无隆起,未触及震颤,心界不大,心率

78 次/min，律齐，各瓣膜听诊区未闻及病理性杂音。

辅助检查：

××医院胸部 X 线检查：右下肺有一不规则肿块，大小约 2cm×3cm。

我院胸部 CT 检查报告：右肺下叶背段占位性病变，右肺门淋巴结肿大。不除外周围性肺癌可能，建议必要时术中冰冻病理明确。

初步诊断：右肺下叶占位性病变；肺癌？

住院医师：刘××

上级医师：王××

六、病例临床特点分析

（一）病史特点

1. 发现右下肺占位性病变 7d。

2. 无特殊相关病史，如慢性支气管炎和哮喘病史，无烟、酒等不良嗜好史。

（二）临床表现

1. 患者无明显临床表现，近一月来有轻微咳嗽，但无咳痰。

2. 发病以来体重明显下降。

（三）辅助检查

胸部 X 线检查：右下肺有一不规则肿块，大小约 2cm×3cm。

胸部 CT 检查：右肺下叶背段占位性病变，右肺门淋巴结肿大。

【观看手术或录像】

见习中让同学们观看并讲解右肺下叶癌手术或录像。

【思考题】

1. 简述肺癌的临床表现、主要辅助检查、诊断和鉴别诊断。

2. 肺癌的治疗方法有哪些？

（郑武平　刘　苏）

第三节　食管癌

一、见习目的

1. 掌握食管癌的临床表现。

2. 熟悉食管癌的临床表现特点以及诊断、鉴别诊断要点。

3. 了解食管癌的临床病理分期和食管癌的治疗方法。

二、见习准备(患者和资料)

1. 典型食管癌患者 1 人及患者病历。

2. 典型食管癌相关影像学资料 1 套(包括食道钡餐、胃镜检查及 CT)。

3. 胸下段食管癌手术录像 1 部。

三、见习方案

1. 带教老师讲解病史的采集和示范体格检查。

2. 学生分组进病房采集病史,并做体格检查(重点是胸部检查)。

3. 学生回示教室汇报病史及体格检查结果(重点是阳性体征),提出主要的辅助检查并说明其目的;教师展示典型影像学资料。

4. 学生归纳、总结病例,作出诊断,并说明诊断依据。

5. 带教老师组织学生讨论治疗原则和常用的治疗方法。

6. 带教教师总结见习内容。

四、见习内容

(一)病史采集注意事项

1. 现病史采集时需注意的几个方面

(1)发病情况:病程长短、起病急缓。重点询问发病时的情况。

(2)发病原因:发现症状和当时的情况。

(3)主要症状:吞咽梗噎感、食物下咽停留感、喉部异物感、胸骨后不适感,特别注意症状发生的时间以及与进食的关系。

(4)伴随症状:胸骨后疼痛的时间长短、性质,有否伴胸背部疼痛。有无发热、心慌?有无上腹部疼痛、黑便、呕血、进食时呛咳、声嘶、全身不适等其他全身情况?

(5)病情发展:症状和体征的变化与时间。出现吞咽梗阻的时间长短、进展情况,有否伴呕吐食物?目前能进食何种食物(饮水、流质、半流、软食、普食)?注意是否出现呕血或咳血(注意鉴别)、黑便等相关症状。

(6)诊疗情况:在何处就诊过?做过何种检查?用何药物及疗效如何?

(7)一般情况:精神、体力、饮食、大小便如何?有无食欲不振?体重有何变化?

2. 其他相关病史

(1)既往患有哪些疾病?有无药物过敏史、外伤史、手术史、输血史?既往有无反复呼吸道及肺部感染史,或其他特殊病史?

(2)个人史:包括患者生活史、职业史、疫水接触史及疫区生活史、月经史、生育史(女性),如出生地、居住地、饮酒、嗜食腌制食品、浓茶等;有无吸烟史(烟龄、每日吸烟数量、戒烟时间)。

(3)家族史及遗传病史;有无家族肿瘤史?

(二)体格检查要点

1. 一般情况　生命体征、基本情况和重要脏器的检查。

体温、脉搏、呼吸、血压、脉压差有无变化等?同时观察神志是否清醒,有无贫血貌。锁骨上、颈部、腋窝淋巴结肿大情况。气管情况、颈静脉怒张、上腹部包块、肝脾肿大、腹水等。如有声嘶应做咽喉部及声带检查等。

2. 专科情况　主要是胸部的望、触、叩、听。

(1)望诊:观察胸部有无畸形、胸部呼吸运动、气管的位置、颈静脉怒张情况等。

(2)触诊:检查气管有无移位。了解锁骨上、颈部、腋窝淋巴结肿大情况。

(3)叩诊:胸部叩诊主要是排除胸腔积液和积气及有无纵隔移位。

(4)听诊:主要了解心、肺情况。

(三)主要辅助检查

1.钡餐检查　一般采用站立位,左右斜位多轴透视观察,中晚期病人常有阳性结果。对于颈段病灶及早期病人采用平卧及头低脚高位,可减低钡流速度,提高阳性诊断率;采用气钡双重对比造影,更有助于对病灶的观察,尤其对贲门癌。

2.纤维胃镜检查　了解病灶发生部位、长度、食管狭窄程度以及活检病理诊断。

3.细胞学检查(食管拉网检查)　对具有临床症状而反复行钡餐透视及纤维镜检查未能发现病灶或有可疑病灶而未能确诊者,行拉网细胞学检查,能提高检出率,及时发现早期病人。

4.胸部CT检查　了解食管与周围脏器关系,肿瘤外侵程度,食管管壁增厚,上段食管扩张,淋巴结及远处脏器转移情况;贲门癌CT扫描可显示癌瘤大小,外侵程度,邻近器官受侵,腹腔淋巴结及肝转移情况。

5.B超检查　食管腔内B超扫描,对于食管癌的部位、大小、与周围关系、癌瘤侵犯食管深度及附近淋巴结是否肿大能显示清楚,有助于食管癌的早期诊断。

6.其他检查　胸部X线摄片、心电图、大便隐血等,有条件者行食管腔内24小时pH测定及压力测定。疑有远处器官转移者应做相应的检查。

(四)诊断和鉴别诊断

1.根据患者病史、体征、辅助检查做出诊断。主要诊断依据如下:

(1)病史:渐进性加重的吞咽梗噎感、食物下咽停留感、喉部异物感、胸骨后不适感,特别是与进食有关。

(2)临床表现:主要症状渐进性加重。可伴有胸骨后疼痛、胸背部疼痛、上腹部疼痛、黑便、呕血、进食时呛咳、呕吐食物、声嘶、全身不适等其他全身情况。

(3)胸部X线检查:对具有症状的可疑病人,均应行钡餐X线检查。

(4)纤维胃镜检查:特别是对经钡餐检查阴性的可疑病人。镜下对可疑部位做多点活检进行病理检查。

(5)其他检查:胸部CT检查、食管腔内B超、食管拉网细胞学检查、磁共振等检查,对进一步分期和制定治疗方案有一定帮助。另外,对锁骨上淋巴结肿大者应争取病理活检以确定有无远处转移。

2.鉴别诊断

食管癌和贲门癌须与下列疾病鉴别:食管静脉曲张、食管炎、食管憩室、食管息肉、食管平滑肌瘤、食管良性疤痕性狭窄、食管异物、贲门失弛缓症等。鉴别有困难者,应依靠病理学诊断。

(五)治疗

1.外科治疗　病变属0、Ⅰ、Ⅱ、Ⅲ期者,在病人全身情况许可时,应积极行外科治疗。外科手术的进路、途径、吻合部位、重建方法应取决于病变情况、病人身体条件、以及医生的擅长、经验和习惯等,不作硬性规定,但应遵循下列原则:

(1)在可能情况下,力求达到肿瘤切除的根治性、淋巴结清除的根治性,切除长度距离病变边缘5cm以上。

(2)病变广泛转移或有明显外侵不可能行根治性切除时，仍应争取姑息性切除以达改善生活质量和延长生命的目的，术后再进行放射或药物治疗。

(3)肿瘤已明显外侵不能切除时，应根据病人及术中情况，考虑行姑息性手术或中止手术。

2. 放射治疗　外科手术常需与放射治疗结合。

3. 化学治疗　化学治疗是食管癌的一种常用治疗方法。

4. 其他治疗　中医中药、免疫治疗、生物治疗等。

(六)预后

疗效标准按 WHO 实体瘤疗效标准判定。不同性质、不同病程和不同疗效的患者预后不同。

五、典型病例资料

王××，男，62 岁，入院时间：××××年××月××日 15 时 30 分。

病史采集时间：××××年××月××日 16 时 30 分。

病史提供者：患者本人/家属/陪伴。

可靠程度：可靠。

主　诉：进行性吞咽困难 3 月余。

现病史：患者于 3 月前始觉进食后轻微哽噎感，因症状轻微且断续出现，未做治疗。后症状渐进性明显加重，出现次数亦增加，未予药物治疗，症状也未见好转。现进普食也发噎，伴胸骨后烧灼感，但进半流食感觉不明显。到当地县医院就诊做胃镜检查：食管中上段癌，内镜活检病理检查证实为食道鳞癌。为进一步治疗今日入住我科。近来出现间断性胸骨后疼痛，无胸背部疼痛。无发热、心慌，无上腹部疼痛、黑便、呕血。体重明显下降。近来进食时偶有呛咳、无声嘶等其他情况。

既往史：否认高血压病、糖尿病病史，否认肝炎、结核等传染病史，无外伤及输血史，无食物及药物过敏史，预防接种史不详。

个人史：原籍(河南)出生长大，无疫水疫区接触史，无长期放射性、化学性物质接触史，生活规律，条件一般。否认烟、酒等不良嗜好。否认冶游史、性病史及吸毒史。有嗜食腌制食品、饮浓茶等习惯。

生育婚姻史：已婚，育有 3 女 1 男，子女均健康。

家族史：无传染病病史，无家族遗传性疾病病史。

体格检查：T 37℃，R 20 次/min，P 80 次/min，BP 130/75mmHg。

发育正常，营养偏差，体形偏瘦，神志清楚。全身皮肤黏膜未见黄染及出血点，未及肝掌及蜘蛛痣。双侧左锁骨上、颈部、腋窝等浅表淋巴结未触及肿大。头颅无畸形，头皮无外伤及疤痕。结膜无充血，巩膜无黄染，瞳孔等大等圆，对光反射灵敏。外耳道无异常分泌物。通气畅，鼻中隔无偏曲。无充血，扁桃体无肿大。胸、心、肺情况见专科检查。腹平，无腹壁静脉曲张，未见肠型、蠕动波。腹软、全腹无压痛及反跳痛，无肌卫，未及异常包块，肝、脾肋下未及，Murphy's征阴性。全腹叩诊呈鼓音，肝、肾区无叩击痛，移动性浊音阴性，肠鸣音约 4 次/min。外生殖器未检。直肠及肛门未检。脊柱及四肢关节无畸形，无红肿及压痛、叩击痛，四肢肌力正常，双下肢无凹陷性水肿。各种神经生理反射存在，病理反射未引出。

专科情况：颈软，无抵抗感，甲状腺未触及，气管居中。双侧胸廓无畸形，乳腺正常男性发育。双侧呼吸动度一致，语颤正常对等，双肺叩诊呈清音，听诊呼吸音清，未闻及干湿性啰音。心前区无隆起，未触及震颤，心界不大，心率 78 次/min，律齐，各瓣膜听诊区未闻及病理性杂音。

辅助检查：

纤维胃镜检查(××县人民医院)：距门齿 20～26cm 食管四壁见不规则隆起病变，底苔污秽，表面黏膜破坏，边缘呈结节样隆起，质脆，管壁僵硬，触之易出血。内镜活检病理检查证实为食道鳞癌。诊断：食管中段癌(进展期)。

初步诊断：食管癌
住院医师：吴××
上级医师：刘××

六、病例临床特点分析

结合上述典型病例分析如下：

(一)病史特点

1. 典型的进行性吞咽困难。

2. 进行性加重的主要症状。发展到进普食也发噎，伴胸骨后烧灼感，出现间断性胸骨后疼痛。近来进食时偶有呛咳。

(二)体征特点

1. 发病以来体重明显下降。

2. 县医院纤维胃镜检查：食管中段癌，内镜病理活检证实为食道鳞癌。

【见习手术或录像】

见习中可以让同学们观看并讲解胸下段食管癌手术或录像。

【思考题】

1. 简述食管癌的临床表现、诊断和鉴别诊断。

2. 简述食管癌外科手术治疗原则。

(郑武平　刘　苏)

第四节　脓　胸

一、见习目的

1. 掌握脓胸的发病原因和病理生理变化。

2. 熟悉脓胸的临床表现、诊断和鉴别诊断。

3. 了解脓胸治疗原则及常用的处理方法。

二、见习准备(患者和资料)

1. 典型的脓胸患者 1 人及患者病历。

2. 典型相关影像学资料(X线胸片、胸部CT片)1套。

3. 脓胸手术录像1部。

三、见习方案

1. 带教老师讲解病史的采集和示范体格检查。

2. 学生分组进病房采集病史，并做体格检查(重点是胸部的检查)。

3. 学生回示教室汇报病史及体格检查结果(重点是阳性体征)，提出主要的辅助检查并说明其目的；教师展示典型影像学资料。

4. 学生归纳总结病例。作出诊断，并说明诊断依据。

5. 带教老师组织学生讨论治疗原则和常用的治疗方法。

6. 带教教师总结见习内容。

四、见习内容

(一)病史采集注意事项

1. 现病史采集时需注意的几个方面

(1)发病情况：病程长短？起病急缓？

(2)发病原因？有无诱因？发病的原因或诱因，包括演变情况。

(3)主要症状：有无高热、胸痛、咳脓痰、胸闷、呼吸急促、咳嗽？是否有突发剧烈胸痛和呼吸困难、寒战高热？

(4)伴随症状：有无食欲不振、全身不适、乏力、心慌、心悸、咯血以及营养不良等？

(5)病情发展：症状和体征的变化。

(6)诊疗情况：在何处就诊过？做过何种检查？用何药物及疗效如何？

(7)一般情况：精神、体力、饮食、大小便如何？体重有何变化？

2. 其他相关病史

(1)既往患有哪些疾病？有无药物过敏史、外伤史、手术史、输血史？既往有无反复呼吸道及肺部感染史？有无肺结核史、矽肺病病史或其他特殊病史？

(2)个人史：包括患者生活史、职业史、疫水接触史及疫区生活史、月经史、生育史(女性)。有无吸烟史(烟龄、每日吸烟数量、戒烟时间)？

(3)家族史及遗传病史。

(二)体格检查要点

1. 一般情况　包括生命体征、基本情况和重要脏器的检查。

体温、脉搏、呼吸、血压、脉压差等有无变化？有无呼吸困难、呼吸浅快或急促、鼻翼扇动？轻症患者全身情况一般较好，部分有呼吸急促、胸廓变形、呼吸运动受限。中重症患者可出现慢性病面貌、消瘦、虚弱、呼吸急促、呼吸困难、甚至不能平卧或恶液质和脊柱侧弯及杵状指(趾)的表现等。

2. 专科情况　主要是胸部的望、触、叩、听。

望诊：呼吸急促、患侧胸廓较饱满或胸壁下陷、肋间隙增宽或变窄、呼吸运动减弱、气管纵隔向健侧移位。

触诊：患侧语颤减弱或消失。

叩诊：患侧有浊变或实变音。

听诊：患侧呼吸音减弱或消失。

（三）主要辅助检查

1. 胸部X线检查　可见患侧胸腔内积液呈均匀模糊或致密阴影，仅显示肋膈角模糊或消失，可见积液呈外高内低的弧形阴影，患侧胸部呈一片均匀模糊阴影，肺受压伴纵隔移位，见患侧胸内不同部位呈现局限性阴影，脓气胸或合并支气管瘘时可见到液平面，见胸膜增厚、胸廓塌陷、肋间隙变窄、纵隔移位、患侧膈肌抬高。

2. 胸部CT检查　患侧可见壁脏层胸膜增厚，其间有液体存在。

3. 胸部超声检查　可见脓胸区呈无回声区或内有点状回声。

4. 血常规检查　血象增高，重症患者可有贫血。

（四）诊断和鉴别诊断

1. 根据患者病史、体征、辅助检查做出诊断。主要诊断依据如下：

（1）病史：胸内及邻近脏器的原发病因病灶。

（2）临床表现：可有呼吸急促、呼吸运动受限。中重症患者可出现慢性病面貌、消瘦、虚弱、呼吸困难、甚至不能平卧或恶液质和脊柱侧弯及杵状指（趾）的表现等。

（3）胸部X线和胸部CT检查可初步诊断。胸腔穿刺抽得脓液并做细菌学检验可确诊。

2. 鉴别诊断

依胸腔穿刺抽得脓液并做细菌学检验可与肺内原发病变（肺脓肿、肺不张、肿瘤）、单纯胸腔积液及胸膜肿瘤等鉴别。

（五）治疗

1. 内科治疗　常规呼吸道和肺部护理，改善呼吸功能，对症治疗，根据脓液细菌学培养和药敏试验，选择有效抗生素。在无细菌培养结果前，可根据脓液性状及涂片染色结果，初步推测可能的致病菌类别，并结合临床经验选用适当抗生素。全身支持治疗包括改善营养状态。胸腔穿刺抽脓或胸腔闭式引流术，完善各种术前检查，积极为手术治疗做准备。

2. 手术治疗　有多种方法：病灶清除术并纤维板剥脱术、胸膜肺切除术、胸廓成型术、带蒂肌瓣或大网膜填充术。另外可以用胸腔镜治疗的方法：在纤维脓性期后期和机化早期施行胸腔镜技术治疗脓胸。

（六）预后

一般患者预后良好。术后应注意加强营养和休息并做好随访。

五、典型病例资料

王××，男，60岁，入院时间：××××年××月××日15时30分。

病史采集时间：××××年××月××日16时30分。

病史提供者：患者本人/家属/陪伴。

可靠程度：可靠。

主　诉：左侧胸痛2个月伴咳嗽、咳痰。

现病史：患者2个月前受凉后出现咳嗽、咳痰，痰量少，为白黏痰。无发热、胸闷、憋气，无喘息发作，逐步出现左侧胸痛，以吸气及咳嗽时为著。曾就诊于某医院，查胸片，未见明显异常，考虑为肋间神经痛，予螺旋霉素、川贝枇杷露治疗，未见好转。后胸痛加重，于左转体时疼痛较剧。遂于两周前来我院就诊，查血沉 109mm/h，后复查为 104mm/h。胸片示"右中肺可疑结节影，左侧胸腔积液，肺气肿，左肺改变不除外支气管扩张"。予口服左氧氟沙星片 1 周后，咳嗽、胸痛有所改善。现为进一步诊治入院。患者自发病以来，自觉乏力，偶盗汗，自测体温，午后偏高，口干多饮，饮食、睡眠正常。无尿频、尿急、尿痛，无血尿，大便习惯无改变，自觉消瘦（未测体重）。

既往史：31 年前患"颈部淋巴结结核"，于某医院使用链霉素等抗结核治疗痊愈。9 年前被诊为"慢性支气管炎，肺气肿"，但患者无慢性咳嗽、咳痰病史，未治疗。3 年前诊断为肺结核来我院住院治疗，出院后服药半年。否认冠心病、高血压、糖尿病、肾病病史，否认肝炎病史。无药物过敏史。无外伤史，无输血史。预防接种史不详。

个人史：教师，生长于北京。否认疫水接触史。不嗜烟酒。

婚育史：已婚，爱人及子女体健。

家族史：否认家族性传染病及遗传病史。

体格检查：T 36.3℃，R 20 次/min，P 85 次/min，BP 140/80mmHg。

发育正常，体型消瘦，神志清楚，慢性病容，自主体位，查体合作。全身皮肤、黏膜无黄染及出血点，无肝掌、蜘蛛痣。全身浅表淋巴结未触及肿大。头颅外形正常，颜面无浮肿，双眼睑无下垂、水肿，睑结膜略苍白，无充血、水肿，两侧瞳孔等大、等圆，对光反射灵敏，角膜透明，眼球无外凸、内陷，调节辐辏反射正常。耳外形正常，外耳道通畅，无异常分泌物，双乳突无压痛。鼻外形正常，无异常分泌物，副鼻窦区无压痛。口唇无发绀，口周无疱疹，口腔黏膜无溃疡，咽部无充血，双侧扁桃体无肿大。颈无抵抗，颈静脉无充盈，颈动脉无异常搏动。气管居中，甲状腺不大。胸部及肺部情况见专科检查。心前区无隆起，未见异常搏动，心尖搏动位于胸骨左侧第 5 肋间左锁骨中线内 0.5cm，可及震颤，心界不大，心率 85 次/min，律齐，心音有力，各瓣膜听诊区未闻及病理性杂音，无心包摩擦音。腹部平坦，未见胃肠型及蠕动波，未见静脉曲张，腹部柔软，全腹无压痛、反跳痛，无肌紧张，未扪及包块，肝脾未触及，无肝区叩痛，无移动性浊音，肠鸣音 4 次/min，未闻及杂音。肛门、外生殖器未查。脊柱、四肢发育良好，活动度好，双下肢无浮肿，无杵状指。四肢肌力和肌张力正常，各种生理反射正常，病理反射未引出。

专科情况：左侧胸廓略塌陷，肋间隙变窄。左侧呼吸运动减弱，无触觉语颤减弱，未触及胸膜摩擦感。右肺叩诊音清，左下肺叩诊音实变。左肺下界腋中线第 6 肋间、肩胛下角线第 8 肋间，右肺下界位于腋中线第 8 肋间，肩胛下角线第 10 肋间。双肺呼吸音粗，左下肺语颤减弱，双肺未闻干性及湿性啰音，双肺未闻及胸膜摩擦音。

辅助检查：

胸部 X 线片：右中肺可疑结节影，左侧胸腔积液，肺气肿，左肺改变不除外支气管扩张。

血沉：109mm/h。

左侧胸腔穿刺抽得脓液并做细菌学检验（尚未出结果）。

初步诊断：肺结核并左侧脓胸

住院医师：吴××

上级医师：刘××

六、病例临床特点分析

结合上述典型病例分析如下：

(一)病史特点

1.颈部淋巴结结核和肺结核病史。体型消瘦,慢性病容。

2.患者2个月前受凉后出现咳嗽、咳痰。逐步出现左侧胸痛,以吸气及咳嗽时为著。

(二)体征特点

1.左侧胸廓略塌陷,肋间隙变窄。左侧呼吸运动减弱,左下肺叩诊音实变。

2.胸部X线片:右中肺可疑结节影,左侧胸腔积液,肺气肿。

3.左侧胸腔穿刺抽得脓液并做细菌学检验(尚未出结果)。

【见习手术或录像】

见习中可以让同学们观看并讲解脓胸手术或手术录像。

【思考题】

脓胸的临床表现、诊断、治疗原则与方法。

(崔海宁　刘　苏)

第五节　纵隔肿瘤

一、见习目的

1.掌握纵隔的分区、常见的纵隔肿瘤及好发部位和病理形态。

2.熟悉常见纵隔肿瘤的临床特点以及临床检查和诊断。

3.了解常见纵隔肿瘤的治疗方法和常见纵隔肿瘤的手术入路。

二、见习准备(患者和资料)

1.典型前上纵隔畸胎瘤患者1人及患者病历。

2.前上纵隔畸胎瘤相关影像学资料1套(包括胸片、胸部CT及磁共振)。

3.前上纵隔畸胎瘤外科手术录像1部。

三、见习方案

1.带教老师讲解病史的采集和示范体格检查。

2.学生分组进病房采集病史,并做体格检查(重点是胸部的检查)。

3.学生回示教室汇报病史及体格检查结果(重点是阳性体征),提出主要的辅助检查并说明其目的;教师展示典型影像学资料。

4.学生归纳总结病例。作出诊断,并说明诊断依据。

5.带教老师组织学生讨论治疗原则和常用的治疗方法。

6.带教教师总结见习内容。

四、见习内容

(一)病史采集注意事项

1. 现病史采集时需注意的几个方面

(1)发病情况:病程长短、起病急缓。重点询问发病时的情况。

(2)发病原因:发现病变和当时的情况。

(3)主要症状:多数往往没有任何症状,多于体检时发现。主要症状多表现为胸痛、胸闷、咳嗽、呼吸困难、声音嘶哑、吞咽困难和全身无力等症状。注意疼痛是否出现放射及放射方向。

(4)伴随症状:有无发热、心慌、咯血、呼吸困难、食欲不振、全身不适、高血压等其他全身情况。

(5)病情发展:症状和体征的变化和时间。注意是否出现咳血及恶心呕吐、呕血黑便等相关外侵症状。

(6)诊疗情况:在何处就诊过?做过何种检查?用何药物及疗效如何?

(7)一般情况:精神、体力、饮食、大小便如何?体重有何变化?

2. 其他相关病史

(1)既往患有哪些疾病?有无药物过敏史、外伤史、手术史、输血史?既往有无反复呼吸道及肺部感染史、或其他特殊病史?

(2)个人史:包括患者生活史、职业史、疫水接触史及疫区生活史、月经史、生育史(女性)。有无吸烟史(烟龄、每日吸烟数量、戒烟时间)?

(3)家族史及遗传病史。

(二)体格检查要点

1. 一般情况　包括生命体征、基本情况和重要脏器的检查。

体温情况、脉搏情况、呼吸、血压、脉压差等有无变化?同时观察神志是否清醒?有无贫血貌、口唇发绀情况及呼吸性鼻翼扇动?头颈部有无出血点?呼吸的深浅度及呼吸节律。还需注意有无锁骨上淋巴结肿大、颈部包块、霍纳(Horner)征、胸廓畸形、血管杂音、高血压和下肢麻木或截瘫、上腹部包块、肝脾肿大、腹水等。如有声嘶应做咽喉部及声带检查等。

2. 专科情况　主要是胸部的望、触、叩、听。

(1)望诊:观察胸部有无畸形、胸部呼吸运动、气管的位置、颈静脉怒张情况等。

(2)触诊:检查气管有无移位。

(3)叩诊:胸部叩诊主要是排除胸腔积液和积气及有无纵隔移位。

(4)听诊:贴近伤口是否听到气流声;肺呼吸音是否减弱或消失;是否听到干、湿啰音;注意心音的改变及心率、心律的改变。

(三)主要辅助检查

1. 胸部X线片检查　注意纵隔内异常阴影的部位、外形、密度,有无钙化或骨骼影,有无搏动,是否随吞咽上下移动,是否随呼吸和体位发生形态变化。另外,还需观察肋骨、胸骨、脊柱有无压迫及骨质破坏,有无椎间孔受压扩大。许多纵隔肿瘤都有其好发部位,根据发生部位及生长速度,可协助肿瘤类型的鉴别。

2. B型超声检查、放射性核素扫描、CT扫描、MRI、食管钡餐造影、内镜(气管、食管)检查以及经皮针吸活检均有助于诊断,可根据需要,选择应用。

(四)诊断和鉴别诊断

1. 根据患者病史、体征、辅助检查做出诊断。主要诊断依据如下：

(1)病史：有无渐进性加重的胸痛、胸闷、咳嗽、呼吸困难、声音嘶哑、吞咽困难和全身无力等症状。

(2)临床表现：注意有无锁骨上淋巴结肿大、颈部包块、颈静脉怒张、霍纳(Horner)征、胸廓畸形、呼吸音异常、血管杂音、高血压和下肢麻木或截瘫等。

(3)胸部X线检查：纵隔内异常阴影的部位、外形、密度，有无钙化或骨骼影，有无搏动，是否随吞咽上下移动，是否随呼吸和体位发生形态变化。另外，骨、胸骨、脊柱有无压迫及骨质破坏，有无椎间孔受压扩大。许多纵隔肿瘤都有其好发部位，根据发生部位及生长速度，可协助肿瘤类型的鉴别。

(4)其他检查：B型超声检查、放射性核素扫描、CT扫描、MRI、食管钡餐造影、内镜(气管、食管)检查以及经皮针吸活检均有助于诊断，可根据临床的需要，选择应用。

2. 鉴别诊断

典型的纵隔囊肿与肿瘤较易诊断，但纵隔发生病变较多，因此纵隔肿瘤和囊肿要与纵隔淋巴结转移瘤、胸内甲状腺、恶性淋巴瘤、纵隔淋巴结结核、纵隔淋巴结炎或肉芽肿相鉴别。

(五)治疗

病灶局限的恶性淋巴瘤，可做放射治疗。病灶广泛者，可进行化学疗法。其他纵隔肿瘤的治疗方法主要为手术切除；有些纵隔肿瘤如畸胎瘤、神经纤维瘤、胸腺瘤有恶变可能，术后应辅以放疗或化疗。

(六)预后

不同性质、不同病程和不同疗效的患者预后不同。

五、典型病例资料

王××，男，30岁，入院时间：××××年××月××日10时30分。

病史采集时间：××××年××月××日11时30分。

病史提供者：患者本人/家属/陪伴。

可靠程度：可靠。

主　诉：发现前上纵隔巨大肿物10d。

现病史：患者于10d前在外院常规体检时查X线胸片发现前上纵隔巨大肿物，患者无胸闷、低热盗汗、咳嗽、咳痰，无胸痛、心悸等。在当地医院行胸部CT检查示：右前上纵隔巨大肿物，大小范围约8.0cm×6.0cm×6.0cm，边缘光滑，考虑为纵隔肿物，以胸腺瘤可能性大。为进一步诊断与治疗，于今日就诊我院，门诊以“胸腺瘤”收住入院。患者自发病以来一般情况好，无体重下降症状；精神状态正常，睡眠良好；大小便未见异常。

既往史：无高血压、糖尿病、冠心病史。否认肝炎及肺结核病史，预防接种不祥，无外伤、手术史及输血史。无食物过敏史。

个人史：生于云南，去过云南周边几个国家，全国10余个省。个人有吸烟史，但间断，量极少，于5年前查出乙肝后禁饮酒。

婚姻史：26岁结婚，家庭和睦，现有一女。妻子和女儿均体健。

家族史：否认家族性传染病及遗传病史。

体格检查：T 36.6℃，P 75 次/min，R 20 次/min，BP 120/70mmHg。

神志清，精神可，步入病房，自主体位，查体合作。头颅五官无畸形。双侧眼睑无下垂，双侧眼球居中，活动自如。双侧瞳孔等大等圆。颈软、无抵抗，双侧颈静脉无怒张，无肝颈静脉返流征。气管居中，甲状腺无肿大及畸形，胸部呼吸运动对称，触觉语颤正常，双肺叩诊音清，双肺听诊呼吸音清，未闻及干湿性啰音，心律齐，心音正常，各瓣膜听诊区未闻及病理性杂音。腹平坦，全腹软，无压痛及反跳痛。肝脾肋缘下未触及肿大。叩诊腹部呈鼓音，听诊肠鸣音 4 次/min，无亢进。肛门及外生殖器未见异常。脊柱、四肢发育良好，活动度好，双下肢无浮肿，无杵状指。四肢肌力和肌张力正常，各种生理反射正常，病理反射未引出。

专科情况：全身皮肤黏膜无明显黄染，浅表淋巴结未触及肿大，胸廓无畸形，肋间隙无增宽及变窄。双肺听诊呼吸音清，右肺呼吸音弱，未闻及干湿性啰音。胸部无压痛。

辅助检查：

胸部 CT 检查所见：右前上纵隔可见一类椭圆形软组织肿块影，大小约 8.0cm×6.0cm×11.0cm，边界清晰光滑，肿块上缘达主动脉弓处，下缘达心底部，肿块右侧缘向右肺内突出，局部肺边缘略有受压，上腔静脉、升主动脉及右心房受压推移，肿块内密度较均匀，约 45HU，增强后肿块内呈不均匀强化改变。

初步诊断：右前上纵隔肿瘤性质待查
住院医师：吴××
上级医师：刘××

六、病例临床特点分析

结合上述典型病例分析如下：

（一）病史特点

1. 常规体检时查 X 线胸片发现前上纵隔巨大肿物。

2. 患者无明显症状。

（二）体征特点

1. 患者无明显体征。

2. 胸部 CT 检查：右前上纵隔可见一类椭圆形软组织肿块影，大小约 8.0cm×6.0cm×11.0cm，边界清晰光滑，肿块上缘达主动脉弓处，下缘达心底部，肿块右侧缘向右肺内突出，局部肺边缘略有受压，上腔静脉、升主动脉及右心房受压推移。

【见习手术或录像】

见习中可以让同学们观看并讲解纵膈肿瘤手术或手术录像。

【思考题】

纵膈肿瘤的临床表现、诊断、治疗原则与常用方法。

（刘 苏 崔海宁）

第六节　先天性心脏病(室间隔缺损)

一、见习目的

1.掌握先天性心脏病中最常见的室间隔缺损(VSD)的病理和病理生理改变。

2.熟悉先天性心脏病室间隔缺损(VSD)临床表现、诊断与鉴别诊断。

3.了解先天性心脏病室间隔缺损(VSD)的治疗原则。

二、见习准备(患者和资料)

1.典型的室间隔缺损患者1人及患者病历。

2.典型相关影像学资料1套,包括X线胸片、心脏超声报告和心电图。

3.室间隔缺损修补术手术录像1部。

三、见习方案

1.带教老师讲解病史的采集和示范体格检查。

2.学生分组进病房采集病史,并做体格检查(重点是心脏的检查)。

3.学生回示教室汇报病史及体格检查结果(重点是阳性体征),提出主要的辅助检查并说明其目的;教师展示典型影像学资料。

4.学生归纳总结病例。作出诊断,并说明诊断依据。

5.带教老师组织学生讨论治疗原则和常用的治疗方法。

6.带教老师总结见习内容。

四、见习内容

(一)病史采集注意事项

1.现病史采集时需注意的几个方面

(1)发病情况:病程长短?起病急缓?

(2)发病原因?有无诱因?发病的原因或诱因,包括演变情况。

(3)主要症状:心慌、心悸、呼吸困难等。

(4)伴随症状:有无乏力、咯血、劳力性呼吸困难、发绀的变化等。

(5)病情发展:症状和体征的变化。

(6)诊疗情况:在何处就诊过?做过何种检查?用何药物及疗效如何?

(7)一般情况:精神、体力、饮食、大小便如何?体重有何变化?

2.其他相关病史

(1)既往患有哪些疾病?有无药物过敏史、外伤史、手术史、输血史?既往有无反复呼吸道及肺部感染史、或其他特殊病史?

(2)个人史:包括患者生活史、职业史、疫水接触史及疫区生活史、月经史、生育史(女性)。有无吸烟史(烟龄、每日吸烟数量、戒烟时间)?

(3)家族史及遗传病史。

（二）体格检查要点

1. 一般情况　包括生命体征、基本情况和重要脏器的检查。

体温、脉搏、呼吸、血压、脉压差等有无变化？有无呼吸困难、呼吸浅快或急促、鼻翼扇动？轻症患者全身情况一般较好，部分室间隔缺损患者可有胸部畸形，如“鸡胸”。中重症患者可有发育不良、呼吸急促、呼吸困难等。

2. 专科情况　主要是心脏的望、触、叩、听。

望诊：心前区的畸形情况，心尖搏动的部位、范围、程度等。

触诊：心前区震颤的部位、范围、程度等。

叩诊：叩出心脏的大小，学会心脏大小的记录方式。

听诊：心率、心律、心音。杂音的部位、时间、程度、性质、传导和伴有震颤的情况。

正常心脏浊音界

右侧(cm)	肋间	左侧(cm)
	Ⅱ	
	Ⅲ	
	Ⅳ	
	Ⅴ	

锁骨中线距正中线　cm

例如：先天性心脏病室间隔缺损的心脏杂音。在心前区胸骨左缘3、4肋间隙可听到特征性的杂音，(3～5)/6级收缩期、粗糙、传导弥散的杂音，常伴收缩期震颤，肺动脉瓣区第2心音亢进伴分裂，后者在吸气时尤为明显。

大量左向右分流者在心尖区可听到舒张期杂音。若伴有严重肺动脉高压，左向右分流量逐渐减少时，收缩期杂音逐渐减轻甚至消失，但肺动脉瓣区第2心音可明显增强，有时可出现肺动脉瓣关闭不全的舒张期杂音。

（三）主要辅助检查

1. 心脏X线三位摄片检查　可见心影增大，肺血和肺纹理改变。

2. 心脏超声检查　可观察到病变的具体情况，如缺损部位、大小，房室内径大小、压力值、血流变化。

3. 心电图检查　电轴的改变、传导阻滞和各种心律失常等。

（四）诊断和鉴别诊断

1. 根据患者病史、体征、辅助检查做出诊断。主要诊断依据如下：

(1)病史：婴幼儿期易患感冒、小儿肺炎，发育差。

(2)特征性杂音：在心前区胸骨左缘3、4肋间隙可听到强度≥(3～5)/6级收缩期、粗糙、传导弥散的杂音，常伴收缩期震颤，肺动脉瓣区第2心音亢进伴分裂。

(3)心脏超声检查可确诊。

2. 鉴别诊断

室间隔缺损在临床上需与房间隔缺损、主肺动脉间隔缺损、冠状动脉心腔瘘、冠状动脉窦瘤破裂等先天性心脏病鉴别。室间隔缺损可以是独立畸形，也可以是一些复杂先天性心脏病固有或伴发畸形，可凭借心脏超声检查或心脏造影明确鉴别。

（五）治疗

1. 内科治疗　常规护理，改善呼吸功能，对症治疗，有心衰则纠正心衰，改善心功能。完善各种术前检查，目的是为手术治疗做积极准备。

2. 手术治疗　全麻浅低温体外循环心内直视手术，提倡尽量在学龄前手术。手术禁忌证：艾森门格综合征或其他手术禁忌证。

3.介入性治疗(治疗新进展)　介入性治疗是近十余年兴起的,分为开胸和不开胸介入治疗先天性心脏病室间隔缺损。有其严格介入手术适应证。

(六)预后

患者预后良好,但患者心功能在术后1年内逐渐恢复,所以术后应注意休息并做好随访。

五、典型病例资料

王××,女,8岁,入院时间:××××年××月××日15时30分。

病史采集时间:××××年××月××日16时30分。

病史提供者:患者本人/家属/陪伴。

可靠程度:可靠。

主　诉:发现心脏杂音7年。

现病史:患者于出生9个月时,因上呼吸道感染到当地医院检查发现心脏杂音,未行任何治疗,患者有反复上呼吸道感染病史。无畏寒、发热,无气促、咳嗽、咳痰,无咯血,无头痛,无恶心、呕吐,无腹痛、腹泻。四肢无水肿。在××市人民医院查心脏彩超示:先天性心脏病:室间隔缺损,三尖瓣轻度关闭不全。今为求进一步治疗来我院就诊,门诊拟"先天性心脏病:室间隔缺损,三尖瓣轻度关闭不全"收入我科。发现该病后,患者精神、睡眠、饮食尚可,大、小便正常。无明显体重下降。

既往史:否认有肝炎及结核病史,无药物及食物过敏史,无手术、外伤史,无输血史。预防接种史不详。

个人史:G2P2,足月顺产,正常喂养,无疫水、疫区接触史。

月经及生育婚姻史:尚无月经,未婚未育。

家族史:否认家族中有类似疾病及遗传病史,父母非近亲结婚。

体格检查:T 36.0℃,P 102次/min,R 24次/min,BP 108/66mmHg,身高122cm,体重20kg。

发育正常,营养中等,自主体位,神志清。皮肤黏膜无发绀、黄染,无水肿、皮疹、出血点、蜘蛛痣及肝掌。全身浅表淋巴结未触及。头颈部:头颅无畸形,囟门已闭合,眼睑无水肿,结膜无充血及出斑点,巩膜无黄染,瞳孔等大等圆,对光反射正常。口唇无发绀,无龋齿及义牙,扁桃体无肿大,咽无充血,颈部无抵抗,颈静脉无怒张,颈动脉无异常搏动,气管居中,甲状腺无肿大。胸部、心、肺情况见专科检查。腹部无膨隆,腹壁静脉无曲张,无压痛,无反跳痛,未触及腹部包块。肝脏在右肋缘下未扪及,肝颈征阴性,墨菲征阴性。脾脏未触及。移动性浊音阴性。腹部血管搏动无异常,无血管杂音。脊柱活动度好,无脊柱畸形,无杵状指,肢体无畸形,关节活动自如,股动脉搏动无异常,桡动脉搏动无异常,足背动脉搏动无异常,无下肢水肿,四肢肌力5级。肛门外生殖器:未见异常。

专科情况:胸廓无明显畸形,胸壁静脉无曲张。乳房正常对称。呼吸运动正常,触觉语颤正常,叩诊呈清音,双肺呼吸音清,未闻及两肺啰音。心前区无隆起,心尖搏动位于左第5肋间锁骨中线处,心尖搏动弥散。心前区胸骨左缘3～4肋间触及震颤,心相对浊音界轻度扩大,如右表所示。心率102次/min,律齐,胸骨左缘第3～4肋间可闻及收缩期(3～4)/6级粗糙样杂音,传导广泛,

心相对浊音界

右侧(cm)	肋间	左侧(cm)
2	Ⅱ	3
2.5	Ⅲ	4
3	Ⅳ	5
	Ⅴ	7

锁骨中线离正中线7cm

伴收缩期震颤。P_2亢进。周围血管检查：无毛细血管搏动征、股动脉枪击音、水冲脉和动脉异常搏动，无脉搏短绌、奇脉、交替脉。

辅助检查：

心电图检查：窦性心律，正常。

心肺X线检查：肺血增多，左心室增大。

心脏彩色B超检查：室间隔缺损，膜部缺损：6mm。左心室增大。三尖瓣轻度关闭不全。

初步诊断：1.先天性心脏病
2.膜部室间隔缺损
并三尖瓣轻度关闭不全
3.心功能Ⅰ级

住院医师：吴××

上级医师：刘××

六、病例临床特点分析

结合上述典型病例分析如下：

(一)病史特点

1.自幼发现心脏杂音，患者有反复上呼吸道感染病史。

2.无其他特殊病史，发育基本正常。

(二)体征特点

1.发育基本正常。

2.胸骨左缘第3～4肋间可闻及收缩期(3～4)/6级粗糙样杂音，传导广泛，伴收缩期震颤。P_2亢进。此杂音是室间隔缺损重要而较特异的体征。

【见习手术或录像】

见习中可以让同学们观看并讲解体外循环下室间隔缺损修补术手术或手术录像。

【思考题】

1.室间隔缺损的血流动力学变化有哪些？简述其诊断和鉴别诊断要点。

2.室间隔缺损治疗原则与主要方法。

(刘 苏 闫庆峰)

第七节 风湿性心脏瓣膜病(二尖瓣狭窄)

一、见习目的

1.掌握心脏瓣膜病中最常见的慢性风湿性心脏瓣膜病二尖瓣狭窄的病因、病理、病理生理改变。

2.熟悉二尖瓣狭窄的血流动力学演变、临床表现、诊断与鉴别诊断。

3.了解二尖瓣狭窄的治疗原则。

二、见习准备(患者和资料)

1.典型二尖瓣狭窄患者1人及患者病历。

2.典型相关影像学资料1套,包括X线胸片、心脏超声报告、心电图。

3.二尖瓣置换术手术录像1部。

三、见习方案

1.带教老师讲解病史的采集和示范体格检查。

2.学生分组进病房采集病史,并做体格检查(重点是心脏的检查)。

3.学生回示教室汇报病史及体格检查结果(重点是阳性体征),提出主要的辅助检查并说明其目的;教师展示典型影像学资料。

4.学生归纳总结病例。作出诊断,并说明诊断依据。

5.带教老师组织学生讨论治疗原则和常用的治疗方法。

6.带教老师总结见习内容。

四、见习内容

(一)病史采集注意事项

1.现病史采集时需注意的几个方面

(1)发病情况:病程长短?起病急缓?

(2)发病原因:有无诱因,发病的原因或诱因。

(3)主要症状:乏力、心慌、劳力性呼吸困难等。

(4)伴随症状:心悸、咯血、呼吸困难、发绀的变化等。

(5)病情发展:症状和体征的变化,包括演变情况。

(6)诊疗情况:在何处就诊过?做过何种检查?用何药物及疗效如何?

(7)一般情况:精神、体力、饮食、大小便如何?体重有何变化?

2.其他相关病史

(1)既往患有哪些疾病?有无药物过敏史、外伤史、手术史、输血史?既往有无反复呼吸道及肺部感染史?既往有无溶血性链球菌感染史与风湿病史、冠心病史或其他特殊病史?

(2)个人史:包括患者生活史、职业史、疫水接触史及疫区生活史、月经史、生育史(女性)。有无吸烟史(烟龄、每日吸烟数量、戒烟时间)?

(3)家族史及遗传病史。

(二)体格检查要点

1.一般情况　包括生命体征、基本情况和重要脏器的检查。

体温、脉搏、呼吸、血压、脉压差有无变化?呼吸困难、呼吸浅快或急促、鼻翼扇动。轻症患者全身情况一般较好,部分二尖瓣狭窄患者颧部小血管缺氧性扩张而出现“二尖瓣面容”。中重症患者可出现慢性病面貌、消瘦、虚弱、呼吸急促、呼吸困难、肝脏增大、双下肢浮肿、颈静脉怒张、甚至不能平卧或心源性恶液质等。

2. 专科情况　主要是心脏的望、触、叩、听。

望诊：心前区的畸形情况，心尖博动的部位、范围、程度等。

触诊：心前区震颤的部位、范围、程度等。

叩诊：叩出心脏的大小，学会心脏大小的记录方式。

听诊：心率、心律、心音。杂音：部位、时间、程度、性质、传导和伴有震颤的情况。

正常心脏浊音界

右侧(cm)	肋间	左侧(cm)
	Ⅱ	
	Ⅲ	
	Ⅳ	
	Ⅴ	

锁骨中线距正中线　cm

例如：二尖瓣狭窄的心脏杂音。心尖二尖瓣听诊区可闻及(3～4)/6 级舒张期杂音，粗糙且局限，左侧卧位、活动后、呼气末增强，常伴有明显的舒张期震颤。此杂音是二尖瓣狭窄重要而特异的体征。心尖部 S_1 亢进及二尖瓣开放拍击音，见于二尖瓣狭窄早期的隔膜型，为二尖瓣分离术的重要参考条件。肺动脉瓣区第二心音(P_2)亢进及分裂，为肺动脉高压表现。肺动脉瓣区舒张早期吹风样杂音，为相对性肺动脉瓣关闭不全所致。重症二尖瓣狭窄在三尖瓣听诊区可闻及收缩期吹风样杂音，系相对三尖瓣关闭不全造成的杂音。

(三)主要辅助检查

1. 胸部心脏 X 线三位摄片检查　可见心影增大，特征性的双房影，左房增大，左室偏小。肺血增多改变，肺纹理改变。肺纹理粗、乱，肺门影增大，右心室扩大，肺动脉段隆突。长期肺淤血的病例，肺组织内含铁血黄素沉着，肺野内可见致密的粟粒状阴影。

2. 血沉、抗“O”、C-反应蛋白检查　在风湿活动期指标往往异常升高，有的病例类风湿因子可呈阳性。

3. 心电图检查　电轴的改变、心房和心室容量负荷的改变、传导阻滞等。轻度狭窄心电图可正常。左心房肥大可出现二尖瓣 P 液，即 P 波幅度增大和有切迹。有肺动脉高压者呈现电轴右偏及右心室肥厚。

4. 心脏超声检查　可观察到病变的具体情况，M 型超声心动图可见二尖瓣叶呈同向运动和城墙样改变，如病变瓣膜部位和瓣膜结构是否增粗增厚、是否有钙化，瓣口及瓣环的大小，房室内径大小、压力值、血流变化。

(四)诊断和鉴别诊断

1. 根据患者病史、体征、辅助检查做出诊断。主要诊断依据如下：

(1)风湿热或风湿性关节炎等风湿性疾病史，有渐进性劳力性呼吸困难、乏力、间断性咯血等症状。

(2)在心尖部可听到二尖瓣狭窄病变的特征性心脏杂音。

(3)心脏超声检查可确诊。

2. 鉴别诊断

二尖瓣狭窄在临床上主要需与左房黏液瘤鉴别，可凭借心脏超声检查明确鉴别。

(五)治疗

1. 内科治疗　强心利尿扩血管治疗，改善或纠正水电解质及酸碱平衡紊乱，合并肺部感染者应使用抗生素进行抗感染治疗，重症瓣膜病变患者术前应加强营养支持治疗。加强护理和健康教育，对症治疗，纠正心力衰竭，改善心功能。完善各种术前检查，目的是积极为手术治疗做准备。

2. 手术治疗

(1)全麻中低温体外循环下心内直视瓣膜置换手术：提倡尽量在心肌明显受损前手术。

手术指征：

1)无明显症状的、血流动力学改变不明显而且心功能Ⅰ级的患者不需手术治疗。

2)症状明显的、血流动力学改变明显而且心功能Ⅱ－Ⅲ级患者应行手术治疗。心功能Ⅳ级者待心功能支持治疗改善后再行手术。伴有心房纤颤、肺动脉高压、体循环栓塞及功能性三尖瓣关闭不全者亦应手术，但手术危险性增大。有风湿活动或感染性心内膜炎者应在风湿活动及心内膜炎完全控制后6个月再行手术。若感染无法用药物控制则应及早手术治疗。

人工瓣膜分为人工机械瓣膜和人工生物瓣膜。

人工生物瓣膜寿命较人工机械瓣膜短(时间因各种原因而不确定)。适用于高龄患者、不能耐受终生抗凝、有特殊需要或有特殊其他疾病的人群。

(2)瓣膜成形术：适用于瓣膜及瓣下病变较轻，瓣膜活动度较好，而瓣环有明显扩大者。瓣膜成形术包括分离交界粘连及腱索粘连，修整瓣叶，以恢复瓣膜的正常功能。对于瓣环明显扩大者可采用瓣环缝缩术或植入人造瓣环，以纠正因瓣环扩大而引起的关闭不全。

(3)二尖瓣闭式扩张术：适用于瓣膜及瓣下病变较轻、瓣膜活动度较好、单纯的二尖瓣狭窄患者；由于术后再次狭窄使5～8年后大部分患者都面临换瓣，所以目前多在需要怀孕的年轻女性患者采用。现在多采用介入二尖瓣球囊扩张术。

(六)预后

1. 患者一般预后较好，但患者心功能在术后1～2年内才逐渐恢复，所以术后应注意休息。同时积极对心功能支持治疗。

2. 人工机械瓣膜置换术后需要终生服用华法林抗凝治疗。人工生物瓣膜需要3～6个月抗凝治疗。定期监测凝血功能(凝血四项)使INR延长至正常值的1.5～2倍水平。

五、典型病例资料

王××，女，42岁，入院时间：××××年××月××日15时30分。

病史采集时间：××××年××月××日16时30分。

病史提供者：患者本人/家属/陪伴。

可靠程度：可靠。

主　诉：反复劳累后胸闷、心悸4个月余。

现病史：患者4个月前于活动后出现胸闷、心悸，胸闷位于胸骨中段后，持续约5min，休息后可缓解，偶有胸痛，伴出汗、气促，有夜间阵发性呼吸困难，下肢肿胀，症状呈渐进性加重。遂到××县人民医院诊治，超声心动图提示：左房大；二尖瓣重度狭窄并轻度返流，考虑风湿性心脏病可能性大。治疗后(具体用药不详)症状缓解，今日患者为求进一步诊疗遂来我院就诊。门诊拟"风湿性心脏病二尖瓣狭窄"收入我科。患者常有头晕，偶有头痛，有胃部疼痛，伴反酸、嗳气，偶有恶心、呕吐，呕吐为胃内容物，有腹胀，无腹痛、腹泻。无咳嗽、咳痰，无发热、恶寒，无鼻塞。流涕。饮食、睡眠一般，大、小便正常，近期体重无明显减轻。

既往史：20××年行输卵管结扎术；否认高血压病、糖尿病病史，否认肝炎、结核等传染病史，无外伤及输血史，无食物及药物过敏史，预防接种史不详。

个人史：原籍出生长大，无疫水疫区接触史，无长期放射性、化学性物质接触史，生活规律，条件一般。否认烟、酒等不良嗜好。否认冶游史、性病史及吸毒史。

月经及生育婚姻史：已婚，(2～3d)/(26～30d)，平素月经规律，无白带异常，有痛经史，无异常阴道出血史。育有3女1男。

家族史：孩子体健。爱人体健。无传染病病史，无家族遗传性疾病病史。

体格检查：T 36.5℃，R 20 次/min，P 80 次/min，BP 112/72mmHg，身高 162cm，体重 42kg。

发育正常，营养欠佳，形体消瘦，步入病房，自动体位，神志清楚，查体合作，应答切题。全身皮肤黏膜无苍白及黄染，可见“二尖瓣面容”，未见蜘蛛痣及肝掌，浅表淋巴结无肿大。头颅五官端正，结膜无苍白、充血，双侧瞳孔等大等圆，直径约3mm，双侧对光反射灵敏。外耳道无异常分泌物，双侧乳突区无压痛。鼻腔通畅，无异常分泌物。口唇无苍白，伸舌居中，咽无充血，双扁桃体无肿大。颈软，颈静脉充盈明显，肝-颈静脉回流征阳性，气管居中，甲状腺未触及肿大，胸廓无畸形，双侧胸廓扩张度对称，触觉语颤正常，无胸膜摩擦感。心、肺情况见专科检查。腹平坦，脐下可见一长约2cm的陈旧性疤痕，未见胃肠型及蠕动波，无腹壁静脉曲张，腹肌软，剑突下有压痛，无反跳痛，肝、脾肋下未及，墨菲征阴性，肝上界位于右锁骨中线上第5肋间，肝下界位于右肋缘下二横指。双肾区无叩击痛，移动性浊音阴性，肠鸣音正常，5次/min，无振水音及血管杂音。肛门及外生殖器未查。脊柱及四肢关节无畸形、无红肿及压痛、叩击痛，四肢肌力正常，双下肢中度指陷性水肿。各种神经生理反射存在，病理反射未引出。

专科情况：双肺呼吸运动对称，触觉语音正常，双肺叩诊清音，双肺听诊呼吸音粗，未闻及干、湿性啰音。心前区无隆起，心尖搏动位于第5肋间左锁骨中线处，有震颤，无心包摩擦感，心界向左扩大，心相对浊音界轻度扩大，如右表所示。心率92次/min，律绝对不齐，第一心音减弱，二尖瓣区可闻舒张期隆隆样、局限性杂音，伴舒张期震颤。P_2亢进。

右侧(cm)	肋间	左(cm)
2	Ⅱ	3
2.5	Ⅲ	6
4	Ⅳ	6
	Ⅴ	7

锁骨中线离正中线8cm。

辅助检查：

(××县人民医院)超声心动图：左房增大；二尖瓣重度狭窄(0.67cm)并轻度返流。考虑：风湿性心脏病可能性大。

心电图示：心房颤动。

初步诊断：1. 慢性风湿性心脏瓣膜病
2. 二尖瓣重度狭窄并轻度关闭不全
心房颤动
肺动脉高压
3. 心功能Ⅱ级、心衰Ⅰ度

住院医师：吴××
上级医师：刘××

六、病例临床特点分析

结合上述典型病例分析如下：

(一)病史特点

1. 典型或非典型的风湿热病史。

2. 渐进性的体力下降和劳力性呼吸困难。

(二)体征特点

1. 由于慢性缺氧可导致“二尖瓣面容”。

2. 心尖二尖瓣听诊区可闻及舒张期杂音，粗糙且局限，左侧卧位、活动后、呼气末增强，常伴有明显的舒张期震颤。此杂音是二尖瓣狭窄重要而特异的体征。

【见习手术或录像】

见习中可以让同学们观看并讲解体外循环下二尖瓣置换术手术或录像。

【思考题】

1. 风湿性心脏病的病因、病史的演变和诊断。

2. 风湿性心脏病的治疗原则与常用方法。

(刘　苏　闫庆峰)

第三章 神经外科疾病

第一节 颅内压增高

一、见习目的

1. 掌握颅内压增高的概念、临床表现特点、诊断及特殊检查方法。
2. 熟悉颅内压增高的病情观察和处理原则。
3. 了解颅内压增高与脑疝形成的发病机制。

二、见习准备(患者和资料)

1. 典型颅内压增高患者 1 例及患者病历。
2. 典型颅内压增高患者的头部 X 线片、头部 CT 片、头部 MRI 片 1 套。
3. 颅内压增高患者体格检查与标准手术录像各 1 部。

三、见习方案

1. 带教老师介绍颅内压增高患者病史采集及体格检查要点与注意事项,并选择一名患者或学生示范神经系统体检。

2. 学生分组,进病房采集病史,并做体格检查(重点行神经系统检查)。

3. 学生回示教室,向带教老师汇报所采集的病史及体检所见,提出必要的辅助检查,教师展示相关典型的辅助检查资料。

4. 学生归纳、分析病例特点,做出初步诊断及鉴别诊断。

5. 带教老师组织学生集体讨论颅内压增高的诊疗方案和治疗原则。

6. 结合典型的颅内压增高病例,教师归纳总结、指出知识要点。

四、见习内容

(一)病史采集

1. 现病史采集注意事项

(1)询问主诉:来院就诊的主要症状及其持续时间。

(2)发病原因?有无诱因?起病急缓?病程长短?

(3)主要症状:①有无头痛?头痛部位、程度、性质、发作特点、有无规律?头痛发作次数与持续时间?能否耐受?能否自行缓解?有无进行性加重?②有无呕吐?是否与头痛伴随?是否为喷射性呕吐?③有无视物模糊?④意识有无改变?意识障碍程度、出现的时间、演变情况?

(4)伴发症状:①有无癫痫发作?癫痫发作的形式、频率、是否伴有意识障碍?②有无肢体乏力或瘫痪?瘫痪发生的部位、程度?③四肢、躯干及面部有无麻木、疼痛或其他感觉障碍?④是否有视力下降、复视、眩晕、行走不稳、幻听、幻视、耳鸣、听力下降、声音嘶哑?⑤有无发热及发热情况?

(5)病情进展情况:上述各情况首次出现的时间,如何进展与演变?目前情况如何?

(6)诊疗情况:有无就诊?何处就诊?做过何种检查?诊断何病?如何治疗?疗效怎样?

(7)一般情况:精神、体力、饮食、大小便如何?体重有何变化?部分病例(如鞍区肿瘤)还需问及性功能有无改变。

2.其他相关病史

(1)既往患有哪些疾病?有无药物过敏史、外伤史、手术史、输血史?

(2)个人史:包括患者生活史、职业史、疫水接触史及疫区生活史、月经史、生育史等。

(3)家族史及遗传病史。

(二)体格检查要点

1.生命体征(体温、脉搏、呼吸、血压) 颅内压增高严重时可出现生命体征异常。

2.一般状况 神志、精神状态;皮肤、黏膜及浅表淋巴结;体位、步态;全身营养状况。颅内压增高患者晚期可出现精神、神志改变;长期呕吐、厌食患者,可出现全身营养改变;运动障碍、共济失调患者可出现体位与步态异常。

3.全身主要脏器体检 颈部检查,注意甲状腺、气管情况;胸部体检注意心、肺、纵隔情况,如伴有心、肺疾病应详细检查。腹部体检,注意消化系统、泌尿系统有无异常。脊柱、四肢检查排除相关疾病。

4.专科情况 重点在神经系统检查,包括:①十二对颅神经,检查有无嗅觉改变;视力、视野障碍;复视;神经性耳聋;舌肌有无萎缩、伸舌有无偏斜、声音有无嘶哑;转颈、耸肩运动情况等。②运动系统检查:注意四肢肌力、肌张力;③感觉系统检查:浅感觉(痛、触、温),深感觉(运动觉、位置觉、震动觉),复合感觉(实体觉、定位觉、两点分辨觉、图形觉)。④共济运动检查:指鼻试验、轮替试验、跟膝腱试验、昂伯征。⑤生理反射:深反射(肱二头肌反射、肱三头肌反射、桡骨膜反射、踝反射、踝阵挛),浅反射(腹壁反射、提睾反射、肛门反射)。⑥病理反射:Babinski 征、Chaddock 征、Oppenheim 征、Gordon 征、Hoffmann 征。⑦脑膜刺激征:颈抵抗感、Kering 征、Brudzinski 征。专科情况还包括疾病相关的其他阳性体征和有鉴别意义的阴性体征。

(三)主要的辅助检查

1.头部 CT、MRI 检查 CT、MRI 检查对颅内病变有十分重要的诊断价值,是目前首选的、主要的辅助检查手段。可提供病变的部位、形状、大小、性质、是否伴有脑水肿或脑积水等重要的影像特征。不仅可对颅内压增高的病因作出定位诊断,甚至可作出定性诊断。

2.X 线检查 ①普通头颅 X 线平片可显示颅缝增宽(婴儿显著)、蝶鞍扩大、鞍背骨质吸收、颅骨血管压迹及脑回压迹加深等慢性颅高压表现;对于颅脑外伤伴有的颅骨骨折有重要价值,因此在临床上经常用到头颅 X 线平片检查。②脑血管造影检查对脑血管病变或富含血管的肿瘤性病变有重要诊断价值,临床上可结合病例特点与诊断需要选择此项检查。目前使用较多的是数字减影脑血管造影检查技术(DSA)。

3.脑电图(EEG)检查 较少使用,对伴有癫痫发作者有一定价值。

4.血常规 可见白细胞总数及中性粒细胞比例增高,与病情严重程度相关。

5.腰穿脑脊液(CSF)检查 可测定颅内压,并对脑脊液进行常规、生化检查和细胞学分析。腰穿 CSF 检查简便、可靠、易行，但对有明显颅内压增高的患者，尤其是颅内占位病变者，须慎做腰穿，以防诱发脑疝。

（四）诊断及鉴别诊断

1. 诊断　需要明确的是颅内压增高是一种临床病理综合征，而不是一个独立的疾病。诊断方面，首先确定是否存在颅内压增高？颅内压增高程度如何？继而确定是哪种疾病导致颅内压增高？

临床上主要根据患者的典型症状和体征，结合相关辅助检查作为颅内压增高的诊断依据。前述“三主征”（即头痛、呕吐、视神经乳头水肿）即是颅内压增高重要的临床证据。确定颅内压增高的直接证据主要依靠腰穿 CSF 测压或脑室穿刺测压、动态颅内压监测来获得；病因诊断方面：主要根据患者年龄、病史及具有定位意义的症状和体征，结合头部 CT、MRI 检查结果来确定。

2. 鉴别诊断

（1）高血压脑出血：患者常有原发性高血压病史，突然发病，病情变化快，头部 CT 可资鉴别。

（2）颅内肿瘤：缓慢起病，逐渐出现颅内压增高症状，头部影像学（CT、MRI）检查可辅助诊断。

（3）颅内动脉瘤或血管畸形：如不并发出血，一般不出现颅内压增高。出血后可有头痛、呕吐等急性颅内压增高症状，头部 CT、MRI 结合 CTA/或 MRA/或 DSA 检查可确诊，其中 DSA 是迄今公认的脑血管病诊断“金标准”。

（4）良性颅内压增高综合征：又名假脑瘤综合征。患者除颅内压增高外无其他阳性神经系统体征，病情发展缓慢、且能自行缓解。对良性颅内压增高综合征的诊断必须慎重。需通过临床详细而全面的检查，排除了引起颅内压高压的其他原因（肿瘤、炎症、脑积水等）之后，再根据临床上仅有颅内高压症状、脑脊液细胞生化检查正常、头颅 CT 或磁共振检查未能发现颅内局部病灶等特点而做出诊断。以后仍需一段时间的严密观察和随访。

（五）急性脑疝

急性脑疝是颅内压增高发展到一定程度后发生的严重后果。颅脑损伤、颅内肿瘤、脑血管病（脑出血、脑梗死）、脑脓肿等颅脑疾病发展的最终结局往往是导致脑疝而死亡。临床上最常见、且最重要的脑疝是小脑幕切迹疝及枕骨大孔疝。

1. 小脑幕切迹疝的临床表现特点　①颅内压增高症状进行性加重，头痛、呕吐明显；②意识障碍进行性加重；③患侧瞳孔先缩小、继而散大，对光反应迟钝或消失；④对侧肢体可出现偏瘫；⑤晚期出现生命体征改变（Cushing 征）。

2. 枕骨大孔疝的临床表现特点　①颅内压增高症状急剧加重，头痛剧烈、喷射性呕吐；②生命体征紊乱（Cushing 征）出现早且较明显；③突发呼吸骤停；④深度昏迷，可随呼吸骤停后出现；⑤双侧瞳孔散大、固定，对光反应消失。

（六）治疗

1. 一般处理　①凡有颅内压增高的患者应留院观察，密切监测神志、瞳孔、生命体征变化，其中神志观察尤为重要；②保持呼吸道通畅；③头部适当抬高；④昏迷及频繁呕吐者应禁饮、禁食，给予补液治疗；⑤病情稳定者，需尽快查明病因以明确诊断，尽早实施去除病因的治疗。

2. 病因治疗　颅内占位病变，首选治疗手段是手术切除病变、解除颅内占位；脑积水患者可行分流手术，等等。发生急性脑疝者，应及时进行紧急抢救或手术处理。

3. 脱水降低颅内压治疗　是首选的有效措施，可快速降低颅内压、减轻脑水肿、防止脑疝形成。常用的药物有 20％甘露醇、甘油果糖、20％人血白蛋白、呋塞米、双氢克尿噻等。症状较轻者可口服给药，有意识障碍或症状较重者多需静脉注射给药。

4. 激素治疗　激素可减轻脑水肿，有助于缓解颅内压增高。

5. 亚低温或冬眠低温治疗　可减少脑细胞耗氧量，降低脑代谢，防止脑水肿的发生发展。简单常用的方法有头部冰帽、冰袋或冰槽降温。

6. 脑室穿刺脑脊液外引流　可有效缓解颅内压增高。

7. 巴比妥疗法　可降低脑代谢，减少脑氧耗及增加脑细胞对缺氧的耐受力。

8. 过度换气疗法　可降低脑血流量，降低颅内压。

9. 抗感染治疗　用于控制颅内感染或其他器官（如肺部、尿路）合并感染。

10. 其他对症治疗　如抗癫痫、镇痛、镇静等。

（七）预后

早期轻度颅内压增高患者如诊断明确、经积极处理，预后一般良好。中晚期重度颅内压增高患者，预后多较凶险，可发展成脑疝，甚至危及生命。

五、典型病例资料

张××，女性，45岁，入院时间：2010年6月24日11时50分。

病史采集记录时间：2010年6月24日12时10分。

病史提供者：患者本人/家属/陪伴。

可靠程度：可靠。

主　诉：间断头痛一年，进行性加重一月余。

现病史：患者于一年前无明显诱因开始间断出现头痛，为双额颞部胀痛，无昼夜规律。起初头痛呈间断发作，间隔时间数天不等，持续时间多为半小时至一小时左右，多能耐受，不伴其他不适。半年后头痛发作次数增多，亦无明显规律。尤其近一个月来头痛更为频繁，几乎每天都有发作，持续时间延长，有时整天头痛，伴头昏、思睡，睡眠后头痛不缓解。近半月来出现频繁呕吐，呕吐多呈喷射性，呕吐物为胃内容物，呕吐后头痛有时有短暂减轻。起病后曾在当地医院就诊，给予口服药物治疗，具体用药不详，症状改善不明显。今因病情加重，为进一步诊治来我院就诊。行头颅MRI检查，发现颅内占位病变，伴双侧侧脑室扩大。门诊拟“颅内占位病变并脑积水”收入院。患者自发病以来，不伴发热、抽搐，无明显多饮多尿，无性格异常改变，食欲及睡眠较差，大小便正常，体重未见明显变化。

既往史：既往体健。否认“高血压”、“糖尿病”、“精神病”、“肝炎”、“肺结核”、“伤寒”等病史。无外伤手术史，无药物过敏史及食物中毒史，预防接种史不详。

个人史：居住条件及生活环境一般，无疫水、疫区接触史，无毒物、射线接触史，无不良卫生习惯及烟酒嗜好。

月经婚育史：已婚已育。月经13岁初潮，(4～5)d/(28～30)d。末次月经2012年5月7日，量中等，无痛经史。

家族史：父母及子女均健康，否认有家族性传染病及遗传病史。

体格检查：T 36.6℃，R 16次/min，P 86次/min，BP 110/78mmHg。

发育正常，营养中等，表情自然，自动体位，步入病房，步态正常，查体合作。皮肤、巩膜无黄染，全身浅表淋巴结无肿大。头颅无畸形，五官端正，毛发正常。双眼眼睑无下垂，双瞳孔等大、等圆，直径约2.5mm，对光反应敏感，裸眼视力：左眼0.8，右眼0.2；其眼部检查见专科情况。双侧外耳道通畅，鼓膜无穿孔，无流血、流脓。双侧鼻腔通畅，鼻中隔无偏移。唇无发绀，咽部无充血，扁桃体不肿大。颈软，气管居中，甲状腺无肿大，颈静脉不怒张。胸廓对称，无畸形，双侧呼吸运动正常，双肺叩诊呈清音，呼吸音清，未闻及干、湿性啰音。心尖搏动位置正常，心浊音界无扩大，心率 86 次/min，律齐，各瓣膜听诊区未闻及病理性杂音。腹平、软，未见肠型及蠕动波，全腹无压痛、未触及异常包块，肝脾肋下未触及，腹部无移动性浊音，肠鸣音正常。脊柱、四肢无畸形，活动不受限，各关节无红肿。肛门、外生殖器未查。神经系统体检见专科情况。

专科情况：神志清楚，理解力、定向力、记忆力、计算力基本正常。双眼球位置基本正常，上视轻度受限，视野检查：双眼视野基本正常；眼底检查：双侧视神经乳头明显水肿。听力粗测正常。口角无歪斜，鼻唇沟左右对称，咀嚼有力，伸舌居中，双侧咽反射存在，转颈、耸肩对称有力。全身深、浅感觉存在，四肢肌力、肌张力正常，共济运动试验：基本正常。各肌腱反射正常存在。双侧 Babinski 征（—）、Hoffman 征（—），Kering 征（—）。

辅助检查：

头颅 MRI：平扫见小脑幕裂孔后缘中线位近松果体区有一占位病变，大小约 3.0cm×3.2cm×4.6cm，肿物边界清楚，形态呈类圆球形，增强扫描强化明显。三脑室后部受压，双侧侧脑室对称性扩大。

初步诊断：1. 松果体区占位性病变：脑膜瘤？
2. 梗阻性脑积水

住院医师：叶××

上级医师：丁××

六、病例临床特点分析

结合上述典型病例分析如下：

（一）一般临床表现的特点

颅内压增高的典型表现为头痛、呕吐、视乳头水肿，即所谓“三主征”。病情较重者可出现不同程度的意识障碍，甚至生命体征紊乱。特点如下：

1. 头痛　多为持续性、进行性加重，以前额及双颞侧为主，夜间或晨起加重。需要与血管性头痛相鉴别。

2. 呕吐　多呈喷射性呕吐，较少伴恶心症状，多在头痛较剧烈时出现。

3. 视神经乳头水肿：是亚急性或慢性颅内压增高重要的客观体征，而急性颅内压增高在急性期较少查出视乳头水肿。

4. 意识障碍　多见于中晚期颅内压增高患者，而早期颅内压增高患者较少出现意识改变，症状随病情进展而呈进行性加重。意识障碍程度由轻到重可表现为嗜睡、定向力障碍、意识朦胧、昏睡、浅昏迷、中度昏迷、深昏迷。目前国际上多采用格拉斯哥昏迷评分（Glasgow coma scale，GCS），根据 GCS 评分高低评估意识障碍程度，能比较客观准确地反映病情。

5. 生命体征改变　见于重度颅内压增高、脑疝形成的患者。主要表现为心率减慢、呼吸减慢、血压升高（“二慢一高”征）、脉压差增大、高热或体温不升，即所谓“颅高压危象”，也称为库欣（Cushing）征。

（二）病因相关的定位症状与体征

引起颅内压增高的病因（如占位病变）可发生于颅内不同部位，病灶对所在部位的脑组织、颅神经等结构和功能造成损害，而表现出不同的症状和体征。这一类症状与体征可反映占位病变的部位，因此称为“定位症状”，有助于诊断。现将各部位占位临床表现特点归纳如下：

1. 额叶占位病变　常见的症状为精神障碍与运动障碍。表现为情感淡漠、反应迟钝、理解力和记忆力减退，或表现为欣快感、多言多语。有时可能误诊为神经衰弱或精神病。运动障碍包括运动性失语、对侧肢体不全性瘫痪与癫痫发作（大发作与局限性发作）。同向运动中枢受刺激时出现头及两眼球向对侧偏斜。有时可出现抓握反射。

2. 顶叶占位病变　常出现对侧肢体、躯干感觉（包括皮质觉）减退、失用，感觉性癫痫等。

3. 颞叶占位病变　颞叶为脑功能的次要区域，此部位肿瘤可以长期不出现定位症状。可有轻微的对侧肢体肌力减弱，颞叶钩回发作性癫痫（表现为幻嗅、幻听，吸吮动作、梦游、对侧肢体抽搐（钩回发作）、命名性失语等。

4. 枕叶占位病变　可出现幻视、病变对侧同向偏盲。顶叶与颞叶后部病变则出现对侧下1/4 或上 1/4 视野缺损（象限盲）。

5. 鞍区占位病变　主要表现为内分泌障碍与视觉障碍（视力减退、视野缺损等）两大症候。较少有颅内压增高征。

6. 松果体区占位病变　可较早出现颅内压增高症状和体征。此外，还可表现出四叠体受压症候，如上视障碍，瞳孔对光反应异常；尿崩、嗜睡、肥胖、性早熟等。

7. 小脑占位病变　小脑半球受累表现为水平性眼球震颤，同侧上下肢共济失调，向病变侧倾倒。蚓部病变出现下肢与躯干性共济失调、眩晕症状。

8. 小脑桥脑角占位病变　该区域病变可累及中后组颅神经及脑干而出现相应症状和体征，表现为同侧面部疼痛或感觉减退、耳鸣、听力障碍、周围性面瘫、饮水呛咳、吞咽困难与声音嘶哑、一侧或两侧锥体束征等，晚期引起梗阻性脑积水、颅内压增高征。

【观看手术或录像】

参观一例伴有颅内压增高的脑肿瘤手术，或观看典型病例手术录像。

【思考题】

1. 举例说明颅内压增高的常见病因。
2. 叙述小脑幕切迹疝患者出现瞳孔改变的临床特点。
3. 简述颅内压增高的主要临床表现和处理原则。

（杨　堃）

第二节　颅脑损伤

一、见习目的

1. 掌握头皮损伤、颅骨折的诊断和处理原则。
2. 熟悉脑震荡、脑挫裂伤、急性硬膜外血肿的临床表现、诊断及处理原则。
3. 了解不同类型颅内血肿的临床表现、诊断步骤及处理原则。

二、见习准备(患者和资料)

1. 典型颅脑损伤患者 1 人及其病例资料。

2. 常见典型颅脑损伤(脑挫裂伤、硬脑膜外血肿、硬脑膜下血肿)头部 CT 片各 1 套。

3. 标准的急性硬膜外血肿清除术手术录像 1 部。

三、见习方案

1. 带教老师讲授病史采集要点、模拟示范体格检查。

2. 学生分组进病房采集病史,并做体格检查。

3. 学生回示教室汇报病历摘要及体检结果,提出必要的辅助检查,教师展示典型辅助检查资料。

4. 带教老师组织学生讨论治疗原则和常用的治疗方法。

5. 带教老师总结见习内容,指出知识要点。

四、见习内容

(一)病史采集

1. 现病史采集时应注意的要点

(1)受伤情况:受伤方式与致伤类型?头部着力位置?暴力大小与严重程度?受伤时间?受伤环境?

(2)受伤前是否有醉酒?其他与受伤关联的因素?

(3)主要症状:伤后有无意识障碍?意识障碍程度?有无中间清醒期?有无头痛、呕吐、抽搐、肢体瘫痪?有无误吸、窒息情况?头部有无伤口及出血情况?有无外耳道及鼻腔流血与脑脊液漏?

(4)伴随症状:伤后是否有视力下降、眩晕、行走不稳、幻听、幻视、听力下降、声音嘶哑?有无搏动性突眼?有无颈痛、胸痛、呼吸困难、腹痛?伤后血压有无异常改变?(须警惕多发伤)。

(5)诊疗情况:伤后现场急救情况?是否在外院就诊过?做过何种检查与治疗结果如何?

(6)一般情况:精神状态、体力、饮食、大小便情况如何?

2. 其他相关病史

(1)既往病史?有无头部外伤史?有无药物过敏史、手术史、输血史?

(2)个人史:包括患者生活史、职业史、疫水接触史、婚姻史、女性患者的月经史、生育史等。

(3)家族史及遗传病史。

(二)体格检查要点

1. 生命体征(体温、脉搏、呼吸、血压)　颅脑损伤患者有严重颅内压增高表现时可出现生命体征异常。

2. 一般状况　①意识情况、精神状态;②皮肤、黏膜及浅表淋巴结;③体位、步态;④全身营养状况。其中意识状态可采用 GCS 评定,可在“专科情况”中详述。

3. 全身各系统主要脏器体检　①头部检查见专科情况;②颈部检查,注意甲状腺、气管、颈部血管情况;③胸部体检注意心、肺、纵隔情况,如伴有心、肺疾病应详细检查;④腹部体检,注意消化系统、泌尿系统有无异常;⑤肛门、外生殖器情况;⑥脊柱、四肢检查有无畸形及活动障碍。注意警惕有无复合伤。

4. 专科情况　重点在神经系统检查，包括：①意识状态评估，GCS 评分；②头、面部外伤体征：头面部伤痕、伤口情况；有无"熊猫眼"征、Battle 征；③外耳道、鼻腔有无脑脊液漏；④有无口腔出血及牙齿脱落情况；⑤神经系统检查：对于无明显意识障碍者，可依次按颅神经系统、运动系统、感觉系统、共济运动、生理反射、病理反射、脑膜刺激征各部分进行检查。但对于意识障碍较重的患者，上述部分检查项目往往不能配合，检查须重点突出，应结合主要体征进行综合判断。重点检查以下客观体征：如眼球位置、角膜反射、睫毛反射；瞳孔大小、形态、对光反应；眼底有无出血、视神经乳头有无水肿与萎缩；口角有无歪斜；能否发声、声音有无嘶哑；四肢有无瘫痪体征、肌张力有无改变；生理反射（尤其是膝键反射、腹壁反射、提睾反射、肛门反射）是否存在与对称；病理反射可否引出；是否有脑膜刺激征。

（三）主要辅助检查

1. 头颅 CT　是目前诊断颅脑损伤的首选方法，快捷、无创、易行，能准确显示是否有颅骨骨折、脑挫裂伤、颅内血肿、脑水肿等情况。

2. 头颅 X 线平片　可了解颅骨骨折的位置、范围、性质、程度，颅内有无积气等。经济实用，在无 CT 设备情况下可作为首选检查手段。

3. 头颅 MRI　在判断创伤后脑水肿程度、脑挫裂伤灶、弥漫性轴索损伤、脑干损伤等方面优于 CT。但一般不作为急性颅脑损伤的首选辅助检查，多用于颅脑损伤病情相对稳定后的进一步检查、诊断与随访。

4. 脑电图检查　可发现异常脑电波，主要用于伴有癫痫发作者。一般急诊颅脑损伤患者不作为常规检查项目。

5. 数字减影脑血管造影(DSA)　可用于颅脑损伤的合并症(如外伤性颈内动脉海绵窦瘘等)的诊断，偶用于外伤性与自发性颅内出血的鉴别诊断。一般不作为急性颅脑损伤的常规检查手段。

（四）诊断和鉴别诊断

颅脑损伤包括头皮损伤、颅骨损伤和脑损伤。头皮与颅骨损伤根据患者外伤史、伤后症状与体征、结合头颅 X 线平片与 CT 检查，多可做出明确诊断。而脑损伤诊断相对复杂一些。脑损伤分为原发性脑损伤和继发性脑损伤两大类，原发性脑损伤包括脑震荡、脑挫裂伤、弥散性轴索损伤(DAI)、原发性脑干损伤；继发性脑损伤是指继发于原发损伤后出现的颅内出血(颅内血肿)与脑水肿。其诊断要点如下：①有明确外伤史。②伤后有不同程度的意识障碍。意识障碍的程度及持续的时间与原发性或继发脑损伤的严重程度一致，轻者昏迷短暂，重者昏迷时间较长，甚至持续昏迷。③神经系统有无阳性(定位)体征？④生命体征有无改变？有无库欣(Cushing)反应？⑤是否有颅内压增高征？⑥是否出现脑疝症状与体征(如瞳孔变化等)。⑦辅助检查所见，主要是头颅 CT 检查结果，可显示脑挫裂伤的部位及范围、是否合并硬膜下血肿或脑内血肿、是否伴有脑水肿、中线结构有无移位等影像特征。必要时辅以 X 线片、MRI、DSA、腰穿等。

上述③～⑥一般出现于中、重型颅脑损伤，多见于原发损伤较重或继发性损伤(颅内血肿及脑水肿)较明显者。

需与下列疾病进行鉴别：

(1)颅内肿瘤：无外伤史，缓慢起病，逐渐出现颅内压增高症状。CT 及 MRI 扫描可见肿瘤征象。

(2)高血压脑出血：患者常有高血压病史，而无外伤史；急性发病，病情变化快；头部 CT 见血肿多位于基底节区、丘脑等高血压脑出血的好发部位。

(3)自发性颅内出血：多为颅内动脉瘤或血管畸形破裂所致。一般突然发病，无外伤史，发病前常有头痛等先驱症状，血管瘤破裂后出现急性颅内压增高症状，CT 检查可见蛛网膜下腔出血或脑内血肿，血管成像检查可发现动脉瘤或血管畸形。

(五)治疗

治疗重点是处理继发性脑损伤(颅内血肿和脑水肿)，着重于脑疝的预防和早期发现，特别是颅内血肿的早期发现与处理。

1. 轻型　以卧床休息 1～2 周和一般治疗为主，注意观察生命体征，意识和瞳孔改变，普通饮食。多数患者数周后即可正常工作。

2. 中型　绝对卧床休息，48h 内应定期测量生命体征，观察意识和瞳孔改变，动态复查头部 CT 或 MRI，警惕继发性脑损伤(颅内血肿和脑水肿)；颅内压增高者给予脱水治疗。

3. 重型

(1)呼吸道：保持通畅，必要时行气管切开。

(2)严密观察病情，注意生命体征及意识，瞳孔变化及神经系统体征。

(3)动态复查头部 CT 或 MRI，警惕颅内迟发血肿及脑水肿、脑疝发生。

(4)防治脑水肿，降颅内压治疗：主要给予甘露醇脱水、呋塞米利尿、脑脊液引流、冬眠、过度换气等治疗降低颅内压。激素的使用目前存在争议。

(5)神经营养药物的应用：三磷酸腺苷(ATP)、细胞色素 C、辅酶 A、甲氯芬酯、胞二磷胆碱，氨乙异硫脲、谷氨酸、1-氨酪酸等。

(6)手术治疗：

开放性脑损伤：原则上尽早行清创缝合术，将开放性脑损伤变为闭合性脑损伤。闭合性脑损伤：其目的在于清除颅内血肿等占位病变，以解除颅内压增高，防止脑疝形成或解除脑疝。手术包括颅骨钻孔探查、血肿清除术和脑组织清创减压术。

颅内血肿手术治疗指征：保守治疗无效，局灶性体征及颅内压增高的症状进一步加重；意识障碍程度逐渐加深；CT 示幕上血肿＞40ml、幕下血肿＞10ml 和(或)中线移位＞5mm、脑室脑池受压；颅内压力＞2.65kPa(270mmH_2O)。

(六)预后

颅脑损伤患者的预后取决于患者病情的轻重程度、并发症及救治时机、年龄、身体状况、经济等多种因素。

五、典型病例资料

李××，男性，35 岁，入院时间：2012 年 5 月 12 日 12 时 00 分。

病史采集记录时间：2012 年 5 月 12 日 12 时 10 分。

病史提供者：患者家属。

可靠程度：可靠。

主　诉：摔倒致神志不清 10h。

现病史：患者于今晨 02:00 左右乘电动摩托车时不慎摔倒，头部着地(具体不详)，当即意识不清，呼之不应，持续约 10min 后清醒，诉有头痛，烦躁不安，伴有恶心，呕吐胃内容物数次，无外耳道及鼻腔出血。无呼吸困难，无四肢抽搐及大小便失禁等症状。就诊当地医院，予以“纳洛酮”静滴及“安定”镇静等对症支持处理，患者烦躁明显减轻；约 2h 后，患者再次出现意识模糊，但呼唤尚能答应，诉头痛剧烈，烦躁，予以对症处理后（具体不详），症状无明显好转；于06:40 就诊××区人民医院，查头颅 CT 示：脑挫裂伤、左侧额颞部硬膜下血肿、左侧颞叶血肿，右侧顶部硬膜外血肿。为进一步治疗转来我院，急诊室按"急性重型闭合性颅脑损伤"收入我科。自起病以来，未进饮食，大便未解，留置尿管。

既往史：既往体健。否认有"慢性肝炎、结核"等传染病史，否认"糖尿病、高血压"等病史，无其他重大外伤手术史，无食物、药物过敏史。

个人史：生长于本地，生活条件一般。无疫区疫水接触史。无烟酒嗜好。否认本人及其配偶有过冶游史、性病史及吸毒史。

婚育史：适龄结婚，配偶及女均体健。

家族史：否认家族性遗传性疾病史。

体格检查：T 36.8℃，P 93 次/min，R 20 次/min，BP 113/72mmHg。

发育正常，体形匀称，平车推入病房。全身皮肤无瘀斑、瘀点，无黄染。全身浅表淋巴结无肿大。外耳道无异常分泌物。鼻腔通畅。口腔见有少许痰液。颈抵抗明显，颈静脉无怒张，肝-颈静脉回流征阴性，气管居中，甲状腺无肿大；双侧胸廓呼吸动度可，无胸膜摩擦感，呼吸音粗，可闻及少许湿性啰音；心前区无隆起，无震颤，心界无扩大，心率 93 次/min，心律齐，各瓣膜区未闻及病理性杂音。腹平软，未见胃肠型及蠕动波，无腹壁静脉曲张，腹平软，未扪及包块，肝、脾肋下未及。移动性浊音(－)。肠鸣音约 3～4 次/min，无振水音及血管杂音。肛门及外生殖器未见异常。脊柱、四肢发育正常，双下肢及右上肢各关节无红肿，双下肢无浮肿。于背部、左侧髋部、左足部可见大小不等软组织挫伤痕。

专科情况：昏迷状态，GCS 评分 6 分（E1V1M4），查体不合作。右侧颞顶部见皮肤挫伤，局部肿胀。颅骨未触及凹陷征象。双侧瞳孔等大等圆，直径约 3.0mm，对光反应迟钝。双侧鼻唇沟无变浅，口角无歪斜。腹壁反射、提睾反射、肛门反射存在。双侧肱二头肌腱反射、肱三头肌腱反射、桡骨膜反射可引出。双侧膝腱反射、跟腱反射存在。右侧 Babinski 征(＋)、Chaddock 征(－)、Gordon 征(－)。左侧 Babinski 征(－)。双侧 Hoffman 征、Rossolimo 征阴性。颈项强直(－)，Kernig 征(－)，Brudzinski 征(－)。肢体肌力、感觉检查不配合。

辅助检查：

外院头颅 CT 示：左侧额叶、颞叶脑实质内可见团块状高密度灶，灶周水肿明显，中线结构右偏 15mm。左侧额颞顶枕可见少量新月形高密度灶。右侧顶部可见一双凸透镜形状的高密度影。右侧顶骨可见多条透亮线通过，未见错位；双侧颞顶部软组织肿胀。

初步诊断：1. 急性重型闭合性颅脑损伤

(1)左侧额颞叶脑挫裂伤并脑内血肿

(2)左侧额颞顶枕急性硬膜下血肿

(3)右侧顶部硬膜外血肿

(4)右侧顶骨骨折

(5)右侧颞顶部软组织挫伤

2. 全身多处软组织挫伤

住院医师：叶××

上级医师：马××

六、病例临床特点分析

结合上述典型病例分析如下：

(一)病史特点

患者为青年男性，有交通事故受伤过程；伤后有原发昏迷史，意识障碍表现出“中间清醒期”的特点，此系急性硬膜外血肿典型的意识障碍特点，提示继发性脑损害(颅内血肿)；患者表现出头痛、恶心、呕吐等症状，提示颅内压增高。

(二)体征特点

1. 患者昏迷，GCS 评分 6 分，烦躁，查体不合作；呼吸、血压及脉搏正常，排除休克，提示颅脑损伤及颅内高压。

2. 头外观见右侧颞顶部头皮挫伤及肿胀，提示暴力着力点在右侧颞顶部；右侧巴氏征阳性，提示左侧脑损伤；综合两者，有助于判断患者以对冲伤为主要受伤机制，导致左侧额颞叶脑挫裂伤并脑内血肿、硬膜下血肿等原发性和继发性损害。

(三)几种常见的颅脑损伤的临床特点

脑震荡的特点是伤后有短暂的昏迷，伴有逆行性健忘，CT 及腰穿多无明显异常。脑挫裂伤依损伤轻重及是否伴有颅内血肿、脑水肿以及血肿大小、水肿程度而表现各异。急性硬膜外血肿多伴有颅骨骨折，意识障碍多有“中间清醒期”或“意识好转期”的特点，头颅 CT 特征为颅骨内板下梭形高密度影。急性硬膜下血肿多与脑挫裂伤并存，伤后意识障碍往往呈进行性加重，头颅 CT 特征为硬脑膜下(脑表面)半月形或弧形高密度影。DAI(包括脑干损伤)多为剪应力致伤、伤后多持续昏迷，可呈去皮质强直状态；瞳孔可忽大忽小、形态异常，与脑干原发性损伤后瞳孔调节中枢受损有关，与脑疝发生后所致继发性脑干损伤之瞳孔改变有所不同；神经系统检查定位体征不明确；多数患者颅内压不高；常规 CT 扫描无明显异常，MRI 能发现 CT 所不能发现的病灶：典型 DAI 患者早期可见在胼胝体、脑干、基底节内囊区域及三脑室周围点片状出血灶。DAI 的特点是临床症状较重，而 CT 所见脑损伤似乎较轻微。

【观看手术或录像】

组织同学们观看并讲解开颅硬膜外血肿清除术录像。

【思考题】

1. 何谓原发性脑损伤？何谓继发性脑损伤？
2. 简述开放性颅脑损伤的概念和处理原则。
3. 简述 GCS 评分内容及临床意义。
4. 简述颅底骨折的诊断依据及治疗注意事项，颅骨凹陷性骨折的手术指征。
5. 简述颅内血肿的临床分型及影像学(CT)特点。
6. 简述颅内血肿的非手术治疗和手术治疗指征。

(唐建建　杨　堃)

第三节 颅内肿瘤

一、见习目的

1.掌握颅内肿瘤的常见类型、常用的分类方法。

2.熟悉颅内肿瘤常见的临床症状和体征,重要的辅助检查、诊断及鉴别诊断方法,病情观察和治疗原则。

3.了解几种常见的不同类型颅内肿瘤(胶质瘤、脑膜瘤、垂体瘤、听神经鞘瘤、颅咽管瘤、转移瘤)的临床特点。

二、见习准备(患者和资料)

1.常见的颅内肿瘤患者1例及其病例资料。

2.典型的相关影像学资料(CT、MRI)各1套。

3.常见的颅内肿瘤标准手术录像及神经系统体检录像各1部。

三、见习方案

1.带教老师介绍颅内肿瘤患者病史采集及体格检查要点与注意事项,并选择一名患者或学生示范神经系统体检。

2.学生分组,进病房采集病史,并做体格检查(重点行神经系统检查)。

3.学生回示教室,向带教老师汇报所采集的病史及体检所见,提出必要的辅助检查,教师展示相关典型的辅助检查资料。

4.学生归纳、分析病例特点,做出初步诊断及鉴别诊断。

5.带教老师组织学生集体讨论颅内肿瘤的诊疗方案和治疗原则。

6.结合1～2例典型的颅内肿瘤病例,教师归纳总结,指出知识要点。

四、见习内容

(一)病史采集

1.病史采集注意事项

(1)询问主诉:来院就诊的主要症状和持续时间?

(2)发病原因?有无诱因?有无头部外伤史?有无发热?其他伴发疾病?起病急缓?病程长短?

(3)主要症状:①有无头痛?如有,进一步询问头痛的部位、性质、程度、频率,有无进行性加重?②头痛是否伴有频繁呕吐?呕吐的特征如何?③肢体运动及感觉有无异常表现?程度如何?④有无癫痫发作?癫痫的首发时间、发作的频率、特征、是否伴有意识障碍?⑤是否有视力下降、复视、眩晕、行走不稳、幻听、幻视、耳鸣、听力下降、声音嘶哑?⑥有无发热及发热情况?⑦意识有无改变?意识障碍程度、出现的时间、演变情况?

(4)病情进展情况:上述各情况首次出现的时间,如何进展与演变?目前情况如何?

(5)诊疗情况:有无就诊?何处就诊?做过何种检查?诊断何病?如何治疗?疗效怎样?

(6)一般情况:精神、体力、饮食、大小便如何?体重有何变化?部分病例(如鞍区肿瘤)还需问及性功能有无改变。

2. 其他相关病史

(1)既往患有哪些疾病?有无药物过敏史?外伤史?手术史?输血史?

(2)个人史:包括患者生活史、职业史、疫水接触史及疫区生活史、婚姻史、女性患者的月经史、生育史等。

(3)家族史及遗传病史。

(二)体格检查要点

1. 生命体征(体温、脉搏、呼吸、血压)　颅内肿瘤患者有严重颅内压增高表现时可出现生命体征异常。

2. 一般状况　神志、精神状态;皮肤、黏膜及浅表淋巴结;体位、步态;全身营养状况。颅内压增高患者晚期可出现精神、神志改变;长期呕吐、厌食患者,可出现全身营养改变;运动障碍、共济失调患者可出现体位与步态异常。

3. 全身主要脏器体检　颈部检查,注意甲状腺、气管情况;胸部体检注意心、肺、纵隔情况,如伴有心、肺疾病应详细检查。腹部体检,注意消化系统、泌尿系统有无异常。脊柱、四肢检查排除相关疾病。

4. 专科情况　重点在神经系统检查,包括:①颅神经系统:嗅觉及视力情况;有无眼睑下垂,眼球位置、活动度;角膜反射、睫毛反射;瞳孔形态、大小、对光反应;眼底检查眼底有无出血、视神经乳头有无水肿、萎缩;面部感觉有无异常;口角有无歪斜、嘴嚼是否有力;听力检查有无神经性耳聋;舌肌有无萎缩、伸舌有无偏斜、声音有无嘶哑;转颈、耸肩运动情况等;②运动系统检查:注意四肢肌力、肌张力;③感觉系统检查:浅感觉(痛、触、温),深感觉(运动觉、位置觉、震动觉),复合感觉(实体觉、定位觉、两点分辨觉、图形觉);④共济运动检查:指鼻试验、轮替试验、跟膝腱试验、昂伯征;⑤生理反射:深反射(肱二头肌反射、肱三头肌反射、桡骨膜反射、踝反射、踝阵挛),浅反射(腹壁反射、提睾反射、肛门反射);⑥病理反射:Babinski 征、Chaddock 征、Oppenheim 征、Gordon 征、Hoffmann 征;⑦脑膜刺激征:颈抵抗感、Kering 征、Brudzinski 征。

(三)主要辅助检查

1. 头颅 X 线平片　头颅平片经济、简便、无损伤性,为基本检查项目,对垂体腺瘤、颅咽管瘤、听神经瘤、松果体瘤等具有一定辅助诊断价值。

2. 头部 CT　包括 CT 平扫和增强扫描及 CT 血管成像(CTA)。是目前应用最广、首选的神经系统肿瘤检查方法,对神经系统肿瘤的定位诊断乃至定性诊断有重大价值。

3. 头部 MRI　能够清晰地显示脑与脊髓的解剖图像,并可多层面扫描重建,对不同神经组织和结构的细微分辨能力远胜于 CT,且无 X 线辐射,是目前颅内肿瘤最为理想的检查方法。许多颅内肿瘤可经 MRI 检查获得确诊。

4. 其他辅助检查　①脑电图对于大脑半球凸面肿瘤或病灶具有一定的定位价值,而对于中线、半球深部和幕下的肿瘤诊断帮助不大。对合并癫痫的脑肿瘤患者的致痫灶定位有一定的价值。②腰穿脑脊液检查:可用于颅内肿瘤鉴别诊断。但对较大的颅内占位病变及有颅内压增高的患者,须慎做腰穿 CSF 检查。

（四）诊断及鉴别诊断

1. 诊断

颅内肿瘤的诊断应包括定位诊断与定性诊断两个方面。患者的临床症状与体征是颅内肿瘤定位和定性检查的主要依据，根据上述临床表现特征可初步确定病变的主要部位。根据病史、病程特点，可初步明确病变是否肿瘤及常见的肿瘤类型。再根据初步印象，结合有关的辅助检查（主要是头颅 CT、MRI），可对颅内肿瘤的性质和部位做出进一步较明确的诊断。

2. 鉴别诊断

颅内肿瘤需与脑脓肿、脑结核瘤、颅内血肿（尤其是慢性硬膜下血肿、脑内血肿）、良性颅内压增高症、原发性癫痫等相鉴别。根据病史、临床特征，结合影像学（CT、MRI、DSA 等）检查不难鉴别。

（五）治疗

颅内肿瘤的治疗包括对症治疗和病灶治疗。对症治疗包括降低颅内压的各种措施、改善瘤周脑水肿、控制癫痫发作等。病灶治疗包括手术治疗、放射治疗、化学治疗、免疫治疗和基因治疗。对于大多数颅内恶性肿瘤而言，目前提倡的治疗方案是以手术治疗为主的综合治疗，包括术后放疗、化疗、免疫治疗、生物治疗等。对于良性肿瘤，手术治疗为首选，多可获得很好疗效，一般不做放疗和化疗。

1. 对症治疗

(1)降低颅内压：临床上降低颅内压的方法主要有脱水治疗、脑脊液外引流等措施。

(2)控制癫痫发作：对于术前、术后的癫痫发作，需要用药加以控制。常用的药物有苯妥英钠、卡马西平、丙戊酸钠等。

(3)冬眠或亚低温治疗：多用于合并严重脑水肿、高热、烦躁并有去脑强直发作的病人。

(4)激素的应用：肾上腺皮质激素可用于治疗瘤周水肿。

(5)其他措施：①合理的体位：抬高头位或床头抬高 15°～30°，避免颈部扭曲及胸腹部受压，有利于颅内静脉血液回流，改善脑水肿；②呼吸道管理：保持呼吸道通畅对昏迷病人尤为重要。及时吸痰、防止误吸，必要时可行气管插管或气管切开。

2. 针对肿瘤病灶的治疗

(1)手术治疗：手术是治疗颅内肿瘤最直接、最有效的方法。手术切除原则是在保留与保护正常脑组织的基础上，尽可能彻底切除肿瘤。当肿瘤不能完全切除时，可将肿瘤周围的非功能区脑组织大块切除使颅内留出空间，降低颅内压，延长寿命。当肿瘤合并脑积水或不能切除肿瘤时，可行脑脊液分流术，以缓解病情。

(2)放射治疗：常用的放疗方法包括间质内放疗、普通放射治疗、伽玛刀（γ-knife）及等中心直线加速器治疗（X-刀）。适合于对放疗较敏感的颅内肿瘤，以及不宜手术的恶性脑肿瘤患者。

(3)化学治疗：化疗是颅内恶性肿瘤的重要治疗方法之一。常用的药物包括：替莫唑胺（TMZ）、卡莫司汀（BCNU）、洛莫司汀（CCNU）、司莫司汀（me-CCNU）、博来霉素（bleomycin）、阿霉素（adriamycin）、替尼泊苷（VM26）等。

(4)其他治疗手段：包括基因药物治疗、免疫治疗、光动力治疗和热能治疗，均系针对肿瘤病灶的治疗手段。

（六）随访及预后

颅内肿瘤尤其是恶性肿瘤以及未能全切的良性肿瘤，术后需定期随访。颅内肿瘤的预后与肿瘤的性质与生长部位有关。良性肿瘤如能全切可获得治愈，预后较好。恶性肿瘤由于肿瘤呈浸润性生长，全切困难，易复发，预后较差。

五、典型病例资料

田××，男性，50岁，入院时间：2012年7月21日14时30分。

病史采集记录时间：2012年7月21日15时50分。

病史提供者：患者本人/家属/陪伴。

可靠程度：可靠。

主　诉：头痛1月余，加重伴左侧肢体无力7d。

现病史：患者于1月前无明显诱因出现头痛，呈持续性胀痛，不向它处放射。伴头昏、头晕，偶有恶心，无呕吐。就诊于当地医院，予对症治疗(具体不详)，症状一度缓解。不久症状复发，表现基本同前。近一周来头痛加剧，且出现左侧肢体进行性无力。病程中无发热、无四肢抽搐及意识障碍，无大小便失禁。在当地医院行头颅CT平扫＋增强扫描，发现右侧额叶占位病变，考虑“胶质瘤可能性大”。予对症处理(脱水降颅压)后头痛减轻。今为进一步诊治来我院就诊，收住神经外科。自发病以来，患者精神较差，睡眠尚可，大小便正常，体重无明显改变。

既往史：否认“高血压病”、“冠心病”、“胃溃疡”等病史。无“肝炎”、“肺结核”、“伤寒”等传染病史。预防接种史不详。无重大外伤史及手术史。否认药物及食物过敏史。无输血史。

个人史：出生于原籍，一直在原籍生活，居住条件良好。生活起居有规律，无饮食偏嗜，否认到过疫区，无疫水接触史。无烟、酒嗜好。无长期粉尘、放射性物质及有毒物接触史。否认传染病患者接触史。已婚，育有子女二人，均健康。无冶游史。

家族史：父母健在，无血管性头痛病史。家族无类似疾病患者，也无其他肿瘤病患者。家族成员中无与本病有关的遗传病史。

体格检查：T 36.5℃，R 20次/min，P 80次/min，BP 130/78mmHg。

发育正常，营养尚可，呼吸平稳，神志清晰，查体合作，对答切题。全身皮肤无黄染，皮肤黏膜未见出血、皮疹、皮下结节、蜘蛛痣、溃疡。全身浅表淋巴结未触及。头颅外观无畸形，无压痛，未触及包块，头发分布均匀。眉毛无脱落，睫毛无倒睫，眼睑无水肿，结膜无苍白、充血、水肿、出血、滤泡，巩膜无黄染，双侧瞳孔等大等圆，直径约2.0mm，对光反射灵敏。外耳道无异常分泌物，乳突无压痛，听力正常。鼻外观无畸形，鼻翼无扇动，鼻通气良好，鼻中隔无偏曲，各副鼻窦区无压痛。口唇红润，无疱疹、皲裂、溃疡，牙龈无肿胀、溢脓、出血、铅线，伸舌居中，口腔黏膜无出血、溃疡，扁桃体无肿大，咽部无充血，发音正常。颈软、无抵抗，无颈静脉怒张、肝颈静脉回流征，无颈动脉异常搏动，气管居中，甲状腺无肿大、压痛、结节、震颤，听诊无杂音。胸廓对称，无畸形。胸骨无压痛，呼吸稍促，肋间隙无增宽、变窄，无胸膜摩擦感及皮下捻发感。双肺呼吸音清，叩诊清音，未闻及明显干湿啰音。心前区无隆起，无震颤，心浊音界正常，心率80次/min，律齐，各瓣膜听诊区未闻及病理性杂音。腹部平软，无胃肠型及蠕动波，腹部无压痛及反跳痛，未触及异常包块，肝脾肋下未触及，墨菲征阴性，肝区无压、叩痛，腹部无移动性浊音，肠鸣音正常。双侧肾区无叩击痛。肛门及外生殖器未见异常。脊柱四肢无畸形，四肢肌力正常，双下肢无压陷性水肿。神经系统检查见专科情况。

专科情况：神志清楚，GCS 15分。言语正常，对答切题。双侧瞳孔等圆等大，直径约3.0mm，对光反射、辐辏反射正常。眼球各方向活动自如，无眼震及复视，双眼视力、视野粗测正常。额纹及鼻唇沟无变浅，双侧对称。口角无歪斜，软腭运动对称，悬雍垂居中，咽反射双侧对称存在。耸肩、转颈正常，伸舌居中。四肢肌张力正常，右侧肢体肌力Ⅴ级，左侧肌力Ⅳ级。指鼻试验、跟膝胫试验正常。双侧痛温觉、关节位置觉、图形觉检查正常。双侧腹壁反射(+)，双侧肱二、三头肌反射、膝腱反射、跟腱反射均正常，双侧病理征未引出，颈项无抵抗、Brudzinski 征(-)、Kerning 征(-)。

辅助检查：

头颅 CT 平扫+增强示：右侧额叶见一不规则低密度区，大小约 5.0cm×4.0cm×5.0cm。灶周脑组织密度减低，病灶占位效应明显，中线向对侧轻度移位。增强未见明显强化。考虑：右侧额叶胶质瘤可能性大。

初步诊断：右侧额叶占位病变：胶质瘤？
住院医师：张××
上级医师：刘××

六、病例临床特点分析

结合上述典型病例分析如下：

颅内肿瘤常见的临床表现包括：①颅内压增高症状和体征；②局灶性症状和体征两大类。

(一)颅内肿瘤出现颅内压增高的临床表现特点

①头痛是颅内肿瘤常见症状，早期为阵发性头痛渐进性加重，后期为持续性头痛阵发性加重。夜间头痛及清晨头痛较多见，多位于额部、双颞部及后枕部。②颅内肿瘤出现颅内压增高后，可出现喷射性呕吐，多在头痛剧烈时出现。严重者食后即吐、影响进食。③颅内肿瘤早期一般无视乳头水肿，晚期可见视乳头边缘模糊、眼底静脉怒张、眼底出血等表现，部分病人可出现继发性视神经萎缩。④颅内肿瘤的部位、性质以及患病年龄等因素与颅内压增高症状的发生、进展速度及严重程度有关。

(二)局灶性的症状和体征特点

颅内肿瘤因发生部位不同，可出现不同的局灶性的症状和体征。最早出现的局灶性症状与体征具有定位诊断意义。

1. 大脑半球功能区附近的肿瘤　①精神症状：常见于额叶肿瘤；②癫痫发作：见于额叶、颞叶、顶叶肿瘤；③运动障碍：为额叶后部或中央沟区肿瘤的常见症状；④中枢性感觉障碍：为顶叶肿瘤的常见症状；⑤失语症：见于优势大脑半球肿瘤，可分为运动性失语(额叶肿瘤)、感觉性失语(颞叶肿瘤)、混合性失语和命名性失语(颞顶部肿瘤)等；⑥视野损害：对侧同象限性视野缺损或对侧同向性偏盲；⑦共济失调：见于额叶、顶叶、基底节区肿瘤；⑧幻觉(幻嗅、幻听、幻视)：见于颞叶、枕叶肿瘤。

2. 鞍区肿瘤　主要为两大方面，即视力、视野改变与内分泌功能紊乱。

3. 松果体区肿瘤　①颅内压增高症状和体征；②四叠体受压症状：如上视障碍、瞳孔对光反应和调节反应障碍；尿崩、嗜睡、肥胖、全身发育停顿、男性儿童性早熟。

4. 颅后窝肿瘤　①小脑半球肿瘤的主要表现为患侧肢体共济失调；患侧肌张力减退、腱反射迟钝、易向患侧倾倒；爆破性语言、小脑性眼震；②小脑蚓部肿瘤的主要表现为躯干性和下肢远端的共济失调，如步态蹒跚、醉汉步态、Romberg 征阳性；③脑干肿瘤的主要表现为交叉性麻痹和多组颅神经受累症状与体征；④桥脑小脑角肿瘤的主要表现为病变同侧中后组颅神经症状，如眩晕、患侧耳鸣及进行性听力减退，患侧第Ⅴ、Ⅶ脑神经麻痹症状；以及共济失调、眼球震颤等小脑体征。晚期有Ⅸ、Ⅹ、Ⅺ等后组脑神经麻痹及颅内压增高症状与体征。

【观看手术或录像】

组织学生观看脑膜瘤手术一台，讲解1～2例常见的颅内肿瘤的手术录像。

【思考题】

1. 颅内肿瘤有哪些类型？列举10种常见的颅内肿瘤。
2. 鞍区肿瘤的主要临床表现与诊断思路。
3. 颅内肿瘤的常用治疗方法有哪些？

（杨　堃）

第四节　脑出血性疾病

一、见习目的

1. 熟悉高血压基底节出血的临床表现、诊断及治疗方法。
2. 掌握自发性蛛网膜下腔出血的常见病因；颅内动脉瘤的好发部位；脑血管畸形的临床表现特点。
3. 了解自发性蛛网膜下腔出血的诊断和治疗原则。

二、见习准备(患者和资料)

1. 典型的自发性蛛网膜下腔出血（脑动脉瘤破裂）、脑血管畸形、高血压脑出血各1例及病历各1份。
2. 典型的自发性蛛网膜下腔出血（脑动脉瘤破裂）、脑血管畸形、高血压脑出血影像学资料各1套。
3. 高血压脑出血及脑动脉瘤夹闭术手术录像各1部。

三、见习方案

1. 带教老师讲授病史采集要点、模拟示范体格检查。
2. 学生分组进病房采集病史，并做体格检查。
3. 学生回示教室汇报病历摘要及体检结果。提出必要的辅助检查，教师展示典型辅助检查资料。
4. 带教老师组织学生讨论治疗原则和常用的治疗方法。
5. 带教老师总结见习内容，指出知识要点。

四、见习内容

（一）病史采集

1. 现病史采集时需注意的几个方面：

(1)发病情况:急性起病或慢性起病?病程长短?

(2)发病的原因或诱因:有无外伤史?有无劳累或情绪激动?有无酗酒等?

(3)主要症状:有无头痛?头痛部位、性质、程度、时间、加重因素?是否伴有恶心、呕吐?有无癫痫发作?是否出现肢体瘫痪?意识有无改变?有无误吸及呼吸困难?

(4)伴随症状:是否伴有视力下降、眩晕、行走不稳、幻听、幻视、听力下降、声音嘶哑?是否出现四肢及面部麻痹?有无搏动性突眼?是否伴有发热?

(5)病情演变过程:病程中病情有无缓解?有无进行性加重?

(6)诊疗情况:有无就诊?是否接受治疗及如何治疗?效果如何?

(7)一般情况记录,包括精神面貌、饮食、营养状况及大小便情况等。

2. 其他相关病史

(1)既往患有哪些疾病,尤其注意有无高血压、心脑血管病史?有无服用阿司匹林、华法林、氯吡格雷等抗凝药物史?有无药物过敏史、外伤史、手术史、输血史?

(2)个人史:包括患者生活史、职业史、疫水接触史及疫区生活史、婚姻史、生育史、女性患者的月经史等。

(3)家族成员中有无遗传病史?何种遗传病?有无癫痫、脑出血、精神障碍等疾病史?

(二)体格检查要点

1. 生命体征(体温、脉搏、呼吸、血压)及一般情况。

2. 全身主要脏器体检　颈部检查,注意甲状腺、气管情况;胸部体检注意心、肺、纵隔情况,如伴有心、肺疾病应详细检查。腹部体检,注意消化系统、泌尿系统有无异常。脊柱、四肢检查排除相关疾病。

3. 专科情况　重点检查神经系统,记录各种阳性体征及有重要鉴别诊断意义的阴性体征。检查力求全面,包括十二对颅神经,四肢肌力、肌张力,共济运动试验,深、浅感觉,生理反射与病理反射,脑膜刺激征等内容。此外,还应在专科情况中记录以下内容:①意识情况(可采用GCS评分);②瞳孔情况:大小、形态及对光反射;③生命体征;④有无颅内血管杂音、搏动性眼球突出等疾病相关体征。

(三)主要辅助检查

1. CT　可显示蛛网膜下腔出血及脑(室)内血肿、脑积水、脑梗死及脑水肿。CT增强扫描可显示动静脉畸形(arterial venous malformation,AVM)或脑肿瘤影像。CT血管成像(CTA)可发现动脉瘤及畸形血管团。

2. MRI　急性SAH后25～48h内,MRI诊断阳性率很低,故一般不用于急诊检查。MRA可用于筛查颈动脉狭窄、动脉瘤及动静脉畸形。

3. 数字减影血管成像(digital substraction angiography,DSA)　是确定SAH病因的有效手段。对于AVM能够了解供血动脉、引流静脉及血管团的情况。

4. 腰穿　用于CT检查阴性而高度怀疑SAH患者。显著颅内高压患者禁忌。

(四)诊断和鉴别诊断

1. 根据患者病史、体征、辅助检查可作出诊断。主要诊断依据如下:

(1)急性起病,症状进行性加重。

(2)表现为头痛、恶心、呕吐等颅内高压及出血症状;意识及瞳孔改变、肢体肌力及感觉变化等;部分患者表现为癫痫发作。

(3)影像学检查:CT 或 MRI 提示颅内出血,高血压脑出血常好发生于基底节区,动脉瘤多表现为蛛网膜下腔出血或脑室出血。AVM 破裂多表现为脑内血肿。CTA、MRA、DSA 有助于明确脑血管疾患。

2.需要与下列疾病进行鉴别:

(1)肿瘤卒中:常见为转移瘤及恶性胶质瘤卒中,发病前有原发肿瘤症状及体征,CT 及 MRI 增强扫描可见肿瘤有增强表现;DSA 可见肿瘤染色但无明显的畸形血管团或动脉瘤。

(2)血液系统疾病:血液肿瘤或凝血机制异常导致颅内出血。但病人常有皮下出血征象,血液检验提示血液肿瘤及凝血机制异常。血管成像技术无阳性发现。

(五)治疗

1.非手术治疗　主要目的在于防止再出血和控制动脉痉挛。用于以下情况:①病人全身情况不能耐受手术;②诊断不明确,需进一步检查;③病人拒绝手术或手术失败者。

(1)绝对卧床 14～21d,镇静、镇痛、预防癫痫、通便。尽量减少不良刺激。

(2)预防和治疗脑血管痉挛。

(3)降低血压是减少再出血的重要措施之一。通常血压降低 10%即可。

(4)降低颅内压,能够增加脑血流,减轻血脑屏障的损害,加强脑保护。

(5)预防感染,加强营养,维持水电解质平衡。

(6)抗纤溶治疗:如 6-氨基己酸,抑制纤维蛋白溶解酶原形成。

2.手术治疗

(1)开颅手术:动脉瘤夹闭或动静脉畸形切除术。手术切除是治疗颅内 AVM 的最彻底的办法,不仅能杜绝病变出血,阻止畸形血管盗血,改善脑血供,还能控制癫痫发作。动脉瘤破裂合并颅内血肿者开颅动脉瘤夹闭并血肿清除术。高血压脑出血患者有颅内高压及占位效应显著者需开颅血肿清除减压。

(2)血管内介入治疗:动脉瘤栓塞是将可脱卸的球囊或弹簧圈填塞动脉瘤并保留载瘤动脉通畅。动静脉畸形可以 Onyx 胶、氰基丙烯酸正丁酯(NBCA)等材料栓塞畸形血管团。

3.放射治疗　直径小于 3cm 的 AVM 或脑深部及功能区 AVM,可以考虑立体定向放射治疗。或者对手术切除、栓塞术后残余病变放射治疗。

4.综合治疗　对复杂的血管病变结合栓塞、切除及放射治疗。

(六)预后

影响脑血管疾病预后的因素有发病年龄、病变大小、部位、临床分级、术前其他疾病、身体状况、就诊时间、手术时机的选择及经济因素等。

五、典型病例资料

患者刘××,女性,71 岁,入院时间 2012 年 12 月 14 日 1 时 30 分。

病史采集记录时间:200 年 12 月 14 日 1 时 40 分。

病史提供者:患者及家属。

可靠程度:可靠。

主　诉:突发剧烈头痛、呕吐 8h。

现病史:患者于 8h 前无明显诱因突然出现头痛,表现为全头爆裂样疼痛,以双额颞部为甚,难以忍受。伴有恶心、呕吐,共呕吐数次,非喷射性,为胃内容物,部分呈咖啡色。同时有头晕、四肢乏力、心慌、胸闷。随后患者于起身时突然出现意识不清，呼之不应，持续数分钟后转为清醒。家人急呼××市120急救送入××市医院，行头颅CT检查示："蛛网膜下腔及脑室内出血"。于当地医院给予"止血、脱水、对症治疗"，病情略好转，为求进一步治疗转来我院。急诊科拟"自发性蛛网膜下腔出血"收入我科。患者自发病以来，精神疲倦，未进饮食，留置尿管导尿，大便未解，无发热，无抽搐及口吐白沫等。

既往史：既往有高血压病史多年(具体情况不详)。患"胃病"多年，具体不详。否认有"糖尿病、冠心病、甲亢"等病史。否认有"肝炎、结核"等传染病史。否认有"外伤、手术及输血"史。否认有"药物及食物"过敏史，否认中毒史，预防接种史不详。

个人史：原籍生长，未到过疫区。生活条件可。否认疟疾、血吸虫病等疫水疫区接触史；否认特殊毒物接触史；无烟酒嗜好；否认冶游史。

婚育史：适龄结婚，育有1子4女，配偶及儿女均体健。

家族史：否认有家族遗传病史及传染病史，否认类似疾患史。

体格检查：T 37.5℃，P 78次/min，R 19次/min，BP 161/90mmHg。

发育正常，精神稍差，体形匀称，平车推入院。意识清楚，对答切题，查体合作，自主体位。全身皮肤无瘀斑、瘀点，无黄染。全身浅表淋巴结无肿大。头形正常。眼睑无水肿，睑结膜无苍白，巩膜无黄染。鼻腔通畅，鼻窦区无压痛。双侧扁桃体无肿大，咽不红。颈静脉无怒张。气管居中，甲状腺不大。胸廓对称，呼吸平顺，双侧呼吸动度对称，双肺叩诊清音，双肺呼吸音清，未闻及干湿性啰音。心前区无隆起，心界不大，心率78次/min，节律整齐，心音有力，各瓣膜听诊区未闻及明显杂音。腹平软，无压痛及反跳痛，肝脾肋下未及，肠鸣音3次/min。外生殖器未见异常。脊柱生理弯曲存在，无压痛、叩击痛。四肢无畸形，无肌肉萎缩，关节活动正常。

神经系统检查：神志清醒，GCS评分15分。头颅外观无畸形。双侧嗅觉粗测正常。双侧瞳孔等大等圆，直径3.0mm，对光反射灵敏。双眼视力粗测正常，双眼球运动正常。双眼睑无下垂，角膜反射灵敏。眼底未见明显异常，A/V≈2/3，无视乳头水肿。双侧额纹未见变浅，双侧鼻唇沟对称，口角无歪斜。咀嚼肌咬合有力。双耳听力粗测正常。伸舌居中。味觉正常。悬雍垂居中。咽反射灵敏。双侧转颈、耸肩有力。四肢肌张力正常，四肢肌力Ⅴ级。躯干及四肢深、浅感觉正常。腹壁反射、肛门反射存在。双侧肱二头肌腱反射、肱三头肌腱反射、桡骨膜反射正常。双侧膝腱反射、踝反射正常。双侧 Babinski 征、Chaddock 征、Oppenheim 征、Gordon征、Gonda 征阴性。颈项强直，Kernig 征阳性，Brudzinski 征阳性。双侧指鼻试验、跟-膝-胫试验、快复轮替试验阴性。

辅助检查：

头颅CT：鞍上池及双侧侧裂池、基底池及四脑室出血。

入院诊断：1. 自发性蛛网膜下腔出血：
颅内动脉瘤破裂？
2. 高血压病3级，极高危组

住院医师：吴××

上级医师：王××

六、病例临床特点分析

结合上述典型病例分析如下：

（一）病史特点

1. 患者为老年女性，为脑血管疾病的好发年龄阶段；起病急，符合脑血管疾病特点。

2. 表现为突发头痛，剧烈爆裂样头痛，并伴有意识丧失及恶心、呕吐。有颅内压增高或脑血管痉挛表现。

（二）体征特点

脑膜刺激征阳性，为血性脑脊液刺激所致。

【观看手术或录像】

组织同学们观看并讲解开颅动脉瘤夹闭术录像。

【思考题】

1. 自发性蛛网膜下腔出血的原因有哪些？
2. 简述脑动脉瘤破裂的临床表现及治疗方法。
3. 脑动脉瘤破裂与血管畸形破裂有何区别？
4. 脑 AVM 临床表现有哪些？治疗方案如何？
5. 简述高血压脑出血的临床表现及治疗方案。

（唐建建　杨　堃）

第五节　脑脓肿

一、见习目的

1. 掌握脑脓肿的临床表现、诊断、治疗原则。
2. 熟悉脑脓肿的感染途径、影像学特点及治疗方法。
3. 了解脑脓肿的病理、手术治疗要点。

二、 见习准备(患者和资料)

1. 典型的脑脓肿患者 1 人及患者病历。
2. 典型的脑脓肿影像学资料 1 套(头颅 X 片、头颅 CT、MRI)。
3. 脑脓肿切除术手术录像 1 部。

三、见习方案

1. 讲授病史采集、体格检查要点，学生分组进病房采集病史，做体格检查。

2. 学生回示教室汇报病历摘要、阳性体征，提出必要的辅助检查并说明其目的，教师展示相关典型的辅助检查资料。

3.学生归纳总结病历特点，做出诊断，并说明诊断及鉴别诊断依据。

4.讨论治疗原则和方法。

5.结合患者的具体实际，教师以提问的方式小结。

四、见习内容

（一）病史采集

1.现病史采集时应注意的几个方面

（1）发病情况：缓慢或急骤起病。

（2）发病的原因或诱因：有无头部开放性外伤史及手术病史、中耳炎史、头皮疖肿？有无先天性心脏病？有无免疫缺陷等？

（3）主要症状：注意询问有无典型的全身感染症状、出现的时间、程度、持续时间；头痛的性质、部位、时间、加重缓解因素，呕吐的性质、程度、方式、内容物等；局灶症状出现的时间、变化。发热情况及热型等。

（4）病情演变：何时首先出现上述情况，现在怎么样？

（5）伴随症状：是否有外耳道流脓，流脓性鼻涕？面颊、额部是否有疼痛？是否咳脓痰？是否有胸痛？全身皮肤有无脓点？

（6）诊治情况：何时何地诊过？做过哪些检查、结果如何？做过何种治疗、疗效如何？

（7）一般情况：精神、体力、饮食、大小便如何？体重有何变化？

2.其他相关病史

（1）有无食物及药物过敏史，有无手术史，有无输血史？

（2）既往是否存在基础疾病，如糖尿病、血液病、支气管炎、先天性心脏病等？

（3）个人史：有无烟酒等嗜好，有无吸毒、冶游史？

（二）体格检查注意事项

1.体温、脉搏、呼吸、血压。发热的类型。

2.有无全身感染征象及感染性休克表现？

3.胸腹部等检查，重点了解有无原发感染灶。

4.重点检查神经系统：意识、GCS评分及精神状态；瞳孔形状、大小、光反应、眼底检查视乳头水肿；眼球突出度；脑膜刺激征（颈抵抗感、Kernig征、Brudzinski征）；鼻唇沟及露齿、伸舌、咽发射；面部感觉、听力；四肢肌力、肌张力；指鼻试验、误指试验、轮替试验、跟膝腱试验；浅感觉（痛、触、温），深感觉（运动觉、位置觉、震动觉），复合感觉（实体觉、定位觉、两点分辨觉、图形觉）；深反射（肱二头肌反射、肱三头肌反射、桡骨膜反射、踝反射、踝阵挛），浅反射（腹壁反射、提睾反射、肛门反射），病理反射（Babinski征、Chaddock征、Oppenheim征、Gordon征、Hoffmann征）。

（三）主要辅助检查

1.血常规　白细胞计数升高，中性粒细胞比例增高，有中毒颗粒。

2.腰穿及脑脊液检查　了解颅内压力并脑脊液化验。急性脑炎期，脑脊液中细胞数增加，脓肿形成后可减少或正常，但蛋白含量增高，糖及氯化物变化不大。在严重颅内高压患者腰穿检查易诱发脑疝，应慎重。

3.头颅X线　继发于化脓性中耳炎的脑脓肿患者可见到颞部岩骨骨质破坏。鼻窦炎患者可见额窦、筛窦、上颌窦炎症表现；慢性脑脓肿可见颅内高压的X线表现及松果体钙化斑移位，外伤性脑脓肿可见颅内碎骨片或残留的异物，偶见脓肿包膜钙化及脓肿内积气。

4. 头颅CT平扫　可发现脓肿的位置、数目、大小等，为手术时机及治疗方案的制订提供影像学依据。急性脑炎期，非增强扫描显示边缘模糊的低密度病灶并有占位效应，增强扫描强化不明显；脓肿形成期非增强扫描亦显示一低密度病灶，但增强扫描可见环形强化，周边有明显的脑水肿带。

5. 头颅MRI检查　脑脓肿包膜尚未形成时的MRI表现为边界不清的占位明显的短T1和长T2信号；包膜形成后，T1像表现为边界清楚的类圆形低信号或等信号，T2像显示高信号，注射GD-DTPA后可见异常增强。

（四）诊断和鉴别诊断

1. 诊断要点

(1)大部分存在感染的基础疾病：如化脓性中耳炎、感染性心内膜炎、鼻窦副鼻窦炎、肺部感染性疾病、骨髓炎、脓毒血症、皮肤疖、痈、开放性颅脑损伤等。

(2)颅内占位性病变的表现：如颅内高压征，局灶性症状或神经系统阳性体征。

(3)病程中有全身感染症状。

(4)辅助检查：头颅CT、MRI扫描可见囊性病变，囊壁增强效应明显，周围有显著的水肿。外周血象示白细胞升高；腰穿颅内压力升高，脑脊液化验有相应改变。

2. 鉴别诊断

(1)脑结核瘤：常有肺结核、肠道结核病史；CT及MRI可见脑水肿明显，但病变常呈结节状。脑脊液有特征性改变。

(2)恶性胶质瘤：CT及MRI可见囊性病变及大片水肿，但往往无发热及脑膜刺激征，且CT及MRI增强扫描可见囊壁不均匀

（五）治疗

根据病人的不同情况采用不同的治疗方法。

1. 原发灶与脑脓肿并存时的治疗　原则上先治疗原发病灶，但脑脓肿病情危急时应先处理脓肿；如原发灶不能根治时可同时处理。

2. 抗生素的选择　原则上应以致病菌的药物敏感试验来选择抗生素，大多数脑脓肿为厌氧菌和需氧菌混合感染，选择抗生素是注意两者兼顾。

3. 手术时机　脑脓肿未局限(包膜形成)前原则上先抗感染治疗，一般以3周为期限，但此过程中如病人出现颅内高压危象、脑疝形成迹象者应急诊手术治疗，以缓解颅内高压；病人炎症感染消退，脑膜刺激消失，血象改变好转，影像学检查示脓肿壁形成可进行手术治疗。

手术方法如下：

(1)穿刺法：适用于脓肿位于脑深处、功能区或年老体弱不耐受手术者。可反复进行，并以抗生素液冲洗，近年来以CT引导下立体定向技术穿刺脓肿定位更准确，效果更好。如多次穿刺后脓肿未消失，可改用其他方法。

(2)引流法：治疗原理同穿刺法，但避免反复多次穿刺于脓肿腔内置引流管，可间断予抗生素生理盐水冲洗至澄清。

(3)脓肿切除术：通过开颅的方法将脓肿切除，适用于：①手术解剖可达到的区域；②多发或多房的脓肿；③穿刺治疗失败者；④外伤性脑脓肿有异物或碎骨片存在者；⑤小脑脓肿；⑥有

慢性瘘管形成的脓肿。

上述手术方法各有优缺点，应根据每个病例的具体情况选择适当的方法。术后抗生素使用不应少于2～4周。

（六）预后

脑脓肿的预后取决于以下因素：①年龄：儿童病例较成人预后差，老年人预后较差；②机体免疫力较差者预后不佳；③多发性脓肿较单发者差，暴发性脑脓肿预后差；④位于脑深部或脑功能区者预后差；⑤治疗时机及方案。

五、典型病例资料

张××，男性，35岁，入院时间：2012年7月25日10时00分。

病史采集记录时间：2012年7月25日10时30分。

病史提供者：患者家属。

可靠程度：可靠。

主　诉：反复低热10年，头痛伴右侧肢体无力2周。

现病史：患者于10年前开始反复低热，在当地医院就诊，诊断"风湿性心脏病，二尖瓣关闭不全"，行二尖瓣置换术。术后至今间断低热，诊断"感染性心内膜炎"，在多家医院先后以多种抗生素治疗。2周前无明显诱因出现头痛，头痛为左侧额颞部胀痛，同时感觉右侧上肢无力，当时尚能抬臂、持筷。未在意而未就诊。近2周来头痛逐渐加重，服用"去痛片"稍有缓解，但右侧上肢无力加重，仅能在床面移动，并感右下肢无力，行走需搀扶。食欲差，恶心，无呕吐。无四肢抽搐丧失及意识。头颅CT扫描提示"左侧额叶占位，炎症性疾病可能性大"，按"左额叶占位"收入我科。患者自发病以来，精神差，大小便无异常，持续低热。

既往史：否认有"糖尿病"病史，否认有"肝炎，结核"等传染病史，否认"药物及食物"过敏史，否认中毒、外伤及输血史，预防接种史不详。

个人史：原籍生长，生活条件可。否认疟疾、血吸虫病等疫水疫区接触史；否认特殊毒物接触史；无烟酒嗜好；否认冶游史。

婚育史：适龄结婚，生育1男，体健。

家族史：无类似病史，否认有家族遗传病史及传染病史，否认有肿瘤及精神病史。

体格检查：T 37.8℃，R 23次/min，P 95次/min，BP 90/62mmHg。

发育正常，体形消瘦。查体合作，自主体位。全身皮肤无瘀斑、瘀点，无黄染。全身浅表淋巴结无肿大。眼睑无水肿下垂，睑结膜无苍白，巩膜无黄染。外耳廓无畸形，听力可，无流脓及乳突压痛；鼻腔通畅，无流脓、流涕，鼻窦区无压痛。口角无歪偏，口唇无发绀，牙齿无缺如，牙龈无化脓及红肿。双侧扁桃体无肿大，咽不红。颈静脉无怒张，气管居中，甲状腺不大。胸廓对称，双侧呼吸动度对称，双肺叩诊清音，双肺呼吸音清，未闻及干湿性啰音。心前区无隆起，心界不大，心率95次/min，律齐，心音有力，二尖瓣收缩期可闻及三级吹风样杂音，其余瓣膜区未闻及明显杂音。腹平软，无压痛及反跳痛，肝脾肋下未及，肝肾区无叩击痛。外生殖器未见异常。脊柱生理弯曲存在，无压痛、叩击痛，四肢无畸形，无压痛、叩击痛，关节活动不受限。

专科情况：神志清醒，对答切题，GCS评分15分。头颅外观无畸形，头皮未见红、肿及疖痈。双侧瞳孔等大、等圆，直径为2.5mm，对光反射灵敏。眼底检查视乳头无水肿，A/V≈2/3。视力正常，眼球运动正常。双侧嗅觉粗测正常。双眼睑无下垂，闭合有力，角膜反射灵敏。双侧额纹、鼻唇沟对称，可鼓腮、吹哨。双侧咀嚼肌咬合有力。双耳听力粗测正常。伸舌居中，未见舌肌萎缩，味觉正常。悬雍垂居中，咽反射灵敏。双侧转颈、耸肩有力。右上肢肌力2级，右下肢肌力4级，右侧肢体肌张力增高。左侧肢体肌力及肌张力正常。躯干及四肢深、浅感觉未见明显异常。左侧肱二头肌腱反射、肱三头肌腱反射、桡骨膜反射、膝腱反射、跟腱反射稍亢进。右侧肱二头肌腱反射、肱三头肌腱反射、桡骨膜反射、膝腱反射、跟腱反射正常。右侧 Hoffman 征、Rossolimo 征、Babinski 征阳性，左侧阴性。颈抵抗(—)，Kernig 征阴性，Brudzinski 征阴性。双侧指鼻试验阴性，双侧跟-膝-胫试验阴性，双侧快速轮替试验阴性，闭目难立征阴性。

辅助检查：

血常规：WBC 9.75×10^9/L，N 75%，Hb 92g/L。

头颅 CT(2012 年 7 月 25 日)示：左侧额叶占位，考虑炎性病变可能性大。

MRI 扫描：左侧额叶病变增强扫描见病变呈囊状，直径约 3cm，强化明显，壁均匀。囊内及囊外呈短 T1 长 T2 信号。

初步诊断：左侧额叶脑脓肿
感染性心内膜炎

住院医师：周××

上级医师：杨××

六、病例临床特点分析

结合本病例分析其特点：

(一)病史特点

1. 患者为青年男性，有风湿性心脏病及心脏换瓣手术史。
2. 存在长期低热，提示慢性感染可能。

(二)体征特点

1. 长期低热，心脏听诊有二尖瓣区吹风样杂音。
2. 左侧额颞部疼痛并右侧肢体瘫痪，以上肢为著，提示左侧额叶(中央前回)损害。

【观看手术或录像】

观看并讲解脑脓肿切除手术录像。

【思考题】

1. 脑脓肿最常见的致病菌是什么？
2. 简述脑脓肿的感染途径。
3. 简述脑脓肿的病理过程。
4. 简述脑脓肿的临床表现。
5. 简述脑脓肿的诊断及鉴别诊断。

(王子珍)

第六节　脑积水

一、见习目的

1. 掌握脑积水的概念、病因、分类。
2. 熟悉脑积水的发病机制、临床表现、诊断与鉴别诊断。
3. 了解脑积水常用的治疗方法。

二、见习准备(患者及资料)

1. 典型的婴幼儿先天性脑积水及成人梗阻性脑积水患者各1例。
2. 影像学资料1套。
3. 脑室-腹腔分流术录像1套。

三、见习方案

1. 带教老师讲解病史采集要点、模拟体格检查。
2. 学生分组,进病房采集病史,并做体格检查,提出必要的辅助检查。带教老师展示典型的辅助检查资料。
3. 学生归纳、总结、分析病例特点,作出初步诊断及鉴别诊断。
4. 带教老师组织学生讨论治疗原则及常用治疗方法。
5. 带教老师总结见习内容。

四、见习内容

(一)病史采集

1. 病史采集时应注意的几个要点

(1)发病情况:缓慢或急骤起病。

(2)发病的原因或诱因:一般不明显。

(3)主要症状:头痛的部位、性质、程度如何?有无食欲下降及恶心呕吐情况?头围什么时候开始增大,与同龄人相比如何?视力有无改变,什么时候感觉下降?运动能力怎么样,有没有步态不稳及跌倒情况?

(4)病情演变:是否出现意识障碍及大小便失禁?婴幼儿成长速度减缓?食欲改变?

(5)伴随症状:是否伴有发热、抽搐及肢体瘫痪等?

(6)诊疗情况:在何处就诊过?做过何种检查及检查结果情况?做过何种治疗及治疗效果如何?

(7)一般情况:精神、体力、饮食、大小便如何?体重有何变化?

2. 其他相关病史

(1)有无食物及药物过敏史,有无手术史?

(2)有无外伤史、蛛网膜下腔出血史及脑膜脑炎病史?

(二)体格检查要点

1. 生命体征及一般情况。

2. 全身主要脏器体检。

3. 专科情况

(1)头围：婴幼儿脑积水及先天性脑积水头颅增大，与躯干的生长比例失调，还伴有浅静脉怒张。

(2)前囟扩大、张力增高：囟门膨隆而不凹陷，也看不到正常搏动。

(3)破罐音：头部叩诊如破罐音或熟透的西瓜。

(4)“落日目”征，上视麻痹，也称帕里诺(Parinaud)综合征。

(5)头颅透光试验：重度脑积水若脑组织厚度不足 1cm 时，透光试验阳性。

(6)视神经乳头萎缩：多为原发性视神经萎缩。

(7)神经功能失调：第Ⅵ对颅神经的麻痹常致眼球外展受限。晚期患儿则可出现锥体束征、痉挛性瘫痪、去大脑强直等。

(8)步态障碍：患者起步困难，行走双脚分开、碎步、前冲。

(9)智能障碍：严重时可有明显说话迟缓、缄默，肢体运动功能减退，记忆力和书写功能明显障碍。

(10)合并其他畸形，如脊柱裂、发育迟缓或伴有严重营养不良等。

(三)主要辅助检查

1. 头颅 X 线检查　儿童患者颅腔增大，颅骨变薄，颅缝分离和前囟增大。

2. 头颅 CT、MRI 检查　是目前诊断脑积水的首选方法。不仅可以明确诊断，还能了解脑积水的程度，并有助于查找病因。

3. 脑室造影　用过滤的氧气缓缓地注射于脑室内，然后做 X 线检查，可观察到脑室扩大及大脑皮层变薄。同时，脑室造影也可帮助确定阻塞部位，或发现颅内肿瘤。

4. 放射性核素检查　脑池造影可见显影剂清除缓慢，并可见返流到扩大的脑室。脑室造影可以确定梗阻的部位。

(四)诊断和鉴别诊断

1. 根据病史、体征、辅助检查作出诊断。主要诊断依据如下：

(1)临床特征：婴幼儿脑积水多见头颅增大，前囟紧张饱满，颅缝开裂，头皮静脉怒张，“落日目”征，眼球震颤，斜视，可伴有语言、运动功能障碍，抽搐，智力低下。成人脑积水常表现为间断性头痛、头胀、头沉、头晕、耳鸣耳堵、视力下降、下肢无力。

(2)影像学特征：CT 征象是脑室扩大。中度与重度脑积水通过一次扫描即可确诊，轻度者需多次观察确有脑室进行性扩大才能诊断。MRI 可明确有无占位病变及脑积水的诊断。

2. 需与下列疾病进行鉴别：

(1)婴儿硬膜下血肿或积液：虽然硬膜下血肿或积液的婴儿也有头颅增大、颅骨变薄，常伴有视神经乳头水肿，但脑室系统并不扩大，且缺少“落日目”征。CT 扫描可以鉴别。

(2)佝偻病：佝偻病的颅骨不规则增厚，致使额骨和枕骨突出，呈方形颅，貌似头颅增大，但无颅内压增高症状和脑室扩大，却有全身骨骼异常。

(3)脑发育不全：虽然脑室也扩大，但头围不大，无颅内压增高表现；存在神经功能及智力发育障碍。

(4)积水性无脑畸形:CT片上除在枕区外无脑皮质,还可见突出的基底节。

(5)巨脑畸形:虽然头颅较大,但无颅内压增高症状,CT显示脑室大小正常。

(6)脑萎缩:主要与正常压力脑积水鉴别。两者的症状相似,但脑萎缩一般在50岁以后发病,症状发展缓慢,达数年之久。CT检查特征为脑室轻度扩大,但不累及第四脑室,脑沟回明显增宽。MRI可见脑室和蛛网膜下腔均扩大。

(五)治疗

脑积水的治疗包括手术治疗和药物治疗。药物治疗主要是减少脑脊液分泌和增加机体水分排出,主要用于轻型病人以及作为术前的临时用药。脑积水的治疗应以手术为主。手术可分为病因治疗、减少脑脊液生成及脑脊液分流术三种。

1. 病因治疗　病因治疗应成为治疗脑积水的首选方法。如四脑室肿瘤引起的梗阻性脑积水以切除肿瘤为首选方案。对阻塞性脑积水来说,解除梗阻病因是最理想的方法。

2. 减少脑脊液形成　如采用侧脑室脉络丛切除或电灼术。主要用于交通性脑积水,特别在分流手术失败或不适合进行分流的患者。目前在内镜下进行电灼,可以明显减少手术并发症的发生。

3. 脑脊液分流术　目前常采用脑室(或脑池)腹腔分流术,其他还包括侧脑室与枕大池分流术、脑室胸腔分流术、脑室与输尿管分流术、脑室心房分流术、脑室颈内静脉分流术等。

(六)预后

脑积水的预后取决于治疗时机、脑发育情况、患者年龄等多种因素。

五、典型病例资料

刘××,男性,42岁,入院时间:2011年10月8日9时00分。

病史采集记录时间:2011年10月8日9时10分。

病史提供者:患者家属。

可靠程度:可靠。

主　诉:头痛、头昏进行性加重1月余。

现病史:患者于1个月前开始感头痛,为双侧额颞部钝痛及胀痛,程度较轻,以晨起及午后为明显,伴头昏及头部沉重感。当时未诊治。近1个月来上述症状逐渐加重,并食欲下降、四肢乏力。于当地医院行头颅CT检查发现"梗阻性脑积水"。为进一步治疗来我院,门诊按"梗阻性脑积水"收入院。近1月来无恶心、呕吐,无眼球活动障碍、视物旋转,无肢体抽搐、听力下降、耳聋耳鸣等。患者睡眠尚好,大小便正常,体重无明显减轻。

既往史:否认高血压病、冠心病、糖尿病病史。否认血液性疾病、凝血功能障碍等病史,否认慢性胃炎、胃溃疡等病史。否认肝炎、结核病史。否认外伤、手术、输血史。否认食物、药物过敏史,否认中毒史,预防接种史不详。

个人史:出生并生长于原籍,生活条件可,否认疟疾、血吸虫病等疫水疫区接触史;否认特殊毒物接触史;偶吸烟、饮酒。否认冶游史。

婚育史:适龄结婚,育有子女,家人体健,关系和睦。

家族史:否认有家族遗传病史及传染病史,否认有肿瘤及精神病史。

体格检查:T 36.4℃,R 20次/min,P 92次/min,BP 106/64mmHg。

发育正常,体形中等,步行入院,神志清醒,精神可,对答切题,言语清晰,查体合作。全身皮肤无瘀斑。浅表淋巴结未扪及肿大。颈静脉无怒张，气管居中，甲状腺不大。胸廓对称，呼吸平稳，双肺呼吸动度均等，语颤正常，双肺叩诊清音，呼吸音清。心前区无隆起，心界不大，心率 92 次/min，律齐有力，各瓣膜听诊区未闻及明显杂音。腹平软，无压痛、反跳痛，肝脾无肿大，未扪及包块，肠鸣音 4 次/min。外生殖器未见异常。脊柱生理弯曲存在，四肢无畸形，关节活动正常。

专科情况：神志清醒。头颅大小及形状正常。双侧瞳孔等大等圆，直径约 2.5mm，对光反应灵敏。双侧眼底检查见双侧视乳头隆起，边界模糊，A/V＝2∶3。双眼视力粗测正常，视野无缺损。眼球活动正常。面部感觉正常。双侧额纹对称，鼻唇沟等深。双侧咬肌有力。伸舌居中，悬雍垂居中，咽反射灵敏。双侧转颈、耸肩有力。四肢肌力、肌张力正常，肢体及躯干深、浅感觉正常。双侧肱二头肌腱反射、肱三头肌腱反射、膝反射、踝反射正常。膝阵挛、踝阵挛阴性。双侧 Hoffman 征、Rossolimo 征、Babinski 征、Chaddock 征、Oppenheim 征、Gordon 征、Gonda 征阴性。颈软，Kernig 征阴性，Brudzinski 征阴性。双侧指鼻试验、跟-膝-胫试验、快复轮替试验阴性。

辅助检查：

××市人民医院 CT：双侧侧脑室及三脑室扩大，中脑导水管变细，四脑室形态正常。枕大池及蛛网膜下腔间隙无增宽。

初步诊断：梗阻性脑积水

住院医师：叶××

上级医师：黄××

六、病例临床特点分析

结合本病例分析其特点：

（一）病史特点

1. 患者为中年男性，起病隐袭，逐渐加重。

2. 主要表现为头痛、头昏等慢性颅内高压征象。

（二）体征特点

1. 患者神志清楚，无明显的定位体征。

2. 眼底检查见视乳头水肿，提示颅内高压。

【观看手术或录像】

观看并讲解脑室-腹腔脑脊液分流手术录像。

【思考题】

1. 脑积水的病因及分类。

2. 婴幼儿及成人脑积水的临床表现有何差别？

3. 正常颅压性脑积水临床表现有哪些？

4. 脑积水的治疗方案有哪些？

（唐建建）

第七节　椎管内肿瘤

一、见习目的

1. 掌握椎管内肿瘤的临床分类、临床表现、常用的辅助检查。

2. 熟悉椎管内肿瘤的诊断与鉴别诊断。

3. 了解椎管内肿瘤的手术治疗方法。

二、见习准备(患者和资料)

1. 典型的椎管内肿瘤患者1人及患者病历。

2. 典型的椎管内肿瘤相关影像学资料1套。

3. 椎管内肿瘤手术录像1部。

三、见习方案

1. 带教老师讲解病史采集要点、模拟示范体格检查。

2. 学生分组进病房采集病史，做体格检查。

3. 学生回示教室汇报所采集的病史及体检结果，提出必要的辅助检查。带教教师展示典型的辅助检查资料。

4. 学生归纳总结分析病例，做出初步诊断及鉴别诊断依据。

5. 带教老师组织学生讨论治疗原则和常用的治疗方法。

6. 带教老师总结见习内容。

四、见习内容

(一)病史采集

1. 现病史采集时需注意的几个方面

(1)发病情况：病程长短及起病急缓。

(2)发病的原因或诱因：有无外伤或从事重体力活动。

(3)主要症状：询问区域疼痛的部位、性质，肢体运动及感觉异常的表现、程度，大小便有无失禁情况等。

(4)病情演变：是否出现肢体运动或感觉障碍的加重，运动及感觉障碍发展的过程，大小便控制功能的改变。

(5)伴随症状：是否有头痛、呕吐、呼吸不畅等。

(6)诊治情况：在何处就诊？做过何种检查及检查结果如何？做过何种治疗？疗效如何？

(7)一般情况：精神、体力、饮食如何？体重有何变化？

2. 其他相关病史

(1)有无食物及药物过敏史，既往外伤史、手术史、输血史及其他相关病史。

(2)个人生活史、家族史及遗传病史。

(3)女性患者的月经史、婚姻史、生育史。

(二)体格检查要点

1. 体温、脉搏、呼吸、血压、体位、步态。

2. 全身系统体检　尤其注意四肢有无肌肉萎缩、肌肉震颤及营养状况改变。

3. 专科检查　尤其注意:①双侧肢体肌力尤其近端、远端肌力及精细动作的完成情况;②轻瘫试验;③感觉障碍部位及平面位置;④植物神经功能状态,包括交感神经功能和副交感神经功能;⑤浅感觉(痛、触、温),深感觉(运动觉、位置觉、震动觉),复合感觉(实体觉、定位觉、两点分辨觉、图形觉);⑥浅反射(腹壁反射、提睾反射、肛门反射),深反射(肱二头肌反射、肱三头肌反射、桡骨膜反射、踝反射、踝阵挛);⑦病理反射(Babinski 征、Chaddock 征、Oppenheim 征、Gordon 征、Hoffmann 征);⑧脑膜刺激征(颈抵抗感、Kernig 征、Brudzinski 征)。

(三)辅助检查

1. 脊柱 X 线片　椎间孔扩大,椎弓根变窄,椎间距增大,椎体后缘受压吸收征象。

2. 脊柱 MRI　对脊柱及椎管内病变诊断极有价值。椎管内异常信号、脑脊液的异常分布、脊髓或马尾神经的移位,均提示椎管内占位病变。对比增强扫描能够显示肿瘤占位病变。

3. 腰椎穿刺　检查脑脊液性状、细胞学形态及肿瘤分子生物学标记物。奎-肯氏试验有助于判断椎管内梗阻程度。

4. 脊髓造影　有助于判断病变位于髓内、硬膜下还是硬膜外。

(四)诊断及鉴别诊断要点

1. 根据患者病史、体征、辅助检查做出诊断。主要诊断依据如下:

(1)多数起病缓慢。

(2)有相应区域的神经根痛及感觉及运动障碍、大小便功能障碍。

(3)脊柱 MRI 检查:最有价值的诊断方法,可显示肿瘤的部位并提示肿瘤性质。

(4)脊柱 X 线片:提示椎体有无破坏及椎间孔有无扩大。

2. 需与下面疾病进行鉴别:

(1)脊髓蛛网膜炎:常有感染、脊髓外伤或蛛网膜下腔出血等病史,症状呈起伏波动,无明确定位体征,脑脊液动力学检查可见梗阻或部分梗阻。脊髓造影见蛛网膜下腔呈特征性的斑片状改变。

(2)颅内肿瘤:常有颅内高压表现及局灶性症状,表现为头痛及病变对侧感觉、运动功能下降。椎管内肿瘤常表现为脊髓半切综合征。

(五)治疗

多数椎管内肿瘤属良性,以手术切除为主,恶性肿瘤可行手术切除同时做椎板减压、术后放疗。

(六)预后

椎管内良性肿瘤手术切除预后良好。椎管转移瘤及髓内胶质瘤多属恶性肿瘤,预后不佳。

五、典型病例资料

张××,男性,50 岁,入院时间:2012 年 5 月 3 日 9 时 00 分。

病史采集记录时间:2012 年 5 月 3 日 9 时 10 分。

病史提供者:患者本人。

可靠程度：可靠。

主　诉：右侧颈肩部疼痛、右手麻木1年，加重4个月。

现病史：患者于1年前无明显诱因出现右侧颈肩区疼痛、酸胀，右上臂麻木，右手精细动作完成困难。当地医院按"颈椎病"予物理治疗，无明显缓解。4个月前上述症状开始逐渐加重，夜间尤甚。于2012年4月2日入中国人民解放军××医院行颈椎MRI检查示"颈5、6节段椎管内可见一类圆形长T1、长T2信号影，边界较清晰，大小约为1.2cm×2.1cm，颈髓受压右移。"诊断考虑：颈4、5节段椎管内占位性病变。患者要求进一步诊治，转来我院，门诊按"颈椎椎管肿瘤"收入我科。自发病以来无头痛、头晕，无夜间潮热、盗汗、低热，无胸闷、胸痛，无腹痛、腹胀等不适。精神、饮食、睡眠尚可，大小便正常，体重无明显改变。

既往史：既往体健。否认有"慢性肝炎、结核"等传染病史，否认"糖尿病、高血压"等病史，无其他重大外伤手术史，无食物、药物过敏史。

个人史：生长于本地，无外地久居史。无疫区疫水接触史。无烟酒嗜好。否认冶游史、性病史及吸毒史。

婚育史：适龄结婚，配偶及女均体健。

家族史：否认家族性遗传性疾病史，家族中无类似疾病患者。

体格检查：T 36.7℃，R 18次/min，P 64次/min，BP 125/80mmHg。

发育正常，营养中等，神志清楚，步行入院，体检合作。全身皮肤黏膜无黄染，无皮疹，无皮下出血点。全身浅表淋巴结未触及肿大。头颅大小正常，无畸形，无包块，无压痛。眼睑无水肿，结膜无充血。瞳孔大小正常，对光反射正常。眼球运动正常。耳廓无畸形。鼻腔通畅，鼻旁窦无压痛。口唇黏摸无发绀，牙龈无肿胀，牙齿整齐。颈软，无抵抗，颈动脉搏动正常，颈静脉无怒张，气管居中，肝颈静脉回流征(—)，甲状腺无肿大，对称，无压痛，无结节。胸廓无畸形，胸骨无压痛。呼吸运动正常，肋间隙正常，语颤正常，无胸膜摩擦感，呼吸音清，未闻及干、湿性啰音，无胸膜摩擦音。心前区无隆起，心尖搏动正常，无震颤，心浊音界向右下方扩大，心率86次/min，律齐，各瓣膜听诊区未闻及病理性杂音，无心包摩擦音。无异常周围血管征。腹平坦，无腹壁静脉曲张，无胃肠型，无蠕动波。腹软，无压痛、反跳痛，肝、脾肋下未及，肝区、双肾区未及叩击痛，移动性浊音(—)。肠鸣音正常，约4次/min，无气过水声。肛门及外生殖器未见异常。脊柱、四肢及神经系统检查见专科情况。

专科情况：神志清楚，颈椎无侧突畸形，颈项肌略僵硬，颈椎各方向活动尚可。各棘突无明显触痛。左上肢肌力Ⅴ级，肌张力正常，右侧上肢肌力4级，右手握力较对侧减弱。右侧肩部及右上臂外侧感觉减退；右侧肱二、三头肌腱反射(++)，霍夫曼征(+)。腹壁反射存在，肛周反射存在，提睾反射存在，会阴区感觉正常；双下肢运动、感觉无明显异常，膝腱反射、跟腱反射(++)，病理征未引出。

辅助检查：

外院MRI检查示：颈5、6节段椎管内可见一类圆形长T1、长T2信号影，边界较清晰，大小约为1.2cm×2.1cm，颈髓受压右移，颈椎诸椎体形态规整，骨质未见明显异常信号影。

初步诊断：颈4、5节段椎管内占位性病变：神经鞘瘤？

住院医师：叶××

上级医师：王××

六、病例临床特点分析

结合本病例分析病史及体征如下：

（一）病史特点

1. 患者为中年男性，起病隐袭，病程缓慢。

2. 患者表现为右侧颈肩痛伴右手麻木一年，加重4个月。

（二）体征特点

1. 右侧C5、6神经分布区域感觉、运动功能下降，表现为右肩部及右上臂外侧感觉减退，右上肢肌力4级。

2. 无自主神经功能受损的表现。右侧上肢腱反射较活跃，右侧霍夫曼氏征阳性。

【观看手术或录像】

组织同学观看并讲解椎管内髓外硬膜下神经鞘瘤切除术的手术录像。

【思考题】

1. 椎管内肿瘤的主要临床表现是什么？

2. 简述髓内肿瘤与髓外肿瘤的鉴别诊断要点。

（王子珍　杨　堃）

第四章　泌尿外科疾病

第一节　泌尿系统损伤

见习一　肾损伤

一、见习目的

1. 掌握肾损伤的病因、病理特点和临床表现。
2. 熟悉肾损伤的诊断要点和治疗原则。
3. 了解肾损伤的发病机制。

二、见习准备(患者和资料)

1. 典型肾损伤患者 1 人及患者病历。
2. 典型肾损伤相关影像学资料 1 套(包括 B 超、KUB、IVP 及 CT 等)。
3. 准备肾损伤修复手术录像 1 部。

三、见习方案

1. 带教老师讲解病史采集要点、模拟示范体格检查。
2. 学生分组,进病房采集病史,并做体格检查。
3. 学生回示教室汇报所采集的病史及体检结果,提出必要的辅助检查,带教老师展示典型的辅助检查资料。
4. 学生归纳、总结、分析肾损伤临床病例,作出初步诊断及鉴别诊断。
5. 带教老师组织学生讨论治疗原则和常用的治疗方法。
6. 带教老师结合肾损伤病例,归纳总结病例临床特点。

四、见习内容

(一)病史采集注意事项

1. 现病史采集时应注意的几个方面

(1)受伤原因:是否有腰腹部受到直接或间接外力作用的外伤史,应详细询问受伤情况;是闭合性损伤还是开放性损伤。

(2)主要症状:血尿是绝大多数肾损伤的重要标志,多为肉眼血尿,少数为镜下血尿,应询问是否出现血尿,血尿的性质;同时应询问伤后是否出现明显腰痛,疼痛的部位、性质。

(3)病情演变:注意是否伴有受伤侧腰腹部肿块及腰肌强直,是否出现失血性休克等症状。

(4)伴随症状:是否有畏寒、发热?

(5)诊疗情况:受伤后在外院或本院就诊经过,做过哪些检查,用过哪些药物及疗效如何?

(6)一般情况:受伤后精神、体力、饮食、大小便如何?

2.其他相关病史

(1)既往患有哪些疾病?有无腰痛病史、肾积水史?有无药物过敏史、外伤史、手术史、输血史?

(2)个人史:包括患者生活史、职业史、疫水接触史及疫区生活史、月经史(女性)、生育史。

(3)家族史及遗传病史。

(二)体格检查要点

1.生命体征情况 注意血压、脉搏、呼吸等重要生命体征表现,注意有无发热及休克体征。

2.专科情况 上腹部及腰部有无受伤痕迹,有无局部隆起,局部有无明显压痛及叩击痛,可否触及腹部包块。同时应进行全面的体格检查,包括循环、呼吸、神经、消化系统,以确定有无合并伤。

(三)主要辅助检查

1.实验室检查

(1)尿常规:血尿为肾损伤的重要依据,但血尿严重程度与肾损伤严重程度并不一致,故血尿不是唯一依据。

(2)血常规:血红蛋白、红细胞计数及血细胞比容均降低提示大量失血。

2.影像学检查

(1)B超:可初步了解肾损伤的部位和程度,并可实时监测血、尿外渗范围及病情进展情况。

(2)腹部CT:增强扫描是肾损伤影像学检查的"金标准",可准确了解肾实质的损伤程度、范围;有无尿外渗及血肿范围。

(3)静脉尿路造影:可评价肾损伤的范围和程度,有无尿外渗。但因检查时须压迫腹部,对急诊外伤患者不适用,故有人主张大剂量静脉造影。

(4)肾动脉造影:适宜于尿路造影未能提供肾损伤的部位和程度,尤其是伤侧肾未显影者。但系有创检查,多数情况已被CT增强所取代。

(5)磁共振(MRI):对造影剂过敏的患者可选择MRI检查,1.0T以上的MRI检查可明确肾脏碎裂及血肿情况。

(四)诊断和鉴别诊断

1.根据患者病史、体征、辅助检查做出诊断。主要诊断依据如下:

(1)病史:有腰部或肾区外伤史。

(2)症状:有血尿、腰腹部疼痛及包块、休克等临床表现。

(3)体征:上腹部及腰部可有受伤痕迹的,有局部隆起,局部明显压痛,可触及腹部包块。

(4)辅助检查:有腹部B超、CT等影像学检查结果支持。尿常规提示血尿,血常规可有血红蛋白下降。

2.需与下面疾病进行鉴别:

(1)腹腔脏器损伤:主要为肝脾等实质脏器损伤,有时可与肾脏损伤同时发生。腹腔穿刺可抽出不凝血液，B超、CT可明确鉴别。

（2）肾脏梗死：少见，表现为突发性腰痛、血尿、血压升高。

（3）自发性肾破裂：无外伤史，表现为突发腰痛及血尿症状。影像学检查除见有肾脏破裂表现外，患肾多已存在肾积水或肿瘤等原发病变。

（五）治疗

肾损伤的治疗与损伤的范围和程度直接相关。轻微的肾损伤经过短期休息后大多可以康复，多数肾挫裂伤可以通过保守治疗而治愈，只有少数病例需要手术治疗。因此在处理上应考虑：休克的治疗，肾损伤的处理，保守治疗或手术治疗，手术的时机和方式，合并其他器官损伤的治疗。

1. 肾闭合性损伤的治疗原则

（1）肾挫伤和肾表浅裂伤：一般采用非手术治疗，包括：绝对卧床休息2～4周，必要时输液或输血，使用止痛及止血药物，酌情使用抗生素以预防感染，密切观察病情变化，注意生命体征、血红蛋白、血细胞比容、尿中血量及腹部包块大小的改变。在观察期间出现下列情况之一，应及时改用手术治疗：休克未能纠正或经纠正后再度出现者；24h内血尿未见减轻而且呈进行性加重，或血红蛋白、红细胞进行性下降；腰腹部包块逐渐增大；局部疼痛加重、体温升高，血白细胞增高提示有肾周围感染时；出现胸或腹部合并伤体征。

（2）较重的肾裂伤或粉碎伤，以及肾集合系统破裂，有大量血、尿外渗时，应采取手术治疗。

2. 肾开放性损伤的治疗原则　在伤员一般情况好转后，采用手术治疗，探查肾及其他脏器创伤，给予恰当的处理。紧急情况下，应在抗休克治疗的同时施行手术。

3. 肾损伤手术探查方法　探查闭合性肾损伤宜采取腹部切口，以便能探查有无合并腹内脏器损伤，同时可探查对侧肾脏情况。在探查伤肾前，应先阻断肾血流以减少出血量，并可降低伤肾切除率。手术方法因具体情况而定。

（1）肾修补术：是最常用的手术方法，适用于肾实质裂伤。术中先阻断肾血流，清除血肿后，缝合修复破损的集合系统黏膜，再缝合肾实质及肾包膜，腹膜外放置引流。

（2）肾部分切除：肾裂伤在肾的上下极，修复有困难时，可行部分切除术。

（3）肾切除术：应尽一切力量保留伤肾，若肾实质损伤无法修补时，在对侧肾功能良好的前提下，方可考虑肾切除。肾切除适应于以下情况：无法控制的大出血、广泛的肾裂伤、尤其是战时的贯通伤、无法修复的肾蒂严重损伤、伤肾原有病理改变且无法修复者。

（4）肾体外修补及自体肾移植术：对较重的肾裂伤或孤肾损伤较重者，当伤情复杂或病情危重不能在原位修复时，可先将伤肾切除，在离体条件下经冷灌注后再行修补，或以显微外科技术对损伤血管加以修复成形，再将伤肾置于髂窝行自体肾移植术。目前的技术可使肾脏在体外保存72h而不影响肾功能的恢复，故有可能经工作台仔细修复伤肾后冷冻保存，待患者情况稳定后再行自体肾移植。

（5）肾血管修复手术。

（6）选择性肾动脉栓塞术：多用于肾穿刺活检或经皮肾镜取石术后的肾动脉出血，近年逐步应用于肾外伤性出血，尤其对于解剖性或功能性孤立肾损伤不宜手术治疗的病例，可保留残留肾脏功能。

4. 并发症处理　肾创伤早期并发症有继发性出血、肾及肾周围感染、尿瘘形成，晚期并发症有肾积水、肾盂肾炎、高血压、肾结石、尿性囊肿、肾动静脉瘘及无功能肾等。尿囊肿或肾周围感染所致肾周脓肿可作切开引流，输尿管狭窄所致肾积水时可施行肾输尿管成形术或肾切除术，肾动脉狭窄引起的肾性高血压可行肾血管成形术或肾切除术，无功能肾可行肾切除术等。

（六）预后

肾损伤经积极救治处理后，预后一般较好，但需进行一段时间随访观察。肾损伤的近期随访目的是观察伤情变化，了解肾脏结构和功能恢复情况，住院治疗结束时可行CT和放射性核素肾扫描。

五、典型病例资料

陈××，男，15岁，入院时间：2010年9月28日14时45分。

病史采集记录时间：2010年9月28日14时50分。

病史提供者：患者本人/家属/陪伴。

可靠程度：可靠。

主　诉：左腰部外伤后疼痛6d，加重2h。

现病史：患者于6d前上楼梯时不慎跌倒，撞及左腰部后引起伤处隐痛，活动后症状加重，休息时可缓解，疼痛向左下腹部放射。无明显肉眼血尿，无尿频、尿急、尿痛及排尿困难，无面色苍白、四肢湿冷，无畏寒、发热，无心悸，无胸闷、气促，无腹痛、腹胀、恶心、呕吐。受伤后即至当地医院就诊，查腹部彩超提示腹腔少量积液；经输液、口服药治疗后(具体用药不详)，症状未见明显缓解。2h前患者突然出现左腰部疼痛加重，于今日转至我院就诊，复查腹部彩超提示左肾挫裂伤可能，门诊拟“左肾挫裂伤”收住院进一步检查和治疗。病程中患者一般情况好，精神、食欲、睡眠尚可，大便正常，体重无明显减轻。

既往史：否认高血压、糖尿病、冠心病等病史，否认肝炎、结核等传染病病史，预防接种史不详，无食品过敏史，药物过敏史不详，无外伤史，无输血史，各系统回顾无特殊。

个人史：原籍生长，无外地迁居史，无疫水、毒物接触史，生活条件可，否认有性病和冶游史，无嗜烟酒史。

婚育史：未婚未育，家庭关系和睦。

家族史：否认有家族遗传病史、精神病史、传染病史及肿瘤病史。

体格检查：T 37.7℃，R 20次/min，P 90次/min，BP 110/60mmHg。

发育正常，营养良好，神志清楚，步行入院，自主体位，查体合作。全身皮肤、巩膜无黄染，无肝掌、蜘蛛痣，表浅淋巴结无肿大。头颅无畸形，五官端正，双侧瞳孔等圆等大，对光反射灵敏，调节反射存在。耳廓无畸形，双侧外耳道、鼻道及口腔无异常分泌物，听力正常。鼻旁窦无压痛，口唇无发绀，伸舌居中，牙龈无出血、肿胀，双侧扁桃腺无肿大，咽无充血。颈软，无抵抗，颈静脉无怒张，气管居中，双侧甲状腺无肿大。胸廓对称无畸形，双侧呼吸运动及语颤对称，无增强或减弱，无胸膜摩擦感，胸骨无叩痛，双肺叩诊清音，呼吸音清，未闻及干湿性啰音，语音传导正常，未闻及胸膜摩擦音。心前区无隆起，心尖搏动点位于左侧第5肋间锁骨中线内0.5cm处，直径约1.0cm，未触及震颤，心界不大，心律齐，HR 90次/min，各瓣膜区未闻及病理性杂音，未闻及心包摩擦音。周围血管征阴性。腹部查体见专科情况。脊柱、四肢无畸形，活动良好，双下肢无水肿，生理性反射存在，病理性反射未引出。

专科情况：腹平软，未见胃肠型及蠕动波，肝脾肋下未及，左上腹部有压痛，无反跳痛，肠鸣音4次/min。左肾区有明显压痛及叩击痛，左侧输尿管上、中压痛点压痛明显，膀胱区无膨隆，无压痛；阴茎及阴囊皮肤色泽正常，尿道口无血性和脓性分泌物。肛门形态正常，黏膜正常，未见外痔及赘生物。

辅助检查：

2010年9月22日腹部彩超：腹腔少量积液；2010年9月28日我院复查腹部彩超：左肾中部见异常回声，左肾局部外凸，考虑为左肾挫裂伤(是否包膜下血肿?)。尿常规：隐血(++)。

初步诊断：闭合性左肾挫裂伤

住院医师：周××

上级医师：李××

六、病例临床特点分析

结合上述典型病例分析如下：

(一)病史特点

1. 有左腰部外伤史。

2. 左腰部外伤后疼痛6d，加重2h。病情可呈进行性发展，早期可因肾挫裂伤不严重，症状不典型。随着伤灶渗血增多，包膜下血肿形成，可使症状加重。

(二)体征特点

1. 左上腹部有压痛，无反跳痛，肠鸣音4次/min。

2. 左肾区有明显压痛及叩击痛，左侧输尿管上、中压痛点压痛明显。

(三)辅助检查特点

1. 彩超提示左肾局部外凸，考虑为左肾挫裂伤(是否包膜下血肿?)。

2. 尿常规提示血尿。

【观看手术或录像】

见习中可以让同学观看并讲解肾损伤修复手术录像。

【思考题】

1. 肾损伤的临床特点。

2. 肾损伤的治疗原则。

见习二　尿道损伤

一、见习目的

1. 掌握前后尿道损伤的常见原因、临床表现、诊断与鉴别诊断要点。

2. 熟悉不同部位尿道损伤的治疗原则。

3. 了解尿道损伤的治疗方法。

二、见习准备(患者和资料)

1.典型尿道损伤患者1人及患者病历。

2.典型尿道损伤相关影像学资料1套。

3.准备尿道损伤修复手术录像1部。

三、见习方案

1.带教老师讲解病史采集要点、模拟示范体格检查。

2.学生分组,进病房采集病史,并做体格检查。

3.学生回示教室汇报所采集的病史及体检结果,提出必要的辅助检查,带教老师展示典型的辅助检查资料。

4.学生归纳、总结、分析尿道损伤临床病例,作出初步诊断及鉴别诊断。

5.带教老师组织学生讨论尿道损伤治疗原则和常用的治疗方法。

6.带教老师结合尿道损伤病例,归纳总结病例临床特点。

四、见习内容

(一)病史采集注意事项

1.病史采集时应注意的几个方面

(1)受伤原因:是否有经尿道器械检查治疗史?是否有会阴部外伤史?是否因车祸、跌倒或性行为等原因致伤?是否有刀伤或枪伤?

(2)主要症状:伤后是否出现尿道疼痛、出血、血尿、阴囊肿大等?

(3)伴随症状:是否伴有排尿困难、尿频、尿急、尿痛及急性尿潴留?是否出现阴茎、阴囊、会阴部、下腹部等处肿胀?

(4)病情演变:是否出现排尿困难或急性尿潴留或直肠刺激症,阴囊、会阴部、下腹部等处肿胀是否增大?是否出现休克相关的症状?

(5)诊疗情况:在何处就诊过?做过何种检查及治疗?疗效如何?

(6)一般情况:精神、体力、饮食、大小便如何?

2.其他相关病史

(1)既往患有哪些疾病?有无经尿道器械检查、治疗史及会阴部外伤史?

(2)有无药物过敏史、外伤史、手术史、输血史?

(3)个人史:包括患者生活史、职业史、疫水接触史及疫区生活史、月经史(女性)、生育史。

(4)家族史及遗传病史。

(二)体格检查要点

1.一般情况　密切注意生命体征的变化,骨盆骨折或合并其他脏器损伤可伴有休克发生。

2.专科情况　阴茎、阴囊、会阴部皮肤青紫、皮下有瘀血斑,局部肿胀明显。损伤时间长者可见耻骨上区隆起,能触到充盈的膀胱。后尿道断裂时,直肠指检可触到前列腺尖部明显后移,且有柔软浮动感伴压痛。直肠指诊是直肠损伤的重要筛查手段,如指套染血或血性尿液溢出,则提示直肠损伤或有尿道直肠贯通可能。

3.诊断性导尿　应在严格无菌条件下选用较柔软的导尿管轻柔缓慢插入,一旦成功应固定好导尿管并留置，切勿轻易拔出；如导尿失败，不可反复试插。

（三）主要辅助检查

1. X线检查骨盆平片有时可见骨盆骨折。

2. 逆行尿道造影可以确诊，并可明确尿道损伤的部位，但是应注意防止逆行感染。

3. 尿道镜检查对尿道部分断裂者可同时行尿道会师术，达到诊断和治疗的双重目的。

（四）诊断和鉴别诊断

1. 根据患者病史、体征、辅助检查做出诊断。主要诊断依据如下：

(1)病史：有典型的会阴部骑跨伤、骨盆骨折或经尿道器械检查或治疗史。

(2)症状：尿道口出血或伤后排尿疼痛、血尿、排尿困难、尿潴留。

(3)体征：阴茎、阴囊、会阴部皮肤青紫，皮下有瘀血斑，局部肿胀明显。损伤时间长者可见耻骨上区隆起，能触到充盈的膀胱。后尿道断裂时，直肠指检可触到前列腺尖部明显后移，且有柔软浮动感伴压痛。

(4)辅助检查：X线尿道造影可显示尿道损伤部位和程度，尿道断裂可有造影剂外渗，尿道挫伤则无尿外渗。尿道镜检查可明确尿道损伤的部位。

2. 需与下面疾病进行鉴别：

(1)膀胱损伤：骨盆骨折可造成膜部尿道创伤，也可造成膀胱腹膜外破裂。两者鉴别在于：膀胱破裂后，尿道外口无自行流血现象；耻骨上区无充盈胀大的膀胱；导尿管插入顺利但无尿液流出；直肠指诊前列腺位置正常，无浮动上移现象。尿道损伤则与上述各点相反。但若两者同时均受创伤，则难以判断或鉴别，必须手术探查来明确。

(2)尿道结石：突然出现排尿困难、尿痛及排尿中断，常伴有尿频、尿急及血尿症状。既往可有肾绞痛史或尿道排石史，但发病前无外伤史。

（五）治疗

1. 尿道损伤的治疗原则是纠正休克、引流尿液、恢复尿道连续性、充分引流外渗尿液、预防尿道狭窄。

2. 引流尿液　在严格无菌和满意麻醉下如能顺利插入导尿管，说明尿道的连续性尚完整，如血肿和尿外渗不严重，则保留导尿10～14d以引流尿液并支持尿道，等待损伤愈合。如导尿失败应立即手术探查。如病情严重不允许较大手术，可单纯做耻骨上膀胱造口术。

3. 尿道修补术

(1)经会阴尿道修补术：适用于骑跨伤等所致的球部尿道损伤。为预防术后尿道狭窄，术后可做定期尿道扩张。

(2)尿道会师术：病人无休克或休克确已纠正后，耻骨上切开膀胱，在气囊导尿管内置入与尿道探条弯度相似钢丝做支架，由尿道外口插入，术者以手指伸至尿道内口，在尿道内可触及导尿管顶端，将其引入膀胱内。还可以采用内镜下尿道会师术，经尿道外口采用输尿管镜或膀胱尿道镜，置入导丝进入膀胱，再沿导丝留置尿管，必要时可打开膀胱进行引导。

(3)经耻骨上途径一期尿道修复术：由于后尿道断裂多伴骨盆骨折，患者濒于休克，耻骨后及膀胱周围有大量出血，如做修复术，要清除血肿、碎骨片，有可能导致更严重的出血，故有一定的困难。但如患者伤情允许、血源充沛，有经验的医生可以选用且可得到较好的效果。

4. 尿道狭窄的防治　尿道创伤后由于处理不当或合并严重感染，常引起尿道狭窄。诊断尿道狭窄可用金属尿道探条进行探查，成年人如不能通过F18尿道探条，可认为存在狭窄。X

线尿道造影可了解狭窄的部位、程度和长度。尿道狭窄不重者可定期尿道扩张，扩张失败或多次扩张不能改善时，应考虑手术治疗。根据狭窄段情况选取尿道内切开术或尿道吻合术。预防尿道狭窄的关键是早期是否正确处理，要做到满意的对端吻合，吻合口要宽大。术后控制感染，其次要做好定期尿道扩张。

（六）预后

会阴部骑跨伤引起的前尿道损伤预后较好，较少发生严重的尿道狭窄。后尿道损伤较常发生尿道狭窄、尿瘘、尿失禁、勃起功能障碍等并发症，这些并发症一旦发生，处理上往往相当困难。

五、典型病例资料

杜××，男，50岁，入院时间：2011年7月11日19时05分。

病史采集记录时间：2011年7月11日19时15分。

病史提供者：患者本人/家属/陪伴。

可靠程度：可靠。

主　诉：外伤后不能自行排尿4月余。

现病史：患者于4月余前因车祸导致全身多处创伤，并出现不能自行排尿，尿道外口滴血，伴下腹部胀痛，疼痛时有加重，向大腿内侧放射，于当地医院就诊，诊断"右坐骨骨折，尿道损伤，下颌骨粉碎性骨折，鼻骨开放性粉碎性骨折，颅面部多发性骨折，上颌骨凹陷性骨折，全身多处软组织挫伤"。行膀胱穿刺造瘘术等治疗。现患者病情已稳定，无明显腹痛、腹胀，无头晕、头痛，无胸闷、气促，无心慌、脉速、口干、意识模糊等，但仍不能自行排尿。今为进一步治疗而来我院就诊，门诊拟"后尿道损伤"收住院。病程中，患者一般情况尚好，精神、食欲、睡眠可，大便正常，体重减轻约2kg。

既往史：否认高血压、冠心病等病史，否认肝炎、结核等传染病病史，预防接种史不详，无食品过敏史，药物过敏史不详，有输血史，各系统回顾无特殊。

个人史：原籍生长，无外地迁居史，无疫水、毒物接触史，生活条件可，否认有性病和冶游史，无饮酒及吸烟史。

婚育史：已婚已育，配偶及孩子均体健，家庭关系和睦。

家族史：否认有家族遗传病史、精神病史、传染病史及肿瘤病史。

体格检查：T 37.5℃，R 20次/min，P 82次/min，BP 128/62mmHg。

发育正常，营养中等，急性痛苦面容，意识清楚，查体合作，对答切题。全身皮肤多处陈旧性疤痕，无皮疹，无出血点及黄染。全身浅表淋巴结无肿大。头形正常，头发色黑，分布均匀，眼睑无水肿，睑结膜无苍白，巩膜无黄染，瞳孔等大等圆，对光反射灵敏；外耳无畸形，外耳道无流脓及溢液，乳突无压痛，听力佳；鼻背部低平，有陈旧性疤痕，鼻道尚通畅，鼻窦区无压痛；唇舌红，稍干，牙龈无红肿溢脓，双侧扁桃体无肿大，咽无充血，声音无嘶哑。颈软，无抵抗，无颈静脉怒张，并可见颈动脉搏动，气管居中，甲状腺不大。胸廓对称，呼吸平顺，双侧呼吸运动对称，语音震颤无差别，叩诊清音，双肺呼吸音清，未闻及干、湿性啰音。心前区无隆起，心界不大，心律齐，心率82次/min，各瓣膜听诊区无杂音。腹平软，未见胃肠型及蠕动波，肝脾肋下未及，无压痛及反跳痛，肠鸣音4次/min。肛门外阴见专科情况。脊柱生理弯曲存在，无压痛、叩击痛，活动不受限。双下肢凹陷性水肿。四肢肌张力正常，肌力Ⅴ级。生理反射存在，病理反射未引出。

专科情况：双侧肾区无压痛及叩击痛；双侧输尿管上、中压痛点无压痛；膀胱区不胀，留置有膀胱造瘘管，引流通畅，引流出淡黄色尿液；阴茎形态正常，尿道外口无明显滴血、滴尿，会阴部无明显肿胀，无明显瘀斑，骨盆挤压试验阴性。肛门形态正常，黏膜正常，未见外痔及赘生物。

辅助检查：

膀胱、尿道造影提示膀胱造瘘术后改变，后尿道损伤后改变，前尿道球部可疑损伤，造影剂可自尿道进入膀胱。X线检查提示坐骨骨折。

初步诊断：1. 复合性盆腔外伤
2. 后尿道损伤
3. 膀胱造瘘术后
4. 右坐骨骨折

住院医师：周××
上级医师：李××

六、病例临床特点分析

结合上述典型病例分析如下：

（一）病史特点

1. 车祸外伤史，伤后患者即不能排尿，尿道外口滴血，伴下腹部胀痛。

2. 外伤后至今患者仍不能自主排尿，需行膀胱穿刺造瘘引流尿液。

（二）体征特点

1. 外伤后早期有尿潴留，膀胱区膨隆。

2. 目前膀胱区不胀，留置有膀胱造瘘管，引流通畅，引流出淡黄色尿液。会阴部无瘀血肿胀，骨盆挤压试验阴性。

（三）辅助检查

膀胱、尿道造影提示膀胱造瘘术后改变，后尿道损伤后改变，前尿道球部可疑损伤，造影剂可自尿道进入膀胱。X线检查提示坐骨骨折。

【观看手术或录像】

见习中可以让同学观看并讲解尿道损伤手术录像。

【思考题】

1. 尿道损伤的诊断和鉴别诊断。

2. 尿道损伤的治疗原则。

（欧善际）

第二节　泌尿、男性生殖系统感染

一、见习目的

1. 掌握急性肾盂肾炎的临床表现、诊断和鉴别诊断。
2. 熟悉急性肾盂肾炎的治疗原则和治疗方法。
3. 了解急性肾盂肾炎的发病机制。

二、见习准备(患者和资料)

1. 典型急性肾盂肾炎患者1人及病历。
2. 典型X线片、CT图片资料各1套。
3. 准备肾积脓患者在B超引导下行经皮肾穿刺造瘘引流术录像1部。

三、见习方案

1. 带教老师讲解病史采集要点、模拟示范体格检查。
2. 学生分组，进病房采集病史，并做体格检查。
3. 学生回示教室汇报所采集的病史及体检结果，提出必要的辅助检查，带教老师展示典型的辅助检查资料。
4. 学生归纳、总结、分析急性肾盂肾炎临床病例，作出初步诊断及鉴别诊断。
5. 带教老师组织学生讨论治疗原则和常用的治疗方法。
6. 带教老师结合急性肾盂肾炎病例，归纳总结病例临床特点。

四、见习内容

(一)病史采集注意事项

1. 病史采集时应注意的几个方面

(1)发病情况：起病是缓慢还是急骤？

(2)发病的原因或诱因：是否有持续或反复尿路感染史？

(3)主要症状：何时出现寒战、高热等全身症状及尿频、尿急、尿痛等膀胱刺激征？

(4)病情演变：是否有腰部胀痛、腰酸或肾绞痛？

(5)伴随症状：是否有恶心、呕吐、腹痛？

(6)诊疗情况：发病后在何处就诊过？做过何种检查？受到过何种急诊处理？用过哪些药物？治疗效果如何？

(7)一般情况：精神、食欲、体力、大小便如何？

2. 其他相关病史

(1)既往患有哪些疾病？有无持续或反复尿路感染史、输尿管镜等腔内操作史？有无外伤史、手术史、输血史？有无尿路梗阻、膀胱输尿管反流及尿潴留等情况？

(2)个人史：包括患者生活史、职业史、疫水接触史及疫区生活史、月经史(女性)、生育史。

(3)家族史及遗传病史。

(二)体格检查要点

1.一般情况　体温、脉搏、呼吸、血压、脉压差有无变化等。表现为急性病容、发热、精神差。

2.专科体征　肾区常有压痛、叩痛或肋脊角明显压痛。

3.尿道外口检查　尿道外口有无脓性或其他异常分泌物。女性患者可明确是否存在处女膜融合、处女膜伞、尿道旁腺炎等。

(三)主要辅助检查

1.尿常规　镜检每高倍视野≥5个白细胞(脓尿)为其特征性改变,若平均每高倍视野中有0～3个白细胞,而个别视野中可见成堆白细胞,仍有诊断意义。尿中白细胞也可间歇性出现,红细胞数目多少不一,常提示合并其他肾脏疾患的可能。如发现白细胞管型,特别是黏有细菌者,尤有诊断意义。

2.尿的细菌学检查　尿细菌培养及菌落计数是确诊的重要指标。目前,多采用新鲜清洁中段尿培养法。新鲜中段尿直接涂片,用革兰染色后镜检,找到细菌,或新鲜中段尿10ml离心后取沉渣直接涂片找细菌,每高倍视野细菌数在15～20个以上,均具有诊断意义。

3.尿液其他检查　尿沉渣抗体包裹细菌检查,阳性时有助诊断,膀胱炎多为阴性,有鉴别诊断价值。

4.B超检查　显示肾皮质髓质界限不清,并有比正常回声偏低的区域。

5.X线及肾盂造影检查　可了解尿路系统有无结石、梗阻、畸形、肾下垂等情况,以利根治。

6.肾CT扫描　急性肾盂肾炎患者行肾区CT平扫和增强扫描,大多数可见患侧肾外形肿大外,并有楔形强化降低区,从集合系统向肾包膜放射。

(四)诊断和鉴别诊断

1.根据患者病史、体征、辅助检查做出诊断。主要诊断依据如下:

(1)持续或反复尿路感染史。

(2)寒战、高热等全身症状及尿频、尿急、尿痛等膀胱刺激征。

(3)腰痛和肾区叩痛。

(4)尿液细菌学检查阳性。

2.鉴别诊断

(1)急性膀胱炎:表现为尿频、尿急、尿痛、血尿等典型的膀胱刺激症状,可以有脓尿,但很少有发热、寒战等全身症状,且无腰痛和肾区叩痛。检查多无尿蛋白与管型。

(2)肾积脓:主要表现为脓尿,急性感染时有明显的腰痛和肾区叩痛,伴发热、寒战等全身症状。脓肾多为上尿路结石或其他因素梗阻并发感染所致,在腹部检查时多可触及肿大的肾脏,而且肾区叩痛特别明显。B超可发现肾内有积液或/和结石,IVP检查患侧肾脏不显影或延迟显影。

(3)急性胆囊炎或急性阑尾炎:表现为腹痛、腹胀,可有发热、寒战等全身症状。但急性胆囊炎时有明显的Murphy征阳性,急性阑尾炎右下腹有固定压痛或伴反跳痛,尿常规多无白细胞,而且无膀胱刺激征。

（五）治疗

尿路感染的治疗目的在于消灭病原菌、缓解症状、防止肾功能损害和感染扩散。

1. 全身治疗　急性期有高热者应卧床休息，进食高热量、高维生素饮食有助于机体恢复，重要的是鼓励多饮水以保持足够的尿量，促使细菌及炎性渗出物迅速排出。对尿急、尿频、尿痛症状明显者，可给予颠茄合剂、阿托品、山莨菪碱等解痉剂以缓解尿痛及排尿困难；口服或静脉滴注碳酸氢钠碱化尿液，也有助于缓解尿痛等尿路不适。

2. 抗菌治疗　应及时选用广谱的抗生素控制感染，不要等待尿培养和药敏试验结果回报后再做处理，以免贻误病情。一般首选对革兰氏染色阴性杆菌敏感的抗生素，因为80%的肾盂肾炎是由此类细菌引起。宜首选抗菌谱较宽的抗生素，且所选用的药物在血中、尿中都有较高浓度，肾毒性低，待药敏试验回报后再做调整。用药72h无效时（症状不减轻或尿检无好转）方换其他抗生素，不宜频繁换药。

本病治疗期间和停药后复查随访甚为重要，一般在用药第3天和停药时，均应做尿常规和尿细菌检查，若尿菌阳性，可调整用药并延长疗程直至阴性。停药观察期间，每周复查尿常规和尿细菌1次，共2～3周，停药第6周复查1次，若尿菌培养均为阴性，可认为临床治愈。在随访复查中再发时，立即再用抗菌药一个疗程，切忌过早停药或停药后不追踪观察，以免治疗不彻底而炎症迁延成为慢性。

3. 手术治疗

（1）积极治疗原发病，手术解除尿路梗阻，纠正尿路畸形及膀胱-输尿管反流，对根治肾感染有重要作用。

（2）肾积水积脓病人可在B超引导下行经皮肾穿刺造瘘或开放性肾造口术引流肾集合系统内脓液，使病人症状缓解，肾功能得以恢复，方可保全肾脏。肾周脓肿可在B超引导下行穿刺引流或行肾周切开引流术、扩创引流术。

（3）肾脏破坏严重，功能基本丧失，需行肾切除术，如病人不能耐受肾切除术，可先行肾造口术引流脓液，待病人一般情况好转后，再行肾切除术（前提条件是对侧肾功能正常者）。

（六）预后

1. 肾盂肾炎　急性肾盂肾炎及时有效的治疗，往往预后良好，极少发生进行性肾损害而成为慢性肾盂肾炎。慢性肾盂肾炎如能及时发现和给予恰当的处理，可使其病变静止，不至于发展至肾衰。反之亦然，活动性肾盂肾炎引起的尿毒症经抗菌治疗后，病人肾功能亦可好转，甚至可恢复，这点和其他慢性肾病所致的尿毒症有显著不同。慢性肾盂肾炎可造成肾盂的炎性挛缩，表现为肾盂缩窄、肾盏积水明显。

2. 脓肾　脓肾经积极有效抗生素治疗及肾造瘘引流，可保全肾脏；治疗不及时，可穿透肾包膜形成肾周围脓肿或引发尿源性败血症。脓肾致一侧肾脏功能基本丧失，而对侧肾功能正常者，需行肾切除术。

3. 肾皮质化脓性感染　微小的肾化脓灶经数日药物治疗可以吸收愈合；或经超声引导下行穿刺及切开排脓，经一段时间引流，可保全肾脏；严重或巨大的肾痈使肾功能严重受损而对侧肾正常可行患肾切除。

4. 肾周围炎及肾周脓肿　及时抗生素治疗可在数周内逐渐消退；如果脓肿持续数个月不消退，需切开引流及穿刺抽吸；对于糖尿病及糖皮质激素过量使用引起的肾周脓肿，治疗难度更大，需同时积极应用胰岛素治疗糖尿病，控制糖皮质激素用量，选择高效的抗生素。

五、典型病例资料

麦××，女，62岁，入院时间：2011年12月28日14时45分。

病史采集记录时间：2011年12月28日14时50分。

病史提供者：患者本人/家属/陪伴。

可靠程度：可靠。

主　诉：左腰部疼痛3d，伴高热2d。

现病史：患者于3d前无明显诱因突然出现左腰部疼痛，为剧烈绞痛，呈间歇性发作，疼痛无明显放射，伴排尿困难，每次仅排出少许尿液，无肉眼血尿，无畏寒、发热，伴有恶心、呕吐，无胸闷、气促。2d前起发热，最高达42℃，即到××县人民医院诊疗，KUB提示"双肾多发结石，左输尿管上段结石"。在当地医院给予抗感染、解痉止痛等对症治疗，体温逐渐下降；但排尿较少，入院前24h尿量约600ml。患者为寻求进一步治疗，遂于今日转我院求诊，门诊拟"泌尿系结石"收住院。发病以来，患者精神、食欲、睡眠差，大便未解。

既往史：有肾结石病史15年，曾服用草药治疗，有排石史；2010年2月于我科住院治疗，诊断为"左输尿管下段结石并左肾重度积水，急性肾功能不全(梗阻性)，泌尿系感染，双肾多发结石，右肾萎缩"，行左输尿管双"J"管置入术。2009年6月因子宫脱垂在当地医院行子宫切除术。否认高血压、糖尿病、冠心病、COPD等病史，否认肝炎、结核等传染病病史，预防接种史不详，无食品过敏史，有青霉素、头孢类和左氧沙星过敏史，无外伤史，无输血史。

个人史：原籍生长，无外地迁居史，无疫水、毒物接触史，生活条件可，否认有性病和冶游史，无嗜烟史，有嗜酒史，每天饮当地米酒半斤。

婚育史：已婚，育有7女2子，丈夫及孩子均体健，家庭关系和睦。

月经史：已绝经23年，经初潮：13岁，每次持续时间5～7d，月经周期为28d，绝经年龄：48岁，绝经后无阴道不规则出血。

家族史：否认有家族遗传病史、精神病史、传染病史及肿瘤病史。

体格检查：T 36.7℃，R 20次/min，P 92次/min，BP 105/70mmHg。

发育正常，营养中等，意识清楚，急性痛苦面容，行走稍迟缓，扶进病房，自动体位，查体尚合作，对答切题。全身皮肤无皮疹，无出血点及黄染，双下肢多处散在黄豆大小疤痕。全身浅表淋巴结无肿大。头形正常，头发色黑，分布均匀，眼睑无水肿，睑结膜无苍白，巩膜无黄染，瞳孔等大等圆，对光反射灵敏；外耳无畸形，外耳道无流脓、溢液，乳突无压痛，听力佳；鼻道通畅，鼻中隔无弯曲，鼻窦区无压痛；唇舌红，稍干，牙龈无红肿溢脓，双侧扁桃体无肿大，咽无充血，声音无嘶哑。颈软，无抵抗，无颈静脉怒张并可见颈动脉搏动，气管居中，甲状腺不大。胸廓对称，呼吸平顺，双侧呼吸运动对称，语音震颤无差别，双肺叩诊清音，呼吸音清，未闻及干湿性啰音。心前区无隆起，心界不大，心律齐，各瓣膜听诊区无杂音。腹隆，未见胃肠型及蠕动波，肝脾肋下未及，无压痛、反跳痛，肠鸣音1次/min。肛门、外阴见外科情况。脊柱生理弯曲存在，无压痛、叩击痛，活动不受限。肢体肌张力正常，四肢肌力Ⅴ级。生理反射存在，病理反射未引出。

专科情况：双肾区无膨隆，左肾区明显压痛及叩击痛，右肾区无压痛、叩击痛，左侧输尿管上压痛点压痛阳性，下腹部膀胱区无膨隆，无压痛及叩击痛。外阴皮肤色泽正常，无血性和脓性分泌物，未见赘生物。肛门形态正常，黏膜正常，未见外痔及赘生物。

辅助检查：

××县人民医院 CT(2011 年 12 月 26 日)检查示：左输尿管下段结石并左肾重度积水，双肾多发结石，右肾萎缩。

××县人民医院腹部平片(2011 年 12 月 26 日)：双肾多发结石，左输尿管上段结石。

我院生化(2011 年 12 月 27 日)：Cr 545.4μmol/L，BUN 28.0mmol/L；尿常规：尿液呈暗红色，浊，WBC(＋＋＋)，RBC(＋＋＋)。

初步诊断：1. 慢性肾盂肾炎急性发作
2. 左输尿管上段结石并左肾积脓
3. 急性肾功能不全(梗阻性)
4. 双肾多发结石

住院医师：周××
上级医师：李××

六、病例临床特点分析

结合上述典型病例分析如下：

(一)病史特点

1. 有肾结石病史 15 年，反复泌尿系感染 2 年。
2. 左腰部疼痛 3d，伴高热 2d。

(二)体征特点

双肾区无膨隆，左肾区明显压痛及叩击痛，右肾区无压痛、叩击痛，左侧输尿管上压痛点压痛阳性，下腹部膀胱区无膨隆，无压痛及叩击痛。

(三)辅助检查特点

1. CT　左输尿管下段结石并左肾重度积水，双肾多发结石，右肾萎缩。
2. 腹部平片　双肾多发结石，左输尿管上段结石。
3. 生化　Cr 545.4μmol/L，BUN 28.0mmol/L；尿常规：尿液呈暗红色，浊，WBC(＋＋＋)，RBC(＋＋＋)

【观看手术或录像】

让同学见习结石梗阻致肾积脓患者在 B 超引导下行经皮肾穿刺造瘘引流术。

【思考题】

1. 急性肾盂肾炎的临床表现有哪些？
2. 急性肾盂肾炎的治疗原则与治疗方法。

(李浩勇)

第三节　泌尿、男性生殖系统结核

一、见习目的

1. 掌握肾结核的临床表现及诊断方法。
2. 熟悉肾结核的全身治疗和局部治疗方法。
3. 了解泌尿系结核的病因和发病机制。

二、见习准备(患者和资料)

1. 典型肾结核患者1人及患者病历。
2. 典型肾结核患者X线片(IVP)、CT或MRI片各1套。
3. 准备结核肾切除手术录像1部。

三、见习方案

1. 带教老师讲解病史采集要点、模拟示范体格检查。
2. 学生分组,进病房采集病史,并做体格检查。
3. 学生回示教室汇报所采集的病史及体检结果,提出必要的辅助检查,带教老师展示典型肾结核的辅助检查资料。
4. 学生归纳、总结、分析肾结核临床病例,作出初步诊断及鉴别诊断。
5. 带教老师组织学生讨论肾结核治疗原则和常用的治疗方法。
6. 带教老师结合肾结核病例,归纳总结病例临床特点。

四、见习内容

(一)病史采集注意事项

1. 病史采集时应注意的几个方面

(1)发病情况:病程长短? 起病急缓?

(2)发病原因:有无诱因? 是否患有其他器官结核?

(3)主要症状:重点询问何时出现尿频、尿急、尿痛,特别是夜尿次数是否增多?

(4)病情演变:是否出现血尿、脓尿及尿失禁?

(5)伴随症状:是否有低热、盗汗、乏力等? 是否出现腰酸、腰痛?

(6)诊疗情况:在何处就诊过? 做过何种检查和治疗? 疗效如何?

(7)一般情况:精神、体力、饮食、大小便如何? 体重有何变化?

2. 其他相关病史

(1)既往患有哪些疾病? 有无药物过敏史、外伤史、手术史、输血史? 有无肺结核、骨关节结核、淋巴结核、肠结核史?

(2)个人史:包括患者生活史、职业史、疫水接触史、月经史(女性)、生育史等。

(3)家族史,有无遗传病及慢性传染病史,家庭成员中有无结核患者。

（二）体格检查要点

1. 一般情况　体温、脉搏、呼吸、血压、脉压差有无变化等。一般情况多表现消瘦、贫血等，结核活动期多有午后低热。

2. 专科体检　多有患侧肾区压痛、叩击痛等。

（三）主要辅助检查

1. 实验室检查

（1）尿液检查：尿常规为酸性，有少量蛋白及红、白细胞。无菌性脓尿多为肾结核所致，故尿培养一般细菌阴性，则肾结核的可能性很大。

（2）尿沉渣图片找结核杆菌：24h 尿结核杆菌检查是诊断肾结核的重要方法，应连续三天查晨尿沉渣抗酸杆菌涂片。尿中找到结核杆菌对诊断肾结核有决定性意义。检查方法有浓缩法抗酸染色检查，结核杆菌培养、结核菌、PCR 检查，以前者最为常用。

（3）尿结核分枝杆菌培养：尿结核分枝杆菌培养和动物接种较尿沉渣图片抗酸染色结果可靠，尿结核分枝杆菌培养最有诊断价值，但阳性率低，操作复杂、耗时长，需 4～8 周。

2. 影像学检查

（1）超声检查：早期多无异常发现，到肾组织明显破坏时，常显示病肾结构紊乱，有钙化则显示强回声，B 超也较容易发现对侧肾积水或膀胱有无挛缩。

（2）静脉尿路造影：是早期诊断肾结核最敏感的方法，X 线尿路造影检查在确定肾结核的诊断、明确病变的部位、范围、程度及对侧肾脏情况等方面有决定性意义。肾结核有钙化时可在尿路平片上显示斑点状钙化或全肾钙化阴影。典型肾结核在尿路造影上的表现为早期肾盏边缘呈鼠咬状；病变进展即可出现肾皮质脓疡和空洞形成，表现为不规则的对比剂充填区；晚期肾结核致患侧肾无功能或“肾自截”时表现为肾不显影。输尿管结核表现为边缘不光滑，多处狭窄或输尿管呈串珠样狭窄及其上端输尿管扩张。

（3）CT 检查：为临床肾结核诊断的“金标准”。CT 在显示肾脏和输尿管的解剖方面优于超声和静脉尿路造影，CT 冠状面扫描能清晰显示整个肾脏的横断面图像，对肾实质及肾盂、肾盏的形态结构显示良好，且有很高的密度分辨率。它对发现钙化和伴随的淋巴结病变更敏感，对于肾内异常空洞的清晰显示是 CT 的一个突出优点。新的 CT 软件可提供三位重建图像，增强后的延迟相可以完全达到模拟静脉尿路造影的效果。

在双肾结核或一侧肾结核对侧肾积水，静脉尿路造影显影不良时，CT、MRI 可能有助于确定诊断。

（4）胸部或脊柱 X 线检查：泌尿系结核病人应做胸片和脊柱片，可以排除陈旧性或活动性肺结核，多数泌尿系结核病人肺部会有异常。

3. 膀胱镜检查　膀胱镜检查是肾结核的重要诊断手段，可以直接看到膀胱内的典型结核变化及病变黏膜组织活检而确诊。但是膀胱痉挛容量小于 50ml 或有急性膀胱炎时，不宜做膀胱镜检查。

4. 同位素肾图检查　患肾功能减退时表现为排泄延迟，甚至无功能。对侧肾积水时出现梗阻性图形。

（四）诊断和鉴别诊断

1. 根据患者病史、体征、辅助检查做出诊断。主要诊断依据如下：

（1）青壮年长期进行性尿频和慢性膀胱刺激症状，一般抗感染治疗无效。

(2)脓尿、血尿,尿液中找到抗酸杆菌。

(3)CT 检查、静脉肾盂造影、逆行性尿路造影等检查,有助于明确诊断。

(4)经膀胱镜组织活检可确诊。

2. 鉴别诊断

(1)慢性肾盂肾炎:尿频、尿急、尿痛等膀胱刺激症状。多呈间歇性发作,时轻时重,抗感染治疗有效。而肾结核所致的膀胱炎则是持续性加重,抗菌药物治疗无效。

(2)肾或膀胱肿瘤:主要特点是无痛性间歇性全程肉眼血尿,而肾结核为持续性尿频、尿急、尿痛及终末血尿。结合影像学检查可鉴别。

(3)泌尿系结石:血尿的出现多与患者的疼痛相关。结合病史、临床表现及影像学检查可鉴别。

(4)急性前列腺炎:也表现为明显的尿频、尿急、尿痛,伴发热,但常发病急促,有排尿困难或排尿淋漓,直肠指检时前列腺有明显的压痛,用抗生素后症状常迅速减轻。

(五)治疗

肾结核是全身结核病的一部分,故在治疗上必须既重视全身治疗,又注意泌尿系统局部治疗才能取得满意的效果。具体说来,就是一方面予以抗结核药物,适当休息、日光照射和足够的营养,另一方面根据需要手术切除病肾或病变组织,以达到缩短疗程、提高疗效的目的。

1. 抗结核药物治疗　单纯应用抗结核药物治疗的基本条件为病肾功能尚好和尿液引流无梗阻。药物治疗的适应证为:

(1)临床前期肾结核。

(2)病灶较小的肾结核。

(3)双侧或独肾结核属晚期不宜手术者。

(4)身体其他部位有活动性结核,暂不宜手术者。

(5)患者同时患有其他严重疾病,暂不宜手术者。

(6)配合手术治疗。

常用的抗结核药物为链霉素、异烟肼、利福平及吡嗪酰胺,上述药物在治疗过程中出现严重副作用或耐药性时,可选用乙胺丁醇、环丝氨酸等。

2. 手术治疗　肾结核的手术治疗包括肾切除术、肾部分切除术和肾病灶清除术。手术方式的选择取决于病变范围、程度和对药物治疗的反应。

(1)肾切除术:对肾组织破坏范围较大的单侧肾结核、单侧结核性脓肾、肾实质广泛钙化,如对侧肾功能良好,均适应肾切除术。双侧肾结核,一侧破坏严重,肾功能严重损害,而另一侧病变较轻,肾功能足以代偿时,应在抗结核药物配合下切除严重损害侧病肾。

(2)肾部分切除术:①为局限在肾一极的 1～2 个小肾盏的破坏性病变,经长期的抗结核药物治疗而未能奏效;②1～2 个小肾盏结核漏斗部有狭窄引流不畅者;③双侧肾结核破坏均轻而长期药物治疗无效。如果唯一的有功能肾脏需做部分肾切除手术时,则至少应保留 2/3 的肾组织,以免术后引起肾功能不全。

(3)肾病灶清除术:为肾脏的实质中存在密闭的肾盏所形成的结核性空洞,常充满干酪样物质,抗结核药不能进入空洞,而空洞中仍有活动结核杆菌存在。因此须切开空洞,清除干酪样结核组织,腔内再用抗结核药。

(4)B 超或 X 线引导下脓肿穿刺引流术:结核性肾脓肿可以选择 B 超或 X 线引导下脓肿

穿刺引流，吸出脓液，注入抗结核药物，有助于使全身用药不易达到的病灶得到彻底的治愈。

3. 肾结核晚期并发症的处理原则　肾结核的晚期并发症主要有对侧肾积水及膀胱挛缩。

(1)对侧肾积水的处理原则为积水侧肾功能足以代偿，且肾功能正常者先切除结核肾，再处理肾积水；如积水侧肾功能已不能代偿而导致血尿素氮及肌酐升高时，先行积水侧肾造瘘术，待肾功能好转后再切除结核肾及处理肾积水。处理对侧肾积水时，如无膀胱挛缩，可行输尿管膀胱重植术。如有膀胱挛缩，则应施行膀胱扩大术的同时行输尿管肠腔移植术。

(2)膀胱挛缩的处理原则为如无尿道狭窄或膀胱阴道瘘，常采用乙状结肠膀胱扩大术。如有尿道狭窄或膀胱阴道瘘，则采用回肠膀胱术或直肠膀胱术。

(六)预后

肾结核的预后在抗结核药广泛应用的前后大不一样。在过去无抗结核药物时代，如果肾结核不予药物，不做手术的患者，从临床出现症状起，生存5年者不足30%；能生存10年者不足10%。而经肾切除治疗的病人有55%～60%的病例可望治愈。在应用抗结核药物治疗后的死亡率已低于4%。

随着抗结核药的不断进展，肾结核的治疗原则有了明显改变，大多数病例可以经过药物治疗得到痊愈。

五、典型病例资料

符××，男，50岁，入院时间：2012年4月19日10时45分。

病史采集记录时间：2012年4月19日10时55分。

病史提供者：患者本人/家属/陪伴。

可靠程度：可靠。

主　诉：尿频、尿急、尿痛伴血尿6月，加重1月。

现病史：患者于6个月前无明显诱因渐出现尿频、尿急、尿痛，约一小时排尿一次，排尿初始及终末为肉眼血尿，偶伴小血块，无低热、盗汗、腰痛。在当地医院行尿液检查有多数红、白细胞，诊断为“尿路感染”，给予“氟哌酸”“环丙沙星”等口服，疗效不明显。近1月来膀胱刺激症状逐渐加重，约半小时排尿一次。病程中，患者一般情况尚可，精神、食欲、睡眠尚可，大便正常，体重无减轻。

既往史：否认高血压、糖尿病、冠心病等病史，否认肝炎、结核等传染病病史，预防接种史不详，无药物及食品过敏史，无外伤史，无输血史。各系统回顾无特殊。

个人史：原籍生长，无外地迁居史，无疫水、毒物接触史，生活条件可，否认有性病和冶游史，吸烟15年，1包/d；饮酒10年，半斤/d。

婚育史：已婚，育有1男1女，父母健在，家庭关系和睦。

家族史：否认有家族遗传病史、精神病史、传染病史及肿瘤病史。

体格检查：T 36.1℃，P 73次/min，R 19次/min，BP 140/90mmHg。

发育正常，营养中等，意识清楚，自动体位，查体合作，对答切题。行走自如，全身皮肤无皮疹，无出血点及黄染。全身浅表淋巴结无肿大。头形正常，头发色黑，分布均匀，眼睑无水肿，睑结膜无苍白，巩膜无黄染，瞳孔等大等圆，对光反射灵敏；外耳无畸形，外耳道无流脓及溢液，乳突无压痛，听力佳；鼻道通畅，鼻中隔无弯曲，鼻窦区无压痛；唇红，稍干，牙龈无红肿溢脓，双侧扁桃体无肿大，咽无充血，声音无嘶哑。颈软，无抵抗，无颈静脉怒张，气管居中，甲状腺不大。胸廓对称，呼吸平顺，双侧呼吸动度对称，双侧语音震颤无差别，双肺叩诊清音，呼吸音清，未闻及干湿性啰音。心前区无隆起，心界不大，心律齐，各瓣膜听诊区无杂音。腹平软，未见胃肠型及蠕动波，肝脾肋下未及，无压痛及反跳痛，肠鸣音 4 次/min。肛门、外阴见专科情况。脊柱生理弯曲存在，无压痛、叩击痛，活动不受限。肢体肌张力正常，四肢肌力Ⅴ级。生理反射存在，病理反射未引出。

专科情况：双肾区不膨隆，左肾区轻微压痛、叩击痛。双肾未扪及。双输尿管上、中压痛点无压痛，未扪及包块，膀胱区无压痛，左阴囊附睾尾可扪及直径 2.5cm 大小不规则硬结，与阴囊皮肤无粘连，压痛不明显，双输精管粗硬，不光滑。直肠指诊：前列腺不大，质地韧，表面不光滑。脊柱四肢未见异常。肛门形态正常，黏膜正常，未见外痔及赘生物。

辅助检查：2012 年 4 月 15 日我院血常规正常，尿蛋白(＋＋)，红细胞满视野，白细胞 20～30 个/高倍，血沉 15mm/h，肝肾功能无异常。

胸片示右上肺陈旧结核病灶。B 超示左肾内部正常结构消失，可探及多个大小不等液性区，肾实质变薄并有破坏。右肾未见异常，右输尿管下段扩张，膀胱容量小于 50ml。腹平片(－)。静脉尿路造影：左肾未显影，右肾显影，结构功能正常，右输尿管全长显影，下段扩张明显，膀胱显影，容量小。

初步诊断：1. 左肾结核
2. 左附睾结核
3. 前列腺结核
4. 膀胱挛缩

住院医师：周××
上级医师：李××

六、病例临床特点分析

结合上述典型病例分析如下：

（一）病史特点

1. 尿频、尿急和尿痛　绝大多数患者有此膀胱刺激症状。肾结核的尿频症状具有发生最早、进行性加重和消退最晚的特点。

2. 血尿和脓尿　较为常见，血尿可为肉眼或显微镜下血尿，常与尿频症状并发，多为终末血尿，多由膀胱结核所致。少数病例可有全程肉眼血尿。

3. 肾区疼痛和肿块　肾结核一般无明显腰痛。患侧腰痛常在晚期形成结核性脓肾或病变延及肾周围时出现。并发对侧肾积水时可出现对侧腰痛。

4. 全身症状　多不明显，晚期肾结核或合并其他脏器活动性结核时可出现低热、盗汗、消瘦及贫血等症状。

（二）体征特点

早期肾结核多无明显体征，肾结核虽然主要病变在肾，但一般无明显腰痛。仅少数肾结核病变破坏严重和梗阻，发生结核性脓肾或继发肾周感染，或输尿管被血块、干酪样物质堵塞时，可引起腰部钝痛或绞痛。较大肾积脓或对侧巨大肾积水时，腰部可触及肿块。

（三）辅助检查特点

1. 24h 尿结核杆菌检查是诊断肾结核的重要方法，应连续三天查晨尿沉渣抗酸杆菌涂片。

尿中找到结核杆菌对诊断肾结核有决定性意义。

2. 静脉尿路造影是早期诊断肾结核最敏感的方法，典型肾结核在尿路造影上的表现为早期肾盏边缘呈鼠咬状；病变进展即可出现肾皮质脓疡和空洞形成，表现为不规则的对比剂充填区；晚期肾结核致患侧肾无功能或“肾自截”时表现为肾不显影。输尿管结核表现为边缘不光滑，多处狭窄或输尿管呈串珠样狭窄及其上端输尿管扩张。

3. CT 检查为临床肾结核诊断的“金标准”。CT 在显示肾脏和输尿管的解剖方面优于超声和静脉尿路造影，CT 冠状面扫描能清晰显示整个肾脏的横断面图像，对肾实质及肾盂、肾盏的形态结构显示良好，且有很高的密度分辨率。

【观看手术或录像】

见习中可以让同学们观看单侧结核肾切除术录像。

【思考题】

1. 肾结核的临床表现有哪些？
2. 泌尿系结核的影像学检查方法有哪些？
3. 简述泌尿系结核的治疗原则与方法。

（李浩勇）

第四节　泌尿系统梗阻

一、见习目的

1. 熟悉引起泌尿系统梗阻的常见原因。
2. 掌握良性前列腺增生(BPH)的临床表现、诊断和鉴别诊断。
3. 了解治疗原则与治疗方法。

二、见习准备(患者和资料)

1. 典型良性前列腺增生患者 1 人及病历。
2. 典型影像学资料各 1 套，包括 B 超、IVP 或 MRI/CT。
3. 准备经尿道前列腺切除术手术录像 1 部。

三、见习方案

1. 带教老师讲解病史采集要点、模拟示范体格检查。
2. 学生分组，进病房采集病史，并做体格检查。
3. 学生回示教室汇报所采集的病史及体检结果，提出必要的辅助检查，带教老师展示典型良性前列腺增生的辅助检查资料。
4. 学生归纳、总结、分析良性前列腺增生临床病例，作出初步诊断及鉴别诊断。
5. 带教老师组织学生讨论良性前列腺增生的治疗原则和常用的治疗方法。

6. 带教老师结合良性前列腺增生患者病例，归纳总结病例临床特点。

四、见习内容

（一）病史采集注意事项

1. 病史采集时应注意的几个方面

（1）发病情况：病程长短？起病急缓？是否反复发作？

（2）发病的诱因：发病前是否有劳累、情绪变化、饮酒、长时间坐车、坐位伏案等？

（3）主要症状：详细询问有无进行性排尿困难。

（4）病情变化：何时出现夜尿增多、尿频？是否出现过急性尿潴留？

（5）伴随症状：是否伴有尿频、尿急、尿痛等膀胱刺激症状等？是否有血尿？是否出现腹股沟肿块？是否有痔疮？

（6）诊疗情况：在何处就诊过？受过何种检查？做过何种处理及效果如何？

（7）一般情况：精神、体力、饮食、大小便如何？体重有何变化？

2. 其他相关病史

（1）既往患有哪些疾病？有无药物过敏史、外伤史、手术史、输血史？有无泌尿系结石梗阻史？有无糖尿病史？

（2）个人史：包括患者生活史、职业史、疫水接触史及疫区生活史、生育史。

（3）家族史及遗传病史，了解家族中有无类似疾病的发生。

（二）体格检查要点

1. 一般情况　体温、脉搏、呼吸、血压、脉压差有无变化等。发生急性尿潴留时多为急性痛苦面容、精神差。

2. 外生殖器检查　主要排除有无尿道外口狭窄、包茎或其他畸形所致排尿障碍。

3. 直肠指诊　直肠指检是诊断前列腺增生的重要检查方法，直肠指检可触及腺体增大，表面是否光滑、边界情况、质地、中央沟是否变浅。按照腺体增生的程度可把良性前列腺增生分为三度：Ⅰ°增生为腺体增大，中央沟变浅；Ⅱ°增生为腺体明显增大，中央沟消失或略凸出；Ⅲ°增生为腺体显著增大，中央沟明显凸出，甚至手指不能触及腺体上缘。直肠指检前列腺不大时，不能否定其增生的存在。因前列腺中叶增生或增大的腺体大部突入膀胱时，指检不一定能触及增大的腺体，需用其他影像学方法，如B超检查方能确诊。直肠指诊还可以了解是否存在前列腺癌。

（三）主要辅助检查

1. 实验室检查

（1）长期尿潴留影响肾功能时，血肌酐、尿素氮升高，合并感染时尿常规检查会有红细胞、白细胞、脓细胞。

（2）PSA测定：BPH时PSA虽可升高，但测定PSA的意义在于排除前列腺癌。

2. 特殊检查

（1）B超检查：可测定前列腺的大小，包括横径、前后径与上下径，正常的前列腺的横径为4cm，前后径约3cm，上下径约2cm，形态呈椭圆形，左右对称。前列腺增生时前列腺明显增大，前后径增大较横径更显著。另外，超声还可以测定膀胱残余尿，了解肾、输尿管有无积水、扩张、结石或占位性病变。

(2)尿流动力学检查：前列腺增生而引起下尿路梗阻时，最大尿流率降低(<15ml/s 表明排尿不畅，<10ml/s 则表明梗阻严重，常是手术指征之一)；排尿期膀胱内压增高>9.3kPa(70mmHg)。

(3)膀胱镜检查：膀胱镜检查能直接观察前列腺各叶的增生情况，并可了解尿道有无狭窄，膀胱内有无其他病变，如肿瘤、结石、憩室等，从而决定手术治疗的方式。因为前列腺增生导致后尿道梗阻，膀胱镜有时不易插入，故操作时必须谨慎，务求轻巧，切勿粗暴，尽可能将镜鞘下压使镜鞘前端前移，以免损伤前列腺引起出血，给患者带来不必要的痛苦。

(4)膀胱造影：对不能进行膀胱镜检查的病例可行膀胱造影，除观察膀胱颈部充盈缺损外，还可观察有无膀胱结石、肿瘤、憩室及输尿管反流等。

(四)诊断和鉴别诊断

1.根据患者病史、体征、辅助检查做出诊断。主要诊断依据如下：

(1)老年男性患者。

(2)尿频、进行性排尿困难、尿潴留。

(3)直肠指检确认前列腺增大。

(4)B 超、尿流动力学检查可帮助确立诊断。

2.鉴别诊断

(1)前列腺癌：BPH 首先需考虑和前列腺癌相鉴别，前列腺癌时前列腺有结节，超声可见前列腺内低回声区。CT 可见前列腺形状不规则。经直肠前列腺穿刺活检发现癌细胞可确诊。

(2)膀胱颈挛缩：膀胱颈挛缩继发于炎症病变，膀胱颈口平滑肌为结缔组织所替代，亦可能是发育过程中膀胱颈部肌肉排列异常。膀胱镜检查可资鉴别。

(3)膀胱癌：膀胱颈附近的膀胱癌可表现为膀胱出口梗阻，常有血尿。膀胱镜检查可资鉴别。

(4)尿道狭窄：多有尿道损伤、感染等病史。B 超或 CT 示前列腺多正常。

(五)治疗

前列腺增生如无尿路梗阻症状及无肾功能障碍者继续观察，无需特殊治疗，如已影响排尿及正常生活时，应予治疗。

1.急性尿潴留的处理　急性尿潴留时，患者尿意窘迫，非常痛苦，须予紧急处理。处理方法为留置导尿管以引流尿液。如导尿管不能放入时，可用钢丝做管芯将导尿管放入，如仍不能放入，可行耻骨上膀胱穿刺造瘘术。

2.药物治疗　对尿路梗阻较轻或年老体弱、心肺功能不全等而不能耐受手术者，可选择药物治疗。BPH 患者药物治疗的短期目标是缓解患者的下尿路症状，长期目标是延缓疾病的临床进展，预防合并症的发生。在减少药物治疗副作用的同时保持患者较高的生活质量是 BPH 药物治疗的总体目标。

(1)α 受体阻滞剂：α 受体阻滞剂是通过阻滞分布在前列腺和膀胱颈部平滑肌表面的肾上腺素能受体，松弛平滑肌，达到缓解膀胱出口动力性梗阻的作用。根据尿路选择性可将 α 受体阻滞剂分为非选择性受体阻滞剂(酚苄明)、选择性 α_1 受体阻滞剂(多沙唑嗪、阿呋唑嗪、特拉唑嗪)和高选择性 α_{1A} 受体阻滞剂(坦索罗辛 $\alpha_{1A}>\alpha_{1D}$，萘哌地尔 $\alpha_{1D}>\alpha_{1A}$)。

α 受体阻滞剂适用于有下尿路症状的 BPH 患者。临床多用坦索罗辛、多沙唑嗪、阿呋唑嗪和特拉唑嗪。可以选择萘哌地尔应用于 BPH 的治疗。不推荐哌唑嗪以及非选择性受体阻滞剂酚苄明治疗 BPH。

(2)5α-还原酶抑制剂：5α-还原酶抑制剂通过抑制体内睾酮向双氢睾酮的转变，进而降低前列腺内双氢睾酮的含量，达到缩小前列腺体积、改善排尿困难的治疗目的。目前在国内应用的 5α-还原酶抑制剂包括非那雄胺和依立雄胺。非那雄胺适用于治疗有前列腺体积增大伴下尿路症状的 BPH 患者。

(3)中药和植物制剂：目前应用于 BPH 临床治疗的中药种类很多，包括癃闭舒胶囊、前列舒乐胶囊等。另外，还有一些植物制剂，如普适泰等在缓解 BPH 相关下尿路症状方面获得了一定的临床疗效，在国内外得到了较广泛的临床应用。

3. 外科治疗　BPH 是一种进展性疾病，部分患者最终需要外科治疗来解除下尿路梗阻症状及其对生活质量所致的影响和并发症。BPH 的外科治疗包括常规手术治疗、激光治疗以及微创治疗。

(1)常规手术：经典的外科手术方法有经尿道前列腺电切术（TURP）、经尿道前列腺切开术以及开放性前列腺摘除术。目前 TURP 仍是 BPH 治疗的“金标准”。各种外科手术方法的治疗效果与 TURP 接近或相似，但适用范围和并发症有所差别。作为 TURP 或 TUIP 的替代治疗手段，经尿道前列腺电汽化术和经尿道前列腺双极电切术目前也应用于外科治疗。所有上述各种治疗手段均能够改善 BPH 患者 70%以上的下尿路症状。

(2)激光治疗：前列腺激光治疗是通过组织汽化或组织的凝固性坏死后的迟发性组织脱落达到解除梗阻的目的。疗效肯定的方式有经尿道钬激光前列腺剜除术、经尿道前列腺激光汽化术、经尿道前列腺激光凝固术等。

(3)其他微创治疗：①经尿道微波热疗可部分改善 BPH 患者的尿流率和 LUTS 症状。适用于药物治疗无效（或不愿意长期服药）而又不愿意接受手术的患者，以及伴反复尿潴留而又不能接受外科手术的高危患者。各种微波治疗仪的原理相似。②经尿道针刺消融术是一种简单安全的治疗方法。适用于不能接受外科手术的高危患者，对一般患者不推荐作为一线治疗方法。③前列腺支架（Stents）是通过内镜放置在前列腺部尿道的金属（或聚亚氨酯）装置。可以缓解 BPH 所致下尿路症状。仅适用于伴反复尿潴留又不能接受外科手术的高危患者，作为导尿的一种替代治疗方法。

（六）预后

BPH 患者术后一般预后较好，5%患者术后 10 年内仍可能前列腺增生再度出现下尿路梗阻症状，只要身体情况允许，仍可再次手术治疗。在接受各类外科治疗后，应该安排患者在手术后 1 个月时进行第一次随访。

五、典型病例资料

符××，男，72 岁，入院时间：2011 年 8 月 14 日 9 时 40 分。

病史采集记录时间：2011 年 8 月 14 日 9 时 50 分。

病史提供者：患者本人/家属/陪伴。

可靠程度：可靠。

主　诉：进行性排尿困难 3 年，加重 1d。

现病史：患者于 3 年前无明显诱因逐渐出现排尿困难，有排尿踌躇，尿线变细，尿不尽感，尿后滴沥，尿频，夜尿多，约4～5次。间断性有尿急、尿痛。无明显肉眼血尿，无畏寒发热，无恶心、呕吐，无乏力、盗汗、午后低热，无腹胀、腹痛，一直未做任何处理。昨天中午患者无原因排尿困难症状突然加重，不能自行排尿，伴有下腹胀痛，遂于当地医院就诊，B超示"前列腺增生并急性尿潴留"，予以对症处理并留置尿管，今患者为求进一步诊治来我院门诊就诊，门诊拟"前列腺增生"收住院。病程中，患者一般情况可，精神、食欲、睡眠尚可，大便正常，体重无明显减轻。

既往史：1983年曾有溃疡并出血，经住院治愈。否认高血压、冠心病、COPD等病史，否认结核、肝炎等传染病病史，预防接种史不详，无食物过敏史。有青霉素过敏史，无外伤史及手术史，输血史不详。各系统回顾无特殊。

个人史：原籍生长，无外地迁居史，无疫水、毒物接触史，生活条件可，否认有性病和冶游史，无吸烟史，无嗜酒史。

婚育史：已婚，育有3男3女，妻子及孩子均体健，家庭关系和睦。

家族史：否认有家族遗传病史、精神病史、传染病史及肿瘤病史。

体格检查：T 37.0℃，R 20次/min，P 88次/min，BP 100/60mmHg。

发育正常，营养中等，意识清楚，自动体位，查体合作，对答切题。行走稍迟缓，全身皮肤无皮疹，无出血点及黄染。全身浅表淋巴结无肿大。头形正常，头发花白，分布均匀。眼睑无水肿，睑结膜无苍白，巩膜无黄染，瞳孔等大等圆，对光反射灵敏；外耳无畸形，外耳道无流脓及溢液，乳突无压痛，听力佳；鼻道通畅，鼻中隔无弯曲，鼻窦区无压痛；唇红，稍干，牙龈无红肿溢脓，双侧扁桃体无肿大，咽无充血，声音无嘶哑。颈软，无抵抗，无颈静脉怒张，可见颈动脉搏动，气管居中，甲状腺不大。胸廓对称，呼吸平顺，双侧呼吸运动对称，双侧语音震颤无差别，双肺叩诊清音，呼吸音清，未闻及干湿性啰音。心前区无隆起，心界不大，心律齐，各瓣膜听诊区无杂音。腹平软，未见胃肠型及蠕动波，肝脾肋下未及，无压痛及反跳痛，肠鸣音3～4次/min。肛门、外阴见专科情况。脊柱生理弯曲存在，无压痛、叩击痛，活动不受限。四肢关节无红肿和畸形，无压、叩痛，活动不受限。四肢肌张力正常，肌力Ⅴ级，生理反射存在，病理反射未引出。

专科情况：双肾区无压痛及叩击痛，双侧输尿管上、中压痛点无压痛，膀胱区不膨隆，无压痛，留置导尿管，尿液引流通畅，引流液呈淡黄色。阴茎形态正常，阴囊皮肤色泽正常，双侧睾丸大小形态正常。肛检前列腺Ⅲ°肿大，质地韧，未触及明显结节，无触痛，中央沟消失。

辅助检查：

××医院彩超（2010年9月11日）：前列腺增大46mm×51mm×48mm，包膜光滑，内部回声均匀，内见强回声光团，考虑前列腺增生并钙化灶形成。膀胱残余尿840ml；输尿管未见异常。提示前列腺增生并钙化，膀胱尿潴留。

初步诊断：前列腺增生并急性尿潴留
住院医师：周××
上级医师：李××

六、病例临床特点分析

结合上述典型病例分析如下：

（一）病史特点

1. 老年男性，72岁。

2.进行性排尿困难3年,加重1d。

3.患者因急性尿潴留在当地医院就诊而留置导尿管。

(二)体征特点

1.膀胱区不胀,无压痛,留置导尿管,尿液引流通畅,引流液呈淡黄色。

2.直肠指检前列腺Ⅲ°肿大,质地韧,未触及明显结节,无触痛,中央沟消失。

(三)辅助检查特点

1.彩超提示前列腺增大46mm×51mm×48mm,包膜光滑,内部回声均匀,内见强回声光团,考虑前列腺增生并钙化灶形成。

2.超声提示膀胱残余尿840ml;输尿管未见异常。

【观看手术或录像】

见习中可以让同学们观看经尿道前列腺切除术,如果当天没有手术安排,可让同学们观看并讲解经尿道前列腺切除术手术录像。

【思考题】

1.良性前列腺增生症的临床表现有哪些?

2.简述良性前列腺增生症的治疗原则与方法。

(李浩勇)

第五节　泌尿系统结石

一、见习目的

1.掌握肾结石的临床表现、诊断、放射学检查的特点及治疗原则。

2.熟悉输尿管结石的临床表现、放射学检查的特点、诊断与鉴别诊断及治疗原则。

3.了解泌尿系结石的现代微创腔镜治疗方法。

二、见习准备(患者和资料)

1.典型肾结石或输尿管结石患者1人及患者病历。

2.典型肾结石或输尿管结石相关影像学资料1套(包括B超、KUB、IVP及CT)。

3.经皮肾镜取石术手术录像或输尿管镜取石术手术录像各1部。

三、见习方案

1.带教老师讲解病史采集要点、模拟示范体格检查。

2.学生分组,进病房采集病史,并做体格检查。

3.学生回示教室汇报所采集的病史及体检结果,提出必要的辅助检查,带教老师展示典型肾结石的辅助检查资料。

4.学生归纳、总结、分析肾结石临床病例,作出初步诊断及鉴别诊断。

5. 带教老师组织学生讨论肾结石治疗原则和常用的治疗方法。

6. 带教老师结合肾结石病例，归纳总结病例临床特点。

四、见习内容

(一)病史采集注意事项

1. 病史采集时应注意的几个方面

(1)发病情况：病程长短？起病急缓？

(2)发病原因：有无诱因？一般多无特殊诱因。

(3)主要症状：是否有腰背部疼痛？询问疼痛的部位、性质。是否有发热，是持续性发热还是间断性发热？疼痛是否出现放射及放射方向？

(4)病情演变：是否出现血尿与尿频、尿急、尿痛？

(5)伴随症状：是否伴有恶心、呕吐、食欲不振、全身不适、乏力等？

(6)诊疗情况：在何处就诊过？受过何种检查及检查结果情况如何？做过何种治疗及疗效如何？

(7)一般情况：精神、体力、饮食、大小便如何？体重有何变化？

2. 其他相关病史

(1)既往患有哪些疾病？有无药物食物过敏史、外伤史、手术史、输血史？

(2)既往有无原发性甲状旁腺功能亢进、尿路梗阻病史，有无泌尿系长期留置引流管(如双J管、膀胱造瘘管、肾盂造瘘管等)病史以及排石史。

(3)有无长期生活于高温、干燥地区或长期营养不良病史，有无长期高糖、高蛋白饮食或长期摄入含高钙、高草酸、高磷的食物。个人生活史、职业史、疫水接触史、月经史(女性)、生育史。

(4)家族史及遗传病史：了解家族中有无类似疾病的发生。

(二)体格检查要点

1. 一般情况　体温、脉搏、呼吸、血压、脉压差有无变化等。急性肾绞痛时患者多呈急性痛苦表现，慢性患者无肾绞痛发作时多无疼痛面容。

2. 专科情况

(1)肾结石患侧肾区疼痛伴肋脊角叩击痛，局部肌紧张；肾积水严重时可触及肿大的肾脏。

(2)输尿管结石疼痛发作时输尿管行程可有压痛，肾区叩击痛；输尿管积水及肾积水严重时可触及肿大的肾脏。

(三)主要辅助检查

1. 实验室检查　发作时尿液常规检查可见红细胞。

2. B超　在结石部位可探及密集光点或光团，合并肾积水时可探测到液平。B超可作为泌尿系结石的常规检查方法，尤其在肾绞痛时可作为首选方法。

3. X线检查　约95%以上的尿路结石可在X线平片上显影，辅以排泄性或逆行性肾盂输尿管造影，可确定结石的部位、有无梗阻及梗阻程度。

4. 双肾CT平扫　可于肾脏集合系统或输尿管腔内见高密度结石影或积水征象。螺旋CT扫描对于阴性结石亦可清晰成像。其敏感性远高于X线平片和尿路造影。

(四)诊断和鉴别诊断

1. 根据患者病史、体征、辅助检查做出诊断。主要诊断依据如下：

(1)肾区疼痛和血尿史。

(2)发作时有血尿或膀胱刺激症状。

(3)泌尿系超声、X线平片及静脉尿路造影、CT可确诊。

2. 鉴别诊断

右侧肾及输尿管上段结石须与胆石症、胆囊炎、胃及十二指肠溃疡病等鉴别;右侧输尿管中、下段结石须与阑尾炎相混淆,根据临床表现的特点和相应辅助检查可加以区别。

(五)治疗

1. 治疗肾及输尿管结石要根据结石大小、部位、数目、形状、一侧或两侧、有无尿流梗阻、伴发感染、肾功能受损程度、全身情况以及治疗条件等进行具体分析,全面考虑。但当绞痛发作时,首先应该使症状缓解,而后再选择治疗方案。

(1)肾绞痛的处理:对于首次发作的肾绞痛治疗应该从非甾体消炎止痛药开始,如果疼痛持续,可换用其他止痛药。吗啡和其他阿片类止痛药应与阿托品等解痉药一起联合使用。①解痉止痛:急诊处理肾绞痛最佳方案是将止痛药联合缓解平滑肌痉挛的药物联合应用,临床常用阿托品0.5mg或山莨菪碱10mg联合曲马多或哌替啶50~100mg肌内注射;②指压止痛:用拇指压向患侧骶棘肌外缘、第3腰椎横突处,可收到止痛或缓解疼痛的效果;③皮肤过敏区局部封闭:先用大头针在患侧腰部试出皮肤过敏区,然后用0.5%普鲁卡因20ml做过敏区皮内及皮下浸润封闭,有时可收到明显的止痛效果。

(2)非手术疗法:非手术疗法一般适合于结石直径小于1cm、周边光滑、无明显尿流梗阻及感染者,对某些临床上不引起症状的肾内较大鹿角形结石,亦可暂行非手术处理。①大量饮水:大量饮水或磁化水,不仅增加尿量起到冲洗尿路,促进结石向下移动的作用,而且还可稀释尿液减少晶体沉淀;②中草药治疗:常用药物有金钱草、海金沙、瞿麦、扁蓄、车前子、木通、滑石、鸡内金、石苇等可随症加减。临床上常用中成药制剂有尿石通、排石冲剂和净石灵胶囊等;③经常做跳跃活动,或对肾下盏内结石行倒立体位及拍击活动,也有利于结石的排出。

(3)体外冲击波碎石:自从1980年首次应用体外冲击波治疗肾结石取得成功以来,这一方法发展迅速,在上尿路结石中的治疗作用已得到普遍承认,成为目前治疗直径小于20mm或表面积小于300mm^{2}的肾结石的标准治疗方法,但对具体患者的治疗,应根据患者年龄、结石大小、部位等,采用相应的碎石参数及辅助措施,以获得满意效果。

(4)手术治疗:结石引起尿流梗阻已影响肾功能或经非手术疗法无效,无体外冲击波碎石条件者,应考虑手术治疗。原则上对双侧肾结石先取手术简便安全的一侧。一侧肾结石,另一侧输尿管结石,先取输尿管结石。双侧输尿管结石先取肾积水严重的一侧。对有严重梗阻、全身虚弱不宜行较复杂的取石手术者,可先行肾造瘘。

1)术前准备:术前必须了解双侧肾功能情况,有尿路感染者须先用抗生素控制感染。输尿管结石患者在进手术室前或在手术台上术前摄尿路平片作结石的最后定位。

2)手术方式:近十余年来,现代腔镜碎石新技术逐渐在临床上广泛使用,取得显著疗效,目前已经成为治疗泌尿系结石的主要方法。但对经上述非开放性手术取石术、药物治疗及体外超声碎石无效或有禁忌证者,以及一些复杂的结石,如大鹿角状结石、某些多发硅结石或有肾盂肾盏内腔狭窄的结石,合并严重梗阻造成急性尿闭,严重感染时,仍以开放性手术治疗为宜。

常用的有以下几种手术方式:①肾盂或肾窦切开取石术,切开肾盂、取出结石;鹿角状结石或肾盏结石,有时须做肾窦内肾盂肾盏切开取石。②肾实质切开取石术,肾结石较大,不能经肾窦切开取石者，需切开肾实质取石。③肾部分切除术，适用于肾一极多发性结石(多在肾下极)，或位于扩张而引流不畅的肾盏内，可将肾一极或肾盏连同结石一并切除。④肾切除术，一侧肾结石并有严重肾积水或肾积脓，已使肾功能严重受损或丧失功能，而对侧肾功能良好者，可行切除患肾。⑤输尿管切开取石术。输尿管结石直径大于1cm或结石嵌顿引起尿流梗阻或感染，经非手术疗法无效者可行输尿管切开取石术。⑥套石术，输尿管中下段结石直径小于0.6cm，可试行经膀胱镜用特制的套篮或导管套取。

(六)预后

泌尿系结石患者一般预后较好，但50%患者在术后2年内结石可能会复发，所以根据结石成分分析对患者饮食习惯进行调整，同时嘱患者多饮水，且术后应每年定期复查泌尿系统超声1～2次。

五、典型病例资料

杨××，女，55岁，入院时间：2012年3月21日8时45分。

病史采集记录时间：2012年3月21日9时15分。

病史提供者：患者本人/家属/陪伴。

可靠程度：可靠。

主　诉：间歇性左腰部隐痛不适3月余。

现病史：患者于3月前无明显诱因出现左侧腰部疼痛，呈隐性胀痛，间歇性发作，剧烈活动后或劳累时疼痛可加重，休息时可稍缓解消失，疼痛无放射；无尿痛，无尿频、尿急及肉眼血尿，无畏寒、发热、黄疸，无恶心呕吐，无胸闷气促，无腹胀、腹痛及腹泻等。曾在当地医院及省人民医院就诊，经B超和CT诊断“左肾重度积水，左肾盂输尿管交界处结石”，未作任何处理，症状无好转。今患者为求进一步诊治来我院门诊就诊，门诊拟“左肾盂结石并左肾积水”收住院。病程中，患者一般情况好，精神、食欲、睡眠尚可，大便正常，体重无减轻。

既往史：2006年曾患胃溃疡，后治愈。否认高血压、糖尿病、冠心病等病史，无肝炎、结核等病史，预防接种史不详，无药物及食品过敏史，无外伤史，无输血史。各系统回顾无特殊。

个人史：原籍生长，无外地迁居史，无疫水、毒物接触史，生活条件可，否认有性病和冶游史，有嗜烟史，有嗜酒史。

婚育史：已婚，育二女一子，丈夫及孩子均体健，家庭关系和睦。

月经史：46岁绝经，无阴道流血、流液。

家族史：否认有家族遗传病史、精神病史、传染病史及肿瘤病史。

体格检查：T 37.3℃，R 20次/min，P 76次/min，BP 140/90mmHg。

发育正常，营养中等，意识清楚，自动体位，查体合作，对答切题。行走自如，全身皮肤无皮疹，无出血点及黄染。全身浅表淋巴结无肿大。头形正常，头发色黑，分布均匀，眼睑无水肿，睑结膜无苍白，巩膜无黄染，瞳孔等大等圆，对光反射灵敏；外耳无畸形，外耳道无流脓及溢液，乳突无压痛，听力佳；鼻道通畅，鼻中隔无弯曲，鼻窦区无压痛；唇舌红，稍干，牙龈无红肿溢脓，双侧扁桃体无肿大，咽无充血，声音无嘶哑。颈软，无抵抗，无颈静脉怒张并可见颈动脉搏动，气管居中，甲状腺不大。胸廓对称，呼吸平顺，双侧呼吸运动对称，语音震颤无差别，双肺叩诊清音，呼吸音清，未闻及干、湿性啰音。心前区无隆起，心界不大，心律齐，各瓣膜听诊区无杂音。腹平软，未见胃肠型及蠕动波，肝脾肋下未及，无压痛及反跳痛，肠鸣音4次/min。肛门、外阴见专科情况。脊柱生理弯曲存在，无压痛、叩击痛，活动不受限。肢体肌张力正常，四肢肌力Ⅴ级。生理反射存在，病理反射未引出。

专科情况：双肾区无明显肿胀，未触及包块，左侧肋脊角有压、叩痛，局部肌紧张。双侧输尿管行程区无压痛，膀胱区不胀，无压痛。外阴皮肤色泽正常，无血性和脓性分泌物，未见赘生物。肛门形态正常，黏膜正常，未见外痔及赘生物。

辅助检查：

泌尿系彩超示：左肾盂结石并左肾积水。

初步诊断：左肾盂结石并左肾积水

住院医师：周××

上级医师：李××

六、病例临床特点分析

结合上述典型病例分析如下：

（一）病史特点

1. 间歇性左腰部隐痛不适 3 月余

2. 无明显原因产生疼痛，剧烈活动后或劳累时疼痛可加重，休息时可稍缓解消失。

（二）体征特点

患侧肾区疼痛伴肋脊角叩击痛，局部肌紧张；肾积水严重时可触及肿大的肾脏。

（三）辅助检查特点

泌尿系彩超示：左肾盂结石并左肾积水。

【观看手术或录像】

见习中可以让同学们观看并讲解经皮肾镜取石术、输尿管镜取石术或膀胱镜取石术录像。

【思考题】

1. 肾与输尿管结石临床表现有哪些？

2. 简述肾与输尿管结石的治疗原则与方法。

（李浩勇）

第六节 泌尿、男性生殖系统肿瘤

见习一 肾 癌

一、见习目的

1. 掌握肾癌的临床表现、诊断及鉴别诊断。

2. 熟悉肾癌的手术治疗原则。

3. 了解肾癌的临床分期。

二、见习准备(患者和资料)

1. 典型肾癌患者 1 人及患者病历。
2. 典型肾癌相关影像学资料 1 套(包括 B 超、KUB、IVP 及 CT)。
3. 腹腔镜肾癌根治术手术录像 1 部。

三、见习方案

1. 带教老师讲解病史采集要点、模拟示范体格检查。
2. 学生分组,进病房采集病史,并做体格检查。
3. 学生回示教室汇报所采集的病史及体检结果,提出必要的辅助检查,带教老师展示典型肾癌的辅助检查资料。
4. 学生归纳、总结、分析肾癌临床病例,作出初步诊断及鉴别诊断。
5. 带教老师组织学生讨论肾癌治疗原则和常用的治疗方法。
6. 带教老师结合肾癌患者病例,归纳总结病例临床特点。

四、见习内容

(一)病史采集注意事项

1. 病史采集时应注意的几个方面

(1)发病情况:病程长短? 起病急缓?

(2)发病原因:有无诱因? 一般多无特殊。

(3)主要症状:何时出现血尿? 重点应询问血尿是初始、终末还是全程出现,是否伴有尿痛? 血尿出现是否有加重或缓解的因素?

(4)病情变化:是否出现腰部疼痛与腰部肿块?

(5)伴随症状:是否伴有发热、高血压、精索静脉曲张?

(6)诊疗情况:在何处就诊过? 做过何种检查与治疗? 疗效如何?

(7)一般情况:精神、体力、饮食、大小便如何? 体重有何变化?

2. 其他相关病史

(1)既往患有哪些疾病? 有无药物过敏史、外伤史、手术史、输血史?

(2)个人史:患者生活史、职业史、疫水接触史、月经史(女性)、生育史。

(3)家族史及遗传病史。

(二)体格检查

1. 一般情况　体温、脉搏、呼吸、血压、脉压差有无变化等。部分患者晚期可有发热、贫血等。

2. 专科体征　患侧腰部压痛、叩击痛,腹部包块,常伴有精索静脉曲张。

(三)主要辅助检查

1. 实验室检查

(1)肾癌多出现镜下血尿,肉眼血尿较少,且为间断出现。

(2)部分患者尿中细胞学检查可找到癌细胞,但阳性率较低。

(3)近年发展起来的肿瘤标记物检查,是一项新的检查方法,但缺乏特异性的肾癌标记物,血、尿中的癌胚抗原,血中结合珠蛋白,尿中聚胺物等水平在肾癌患者中可有升高。

2. 影像学检查

(1)B型超声检查:能检出直径1cm以上的肿瘤,且使用方法无创伤性,能重复检查,能准确地分辨囊性病变抑或是实性占位性病变。

(2)CT扫描:CT扫描是目前诊断肾癌最可靠的影像学检查方法。CT扫描表现是肾实质内不均质肿块,平扫CT值略低于或与肾实质相似,增强扫描后肿瘤不如正常肾实质增强明显。小肾癌在增强扫描中有典型造影剂“快进快退”特征。腹部CT平扫和增强扫描及胸部X线片是术前临床分期的主要依据。

(3)X线检查:

1)X线平片:可见肾外形增大,轮廓改变,偶有肿瘤钙化,在肿瘤内局限的或广泛的絮状影,亦可在肿瘤周围成为钙化线、壳状,尤其年轻人肾癌多见。

2)静脉尿路造影:静脉尿路造影可以了解双侧肾脏的功能以及肾盂、肾盏、输尿管和膀胱的情况,对诊断有重要的参考价值。静脉肾盂造影通过排泄性尿路造影,能看到肾癌引起的肾脏轮廓增大、局限性隆起、肾盂肾盏受压情况,如龙爪样畸形、花瓣状变形、缺损不显影等。

3)肾动脉造影:肾动脉造影可发现泌尿系统造影未显示的肿瘤。肾动脉造影必要时可向肾动脉内注入肾上腺素,正常血管收缩而肿瘤血管无反应。对比较大的肾癌,选择性肾动脉造影时亦可同时进行肾动脉栓塞术,可减少手术中出血。肾癌不能手术切除而有严重出血者亦可行肾动脉栓塞术作为姑息性治疗。

(4)磁共振:这是继CT扫描后的又一新的诊断技术,磁共振进行肾癌临床分期正确率能达到90%。

(5)膀胱镜:在难以明确肿瘤病变时,考虑膀胱镜检,应在患者血尿发作时进行,可清楚观察血尿从何侧而来。

(四)诊断和鉴别诊断

1. 根据患者病史、体征、辅助检查做出诊断。主要诊断依据如下:

(1)血尿、腰部疼痛、腰部肿块三大症状,若同时出现,多属肿瘤晚期。

(2)血沉快、高血压、贫血、消瘦、发热等全身症状。

(3)B超、CT、MRI等影像学检查有助于诊断。

2. 鉴别诊断

(1)肾盂癌:约有70%～90%的患者临床表现早期最重要的症状为无痛性肉眼血尿,少数患者因肿瘤阻塞肾盂输尿管交界处后可引起腰部不适、隐痛及胀痛,偶可因凝血块或肿瘤脱落物引起肾绞痛,因肿瘤长大或梗阻引起积水出现腰部包块者少见。静脉肾盂造影可见肾盂肾盏有不规则的充盈缺损。肾盂镜可见突入肾盂腔的新生物。

(2)多囊肾:血尿、腰部疼痛、腰部肿块三大症状与本病相似,但病变为双侧性,高血压及肾功能损害较常见。CT可明确多囊肾的诊断。

(3)成人肾胚胎瘤:表现为腰痛、腰部肿块。但肿块生长迅速,患者多以腹部肿块为主要症状,血尿不严重。

(五)治疗

1. 手术治疗　肾癌一经确诊,应尽早行肾切除。早期肾癌行根治性肾切除术是目前公认可能治愈本病的方法。手术入路的选择目前一般以经腹者为多,经腹手术术野暴露较好,可避免或减少对其他邻近器官的损伤，必要时尚可行胸腹联合切口。腹腔镜肾癌根治术或腹腔镜肾部分切除术目前已作为一种微创腔镜手术在临床广泛开展。

保留肾单位手术即肾部分切除术，适用于解剖性或功能性孤立肾，根治性肾切除术将会导致肾功能不全或尿毒症的患者，对于临床分期 T_{1b}(肿瘤最大径 4～7cm)也可以选择实施肾部分切除术。

2. 放疗　放射对肾癌的治疗作用尚无定论，目前放疗对肾癌患者主要用于：①患者年龄轻、病史短、肿瘤增长快、毒性症状明显者行术前放疗可缩小肿瘤体积；②癌肿已扩展到邻近器官或肿瘤切除不彻底的病例，术后放疗可减少局部复发；③晚期肾癌，不能手术切除，放疗可减轻疼痛、血尿及肿瘤毒性症状。

3. 微创治疗　射频消融、冷冻消融、高强度聚焦超声可用于不适合手术的小肾癌(癌肿直径＜4cm)患者的治疗，应严格按照适应证慎重选择。

4. 化疗　化疗对肾细胞癌的治疗效果较差，联合化疗可提高疗效，近年来进行的体外化疗敏感试验，筛选化疗药物可能有一定益处。

5. 介入治疗　肾动脉造影同时即行肾癌瘤体动脉或肾动脉栓塞。动脉栓塞后可使瘤体缩小，术中减少出血及癌栓扩散，亦可降低手术难度。

6. 免疫治疗　卡介苗、免疫 RNA、干扰素、白介素-2 等对预防复发或缓解病情发展有一定用处。在分子靶向治疗方面应用的索拉非尼可提高晚期肾癌的有效率。

(六)预后

肾癌治疗的关键在于早期发现、早期诊断、早期治疗。肾癌的临床病理分期及病理分级对术后生存率的影响比选择治疗方案更为重要。一般肾癌行根治性切除术后，5 年生存率为 35%～40%，10 年生存率为 17%～30%。肾静脉主干内癌栓或下腔静脉内癌栓如能手术切除干净，则预后良好；如癌栓侵犯静脉壁，则须将受累静脉壁切除，否则预后不良。肾癌有局部淋巴结转移者预后不良，极少生存 5 年。侵及邻近脏器几无远期存活。肺癌大小并不影响预后。

另外，肾癌若伴有严重的全身症状，如发热、血沉快、贫血、肝功能损害、虚弱消瘦等，揭示预后不良。

五、典型病例资料

苏××，男，35 岁，入院时间：2010 年 1 月 13 日 10 时 5 分。

病史采集记录时间：2010 年 1 月 13 日 10 时 35 分。

病史提供者：患者本人/家属/陪伴。

可靠程度：可靠。

主　诉：间断性无痛性血尿半年。

现病史：患者于半年前无明显诱因出现无痛性全程肉眼血尿，无尿急、尿频、尿痛及排尿困难，无畏寒、发热，无恶心、呕吐，无乏力、盗汗、午后低热，无胸闷气促，无呼吸困难等，于当地医院予以对症处理(具体不详)，2d 后血尿消失，但先后 3 次出现同样症状，均对症处理后 1～2d 血尿症状消失。今为进一步诊疗，于 2010 年 1 月 6 日在××医院行 B 超检查提示右肾异常回声团(考虑肾癌)，今日来我院查双肾 CT 提示肾癌可能性大，现患者无明显肉眼血尿，有咳嗽、咳痰，无畏寒、发热，无恶心、呕吐等，为进一步治疗，门诊疑“右肾癌”收入我科。病程中，患者精神、食欲、睡眠可，大小便正常，体重无明显减轻。

既往史：否认高血压、糖尿病、冠心病等病史，否认肝炎、结核等病史。否认药物及食品过敏史,否认重大外伤及手术史,否认输血史。预防接种史不详。各系统回顾无特殊。

个人史:原籍生长,无外地迁居史,无疫水疫区毒物接触史,生活条件可,否认有性病和冶游史。有吸烟史数年,每天吸烟约20支;偶有饮酒。

婚育史:适龄结婚,育有2男1女,夫妻关系和睦,配偶及小孩均体健。

家族史:否认有家族遗传病史、精神病史、传染病史及肿瘤病史。

体格检查:T 37.3℃,R 20次/min,P 80次/min,BP 102/70mmHg。

发育正常,营养中等,意识清楚,自动体位,查体合作,对答切题,步态正常。全身皮肤无皮疹,无出血点及黄染。全身浅表淋巴结无肿大。头形正常,头发色黑,分布均匀,眼睑无水肿,睑结膜无苍白,巩膜无黄染,瞳孔等大等圆,对光反射灵敏;外耳无畸形,外耳道无流脓及溢液,乳突无压痛,听力佳;鼻道通畅,鼻中隔无弯曲,鼻窦区无压痛;唇舌红,稍干,牙龈无红肿溢脓,双侧扁桃体无肿大,咽无充血,声音无嘶哑。颈软,无抵抗,无颈静脉怒张,并可见颈动脉搏动,气管居中,甲状腺不大。胸廓对称,呼吸平顺,双侧呼吸运动对称,语音震颤无差别,双肺叩诊清音,左肺呼吸音略增粗,未闻及干湿性啰音。心前区无隆起,心界不大,心律齐,各瓣膜听诊区无杂音。腹平软,未见胃肠型及蠕动波,无压痛及反跳痛,未扪及明显肿块,肝脾肋下未及,肠鸣音4次/min。脊柱生理弯曲存在,无压痛、叩击痛,活动不受限。四肢关节无红肿和畸形,无压叩痛,活动不受限。四肢肌张力正常,肌力Ⅴ级,生理反射存在,病理反射未引出。

专科情况:双肾区无压痛及叩击痛,双侧输尿管行程区无压痛,膀胱区不胀,无压痛。阴茎形态正常,阴囊皮肤色泽正常,双侧睾丸及附睾大小正常,无触痛及红肿。肛门形态正常,黏膜正常,未见外痔及赘生物。前列腺指检无明显增大。

辅助检查:

2010年1月6日外院泌尿系彩超提示:右肾异常回声团(考虑肾癌)。

2010年1月12日我院双肾CT示:1.左肾前中下部肿块,考虑肾癌可能性大,并累及肾盂及中下部肾盏,累及肾静脉分支。2.右肾后部肾盏低密度灶,考虑后中部小肾盏积水。

初步诊断:左肾癌

住院医师:周××

上级医师:李××

六、病例临床特点分析

结合上述典型病例分析如下:

(一)病史特点

1.间断性无痛性全程肉眼血尿半年。

2.有吸烟史多年。

(二)体征特点

双肾区无压痛及叩击痛,双侧输尿管上、中压痛点无压痛,早期肾癌患者多无特殊临床表现。

(三)辅助检查特点

1.泌尿系彩超提示:右肾异常回声团(考虑肾癌)。

2.双肾CT示:左肾前中下部肿块,考虑肾癌可能性大,并累及肾盂及中下部肾盏,累及肾静脉分支。右肾后部肾盏低密度灶,考虑后中部小肾盏积水。

【观看手术或录像】

见习中可以让同学们观看腹腔镜肾癌根治术多媒体视频录像。

【思考题】

1. 肾癌临床表现有哪些？
2. 肾癌需要与哪些疾病相鉴别？肾癌有哪些肾外临床表现？
3. 肾癌的治疗原则与方法。

见习二　膀胱癌

一、见习目的

1. 掌握膀胱癌的临床表现、诊断与鉴别诊断。
2. 熟悉膀胱肿瘤治疗原则。
3. 了解膀胱癌临床分期及预后。

二、见习准备(患者和资料)

1. 典型膀胱癌患者 1 人及病历。
2. 膀胱癌患者 B 超、IVP、CT 或膀胱镜检查图片各 1 套。
3. 准备经尿道膀胱肿瘤切除术手术录像 1 部。

三、见习方案

1. 带教老师讲解病史采集要点、模拟示范体格检查。
2. 学生分组，进病房采集病史，并做体格检查。
3. 学生回示教室汇报所采集的病史及体检结果，提出必要的辅助检查，带教老师展示典型膀胱癌的辅助检查资料。
4. 学生归纳、总结、分析膀胱癌临床病例，作出初步诊断及鉴别诊断。
5. 带教老师组织学生讨论膀胱癌治疗原则和常用的治疗方法。
6. 带教老师结合膀胱癌病例，归纳总结病例临床特点。

四、见习内容

(一)病史采集注意事项

1. 病史采集时应注意的几个方面

(1)发病情况：病程长短？起病急缓？

(2)发病原因：有无诱因？一般多无特殊诱因。

(3)主要症状及演变：何时出现血尿？应重点询问血尿是初始、终末还是全程出现，是否伴有尿痛？血尿出现是否有加重或缓解的因素？

(4)伴随症状：何时出现尿频、尿急、尿痛等膀胱刺激征，是否出现排尿困难、尿潴留？

(5)诊疗情况：在何处就诊过？做过何种检查与治疗？疗效如何？

(6)一般状况：精神、体力、饮食如何？体重有何变化？

2. 其他相关病史

(1)既往患有哪些疾病？有无药物食物过敏史、外伤史、手术史、输血史？

(2)个人史：本病与某些职业、工种是否有密切关系，应详细询问是否有与橡胶、塑料等化工原料长期接触史？既往有无长期泌尿系结石、长期留置尿管、膀胱慢性感染及膀胱憩室等病史？

(3)家族史及遗传病史：了解家族中有无类似疾病的发生。

(二)体格检查

1. 一般情况　体温、脉搏、呼吸、血压、脉压差有无变化等。多表现为正常面容、精神差。

2. 专科体检　一般无阳性体征。下腹肿块、腰骶部压痛、下肢水肿、消瘦为其晚期表现。

(三)主要辅助检查

1. 实验室检查

(1)尿常规检查：可见肉眼或镜下血尿。

(2)尿脱落细胞学检查：肿瘤细胞阳性率为50%～70%。流式细胞术可快速定量分析瘤细胞DNA含量及倍体，判断肿瘤生物学行为。

(3)肿瘤标记物检查：采用尿液检查端粒酶活性、膀胱肿瘤抗原、核基质蛋白-22、纤维素和纤维蛋白降解产物等有助于提高膀胱癌的检出率。

2. 影像学检查

(1)B超、静脉肾盂造影等对全面了解本病及排除上尿路有无肿瘤等都有一定价值。超声不仅有助于发现膀胱癌，还有助于膀胱癌分期，了解有无局部淋巴结转移及周围脏器的侵犯，尤其适用于造影剂过敏者。

(2)目前CT是膀胱肿瘤分期最准确的无创性检查方法。CT平扫和增强能清晰地显示1cm左右的膀胱肿瘤，可分辨出肌层、膀胱周围的浸润，也能检出盆腔增大的淋巴结。

(3)在肿瘤体积较大、膀胱容量很小、炎症较重、出血活跃、尿液混浊膀胱镜检查无法得到清晰概念时，膀胱X线造影检查可见充盈缺损，浸润的膀胱壁僵硬不整齐。

3. 膀胱镜检查　膀胱镜检查对本病临床确诊具有决定性意义，绝大多数病例通过该项检查，可直接看到肿瘤生长的部位、大小、数目，并可根据肿瘤表面形态，初步估计其恶性程度，并进行活检以明确诊断。也可在肿瘤附近及远离之处取材，以了解有无上皮变异或原位癌，对决定治疗方案及预后是很重要的一步。取活检时须注意肿瘤根部，也必须从肿瘤顶部取材，因为顶部组织的恶性度一般比根部高。

(四)诊断和鉴别诊断

1. 根据患者病史、体征、辅助检查做出诊断。主要诊断依据如下：

(1)间歇性、无痛性、全程肉眼血尿。

(2)B超、CT等影像学检查结果加上膀胱镜检查及镜下活检可确诊。

2. 鉴别诊断

(1)膀胱结石：膀胱区X线平片见到不透光阴影，膀胱镜检查可资鉴别。

(2)前列腺增生症：可有血尿，以排尿困难为主诉，病程较长。静脉肾盂造影可见膀胱颈部突入膀胱的负影，表面光滑，呈弧形。B超、CT和膀胱镜检查可资鉴别。

(3)膀胱息肉:本病少见。息肉表面光滑,没有蒂。膀胱镜检查及镜下活检可确诊。

(4)肾输尿管癌:肾输尿管癌的血尿与膀胱癌极为相似,必须予以鉴别。膀胱镜检查加CT、MRI等检查可资鉴别。

(五)治疗

膀胱肿瘤治疗以手术切除为主。手术治疗分为经尿道切除肿瘤、膀胱部分切除、膀胱全切除术等手术。根据肿瘤的病理并结合肿瘤生长部位、患者全身情况等选择适当的手术方式。放射治疗、化学治疗、免疫治疗等在治疗中作为一种辅助措施或作为肿瘤切除后预防复发的一种手段。

1. 手术治疗

(1)电灼或电切法:对小的表浅肿瘤,可经尿道施行肿瘤电灼或电切术,对较大的肿瘤亦可进行经尿道肿瘤切除。

(2)肿瘤及膀胱部分切除术:对已侵犯肌层的肿瘤可选择此种治疗方法,切除包括肿瘤的全层膀胱壁,切缘距肿瘤不少于2cm,肿瘤若邻近输尿管口则一并切除,另行输尿管膀胱再植术。

(3)膀胱全切术:适用于肌层浸润膀胱癌,癌肿浸润深、范围广或肿瘤位于三角区内难以用上述方法手术治疗者。膀胱全切术又分单纯膀胱全切术及膀胱根治性全切术。后者包括清扫盆腔淋巴结及切除除直肠外的盆腔内器官。膀胱切除后尿流改道方式较多,如直肠代膀胱术、回肠代膀胱术、原位回肠膀胱术,可控性肠管膀胱等,目前临床应用仍以回肠膀胱尿流改道者为多。

2. 非手术治疗

(1)局部化疗:化疗分全身化疗和局部化疗两种,局部化疗又有经髂内动脉内灌注和经膀胱内灌注等方法。目前较普遍的化疗用药还是经膀胱内灌注。术后膀胱灌注化疗常用药物有丝裂霉素、吡柔吡星、表柔吡星等。膀胱灌注化疗方案为术后24h内开始,每周1次连续8次,每月1次连续6～12次,总共灌注时间为1年。

(2)全身化疗:术后化疗的效果目前尚有争论,因为很多报道因病例较少、观察期不够长,很难作出结论。术后化疗方案仍以M-VAC和CMV方案为主。

(3)术后放疗:术后放疗多与化疗合并使用,其结果不比术后单独化疗的效果为好,虽然可能对局部复发有作用,但一般合并症均较严重,故临床上应用较少。

(4)生物学治疗:是近年来研究较多,很有发展前途的一种疗法,在临床上大规模有效地应用还需要进一步努力。目前可以应用的有经膀胱灌注的卡介苗、白介素-2等,以及全身应用的干扰素、肿瘤坏死因子及LAK细胞治疗等,可明显改善人体的免疫机制,增强抗癌能力。卡介苗灌注方案为术后第二周开始,每周1次连续4～6次,每两周1次连续4～6次,1个月1次连续4～6次,后改为3个月1次,连续6次,每剂卡介苗剂量为100～150mg,需要坚持3年以上。

(六)预后

膀胱肿瘤的发病机制的研究尚无突破性进展,手术治疗仍是膀胱肿瘤的最有效的治疗方法。以手术为主的综合性治疗在临床上取得较满意的结果。膀胱部分切除术手术死亡率为5%,全膀胱切除及回肠代膀胱术手术死亡率为10%,膀胱癌的预后取决于肿瘤的临床分期、病理分级以及病人本身的免疫能力。Ta、T_1期细胞分化Ⅰ级者5年生存率为80%,浸润性膀胱癌(Ⅱ～Ⅲ)者约40%,但保留膀胱手术病人50%有复发。膀胱部分切除术T_2期5年生存率45%,T_3期五年生存率为23%。全膀胱切除术T_2、T_3期5年生存率16%～48%,配合术前X线照射可提高生存率。根治性膀胱切除术5年生存率T_2期60%～87%,T_3a期25%～

73%，T_3b 期 11%～61%，T_4 期不作治疗均在 1 年内死亡。膀胱癌高龄病例居多，因此有相当数量非癌症死亡；凡癌症死亡者，多数死于癌转移和肾功能衰竭。

五、典型病例资料

汪××，男，58 岁，入院时间：2011 年 7 月 25 日 9 时 45 分。

病史采集记录时间：2011 年 7 月 25 日 10 时 45 分。

病史提供者：患者本人/家属/陪伴。

可靠程度：可靠。

主　诉：间断性无痛性全程肉眼血尿 3 年余。

现病史：患者于 3 年前无明显诱因出现无痛性全程肉眼血尿，呈洗肉水样，间断性发作，无明显血凝块，无腰痛，无腹痛腹胀，无尿频、尿急、尿痛，无排尿困难，无畏寒、发热，无恶心、呕吐，无乏力、盗汗、午后低热等，3 年来多次发作，当地医院对症处理，未进一步检查。今患者再次出现无痛性全程肉眼血尿，外院查彩超提示：膀胱左侧壁实性占位性病变，考虑膀胱癌。为了进一步诊治，即到我院就诊，门诊拟"膀胱肿瘤"收住院，病程中，患者一般情况可，精神、食欲、睡眠尚可，大便正常，体重无明显变化。

既往史：否认高血压、糖尿病、冠心病、COPD 等病史，否认肝炎、结核等传染病病史，否认重大外伤史，否认输血史。无药物及食物过敏史。各系统回顾无特殊。

个人史：原籍生长，无外地迁居史，无疫水、毒物接触史，生活条件可，否认有性病和冶游史，无嗜烟史，有饮酒嗜好。

婚育史：适龄结婚，育有 1 子，妻子及孩子均体健，家庭关系和睦。

家族史：否认有家族遗传病史、精神病史、传染病史及肿瘤病史。

体格检查：T 36.6℃，R 20 次/min，P 82 次/min，BP 140/90mmHg。

发育正常，营养良好，意识清楚，自动体位，查体合作，对答切题，步态正常。全身皮肤无皮疹，无出血点及黄染。全身浅表淋巴结无肿大。头形正常，头发色黑，分布均匀，眼睑无水肿，睑结膜无苍白，巩膜无黄染，瞳孔等大等圆，对光反射灵敏；外耳无畸形，外耳道无流脓及溢液，乳突无压痛，听力佳；鼻道通畅，鼻中隔无弯曲，鼻窦区无压痛；唇舌红，稍干，牙龈无红肿溢脓，双侧扁桃体无肿大，咽无充血，声音无嘶哑。颈软，无抵抗，无颈静脉怒张并可见颈动脉搏动，气管居中，甲状腺不大。胸廓对称，呼吸平顺，双侧呼吸动度对称，双侧语音震颤无差别，双肺叩诊清音，双肺呼吸音清，未闻及干湿性啰音。心前区无隆起，心界不大，心律齐，各瓣膜听诊区无杂音。腹平软，未见胃肠型及蠕动波，肝脾肋下未及，无压痛及反跳痛，肠鸣音 4 次/min。脊柱向前弯曲，无压痛、叩击痛、无活动受限。四肢肌张力正常，肌力Ⅴ级。生理反射存在，病理反射未引出。

外科情况：双肾区无压痛及叩击痛，输尿管行程区无压痛，膀胱区不胀，无压痛。阴茎未见异常，尿道外口未见狭窄，双侧阴囊内可扪及睾丸，睾丸附睾大小、形态正常。肛门未见异常。前列腺肛门指检未见异常。

辅助检查：2011 年 7 月 23 日外院泌尿系彩超：膀胱左侧壁实质占位性病变，考虑膀胱癌。

初步诊断：膀胱肿瘤

住院医师：周××

上级医师：李××

六、病例临床特点分析

（一）病史特点

1. 男性患者，58 岁。

2. 间断性无痛性全程肉眼血尿 3 年余。

（二）体征特点

膀胱肿瘤一般无明显阳性体征。若体检发现患者出现下腹肿块、腰骶部压痛、下肢水肿、消瘦者多为其晚期症状。

（三）辅助检查特点

1. 彩超：膀胱左侧壁实质占位性病变，考虑膀胱癌。

2. 主要依靠膀胱镜检查并取组织病理检查而确定。

【观看手术或录像】

见习中让同学们观看并讲解经尿道膀胱肿瘤切除术的手术录像。

【思考题】

1. 膀胱癌临床表现有哪些？

2. 膀胱癌的治疗原则与治疗方法。

（梁培育）

第七节　泌尿、男生殖系统其他常见病

见习一　鞘膜积液

一、见习目的

1. 熟悉鞘膜积液的临床表现、类型。

3. 掌握鞘膜积液诊断和鉴别诊断要点。

2. 了解鞘膜积液的治疗原则。

二、见习准备（患者和资料）

1. 典型鞘膜积液患者 1 人及患者病历。

2. 典型鞘膜积液相关影像学资料 1 套（B 超为主）。

三、见习方案

1. 带教老师讲解病史采集要点、模拟示范体格检查。

2. 学生分组，进病房采集病史，并做体格检查。

3. 学生回示教室汇报所采集的病史及体检结果，提出必要的辅助检查，带教老师展示典型鞘膜积液的辅助检查资料。

4. 学生归纳、总结、分析鞘膜积液临床病例，作出初步诊断及鉴别诊断。

5. 带教老师组织学生讨论鞘膜积液治疗原则和常用的治疗方法。

6. 带教老师结合鞘膜积液病例，归纳总结病例临床特点。

四、见习内容

（一）病史采集注意事项

1. 病史采集时应注意的几个方面

（1）发病情况：缓慢或急骤起病。

（2）发病的原因或诱因：小儿一般由家长洗澡或更衣时发现，成人应注意询问有无外伤史或尿路感染史。

（3）主要症状：询问疼痛的性质，是否有发热。

（4）病情演变：是否出现肿块大小改变甚至消失史？

（5）伴随症状：是否腹痛、尿频、尿急、尿痛等？

（6）诊疗情况：在何处就诊过？做过何种检查及检查结果情况如何？做过何种治疗及治疗效果如何？

（7）一般情况：精神、体力、饮食、大小便如何？体重有何变化？

2. 其他相关病史

（1）既往患有哪些疾病？有无外伤史、手术史、输血史？

（2）个人史：小儿包括生长发育史，成人包括患者生活史、职业史、疫水接触史及疫区生活史。

（3）家族史及遗传病史：了解家族中有无类似疾病的发生。

（二）体格检查要点

1. 一般情况　体温、脉搏、呼吸、血压、脉压差有无变化等。

2. 专科情况　主要检查有无腹部或阴囊包块特别是有无腹股沟区包块。注意不同类型的鞘膜积液表现不同。

（1）睾丸鞘膜积液：阴囊内可见球形或卵圆形包块，不能触及睾丸和附睾，包块表面光滑，弹性好，多无压痛，透光实验阳性。

（2）精索鞘膜积液（精索囊肿）：包块位于睾丸上方或腹股沟区，呈梭形或长条形，与睾丸分界清，透光实验阳性。

（3）睾丸精索鞘膜积液：包块位于阴囊，呈梨形，不能触及睾丸和附睾，透光实验阳性。

（4）交通性鞘膜积液：阴囊内囊性包块，大小可改变，即站立位或哭闹时包块增大，卧位时缩小甚至消失。

（三）主要辅助检查

B超下病变呈液性暗区，为首选且可靠的影像学检查。

（四）诊断和鉴别诊断

1. 根据患者病史、体征、辅助检查作出诊断。主要诊断依据如下：

（1）阴囊内囊性包块。

(2)透光实验阳性。

(3)B超呈液性暗区。

2. 鉴别诊断

(1)根据体检特点和B超所见可鉴别四类鞘膜积液。

(2)重要的是,睾丸鞘膜积液应与睾丸肿瘤和腹股沟斜疝相鉴别。睾丸肿瘤表现为突然增大的阴囊内实性肿块,质地硬,有沉重感,透光实验阴性。腹股沟斜疝表现为阴囊或腹股沟区可复性包块,卧位时包块可回纳至腹腔,透光实验阴性,包块回纳后咳嗽时可于内环处触到冲击感。

(五)治疗

1. 婴儿鞘膜积液　多能自行吸收消退而不需手术治疗。但2岁以后自愈可能性不大,主张手术治疗。

2. 成人睾丸鞘膜积液　如积液量少、无症状,可等待观察;积液量多,伴明显症状时则可施行睾丸鞘膜翻转术。

3. 精索囊肿　应切除全部鞘膜囊以防复发。

4. 交通性鞘膜积液　手术需在内环处切断并高位结扎鞘状突。

(六)预后

绝大多数患者接受手术治疗后预后良好,偶见个别复发者需再次手术。

五、典型病例资料

王××,男,3岁,入院时间:2011年8月22日10时00分。

病史采集记录时间:2011年8月22日10时10分。

病史提供者:患儿父母/陪伴。

可靠程度:可靠。

主　诉:左阴囊肿大4个月。

现病史:患儿于4个月前发现左侧阴囊肿大,左阴囊内可触及一囊性肿物,平卧或挤压均无缩小,无明显触压痛,无红肿、破溃,无尿急、尿痛及肉眼血尿,无畏寒发热,无恶心呕吐,无乏力、盗汗、午后低热,无腹胀腹痛等,外院查阴囊彩超示左侧精索鞘膜积液,为进一步治疗来我院就诊,门诊拟"左精索鞘膜积液"收住院。发病以来,患儿一般情况可,精神、食欲、睡眠尚可,大小便正常,体重无明显减轻。

既往史:有内斜视病史3年,现佩戴眼睛矫正;否认肝炎、结核、糖尿病史,无药物及食物过敏史,否认外伤及输血史。各系统回顾无特殊。按时按计划进行预防接种。

个人史:足月顺产,母乳喂养,无外地迁居史,无疫水疫区、毒物接触史,生活条件可,无不良嗜好。

家族史:否认有家族遗传病史、精神病史、传染病史及肿瘤病史。

体格检查:T 36.4℃,血压、呼吸、脉搏未测;体重14kg,身高99cm。

发育正常,营养中等,意识清楚,自动体位,查体合作,对答切题,步态正常。全身皮肤无皮疹,无出血点及黄染。全身浅表淋巴结无肿大。头形正常,头发色黑,分布均匀,眼睑无水肿,睑结膜无苍白,巩膜无黄染,瞳孔等大等圆,对光反射灵敏,视物时,眼球向内眦偏移;外耳无畸形,外耳道无流脓及溢液,乳突无压痛,听力佳;鼻道通畅,鼻中隔无弯曲,鼻窦区无压痛;唇舌红，牙龈无红肿溢脓，双侧扁桃体无肿大，咽无充血，声音无嘶哑。颈软，无抵抗，无颈静脉怒张并可见颈动脉搏动，气管居中，甲状腺不大。胸廓对称，呼吸平顺，双侧呼吸动度对称，双侧语音震颤无差别，双肺叩诊清音，双肺呼吸音清，未闻及干湿性啰音。心前区无隆起，心界不大，心律齐，各瓣膜听诊区无杂音。腹平软，未见胃肠型及蠕动波，未触及明显包块，无压痛及反跳痛，肝脾肋下未及，肠鸣音4次/min。脊柱向前弯曲，无压痛、叩击痛，活动受限。四肢肌张力正常，肌力Ⅴ级。生理反射存在，病理反射未引出。

专科情况：双肾区无压痛及叩击痛，输尿管中上段压痛点无压痛，膀胱区不胀。阴茎未见异常，包皮长，不能外翻露出阴茎头，左阴囊较右侧大，左睾丸上方可扪及一肿物，大小约5cm×3cm×3cm，光滑无压痛，挤压无缩小，透光试验阳性，双侧睾丸附睾大小、形态正常。

辅助检查：

外院彩超示：左侧精索鞘膜积液，大小约45mm×22mm。

初步诊断：1.左精索鞘膜积液
2.包茎
3.内斜视

住院医师：周××

上级医师：李××

六、病例临床特点分析

结合上述典型病例分析如下：

（一）病史特点

1.3岁患儿。

2.症状：左阴囊肿大4月，呈无痛性、慢性逐渐增大。

（二）体征特点

1.左阴囊较右侧大，左睾丸上方可扪及一肿物，大小约5cm×3cm×3cm，光滑无压痛。

2.挤压无缩小，透光试验阳性。

（三）辅助检查特点

彩超示：左侧精索鞘膜积液，大小约45mm×22mm。

【观看手术或录像】

见习中可以让同学们观看并讲解各种鞘膜积液的手术录像。

【思考题】

1.鞘膜积液的临床分型。

2.鞘膜积液如何治疗？

见习二　隐　睾

一、见习目的

1. 熟悉隐睾的病因。
2. 熟悉隐睾的临床表现特点。
3. 了解隐睾的治疗方法。

二、见习准备(患者和资料)

1. 典型隐睾患者 1 人及患者病历。
2. 典型隐睾相关影像学资料 1 套(B 超为主)。
3. 开放性及腹腔镜睾丸固定术手术录像各 1 套。

三、见习方案

1. 带教老师讲解病史采集要点、模拟示范体格检查。
2. 学生分组,进病房采集病史,并做体格检查。
3. 学生回示教室汇报所采集的病史及体检结果,提出必要的辅助检查,带教老师展示典型隐睾的辅助检查资料。
4. 学生归纳、总结、分析隐睾临床病例,作出初步诊断及鉴别诊断。
5. 带教老师组织学生讨论隐睾治疗原则和常用的治疗方法。
6. 带教老师结合隐睾病例,归纳总结病例临床特点。

四、见习内容

(一)病史采集注意事项

1. 病史采集时应注意的几个方面

(1)发病情况:多为偶然发现,部分成人患者因婚后不育就诊发现。

(2)发病的原因或诱因:注意询问母亲妊娠史。

(3)主要症状:询问发病的时间。

(4)病情演变:是否出现阴囊内间或触及睾丸?

(5)伴随症状:是否有腹痛、腹部逐渐增大的包块等?

(6)诊疗情况:在何处就诊过?做过何种检查及检查结果情况?做过何种治疗及治疗反应如何?

(7)一般情况:精神、体力、饮食、大小便情况、发育情况等。

2. 其他相关病史

(1)既往患有哪些疾病?有无外伤史、手术史、输血史?

(2)个人史:小儿包括生长发育史,成人包括患者生活史、职业史、疫水接触史及疫区生活史。

(3)家族史及遗传病史:了解家族中有无类似疾病的发生。

(二)体格检查要点

1. 一般情况　体温、脉搏、呼吸、血压、脉压差有无变化等。注意患儿营养及生长发育情况。

2. 专科情况　注意阴茎阴囊发育情况,是否在阴囊上部、腹股沟区触及包块。

(三)主要辅助检查

以诊断为目的的辅助检查主要针对那些不能触及的隐睾患者。

1. 实验室检查　部分患儿可见血中促卵泡生成激素(FSH)和间质细胞激素(LH)升高,睾酮(T)水平降低。

2. 影像学检查

(1)B 超:可探及大部分腹股沟区隐睾和部分内环口上方隐睾。

(2)CT:因小儿腹膜后缺乏足够的脂肪组织对比,CT 对这个部位的组织结构分辨力下降,而且 X 线辐射大,故不常用于隐睾的诊断检查。

(3)MRI:较 B 超优越,能更好地分辨睾丸组织和周围软组织,特别适合用于高位隐睾的诊断检查。

(四)诊断和鉴别诊断

1. 根据患者病史、体征、辅助检查做出诊断。主要诊断依据如下:

(1)患侧阴囊内空虚。

(2)阴囊上部、腹股沟区可触及睾丸样物。

(3)B 超、MRI 于睾丸下降途径探及睾丸。

(4)对于体检不能触及、影像学检查不能探及睾丸者,仍不能冒然作出睾丸缺如的诊断。

2. 鉴别诊断

隐睾主要和睾丸缺如鉴别,后者需经手术探查证实。

(五)治疗

1. 治疗时机　出生后 6～12 个月。目前认为隐睾患儿出生后 6 个月内仍有自行下降的可能,1 岁后则无可能自行下降。

2. 非手术治疗(激素治疗)　可用于不可触及的隐睾或双侧隐睾。采用绒毛膜促性腺激素肌肉注射,每次 500～2000U,每周 2 次,一般不超过 10 次。

3. 睾丸固定术　为标准的隐睾治疗术式,适合于能触及的隐睾。手术经腹股沟入路,寻找睾丸并游离精索,分离结扎鞘状突或疝囊,将睾丸经腹股沟外环前下方置入阴囊肉膜与皮肤之间隙。如发现睾丸萎缩且不能置入阴囊,而对侧睾丸正常,可切除患侧睾丸。

4. 睾丸自体移植术　适用于双侧腹腔内高位隐睾,手术将睾丸游离置入阴囊,使用显微外科技术吻合睾丸血管和腹壁下血管。

5. 腹腔镜手术　对于所有不可触及的隐睾,可疑间性(两性畸形)的诊断,以及针对腹腔内高位隐睾的活检或切除,在有条件的医院可施行腹腔镜睾丸探查术。

(六)预后

隐睾患儿治疗后应至少随访至青春期以了解睾丸发育情况,高位隐睾则应终生随访以了解有无恶变可能。

五、典型病例资料

王××,男,3 岁,入院时间:2011 年 8 月 19 日 8 时 00 分。

病史采集记录时间：2011 年 8 月 19 日 8 时 15 分。

病史提供者：患儿父母/陪伴。

可靠程度：可靠。

主　诉：右侧阴囊空虚 3 年余。

现病史：患儿于 3 年余前出生后被家人发现右侧阴囊空虚，未扪及睾丸附睾，无排尿困难，无尿频、尿急、尿痛，无畏寒发热，无恶心呕吐，无胸闷气促，无腹胀腹痛，无乏力、盗汗、午后低热、消瘦等不适，未做特殊处理及治疗，至今未见右睾丸降至右阴囊内。今为求进一步诊治来我院就诊，门诊拟"右隐睾"收住院。病程中，患儿一般情况良好，男性化发育良好，精神、食欲、睡眠尚佳，大小便正常，体重无减轻。

既往史：无高血压、糖尿病、先天性心脏病等史，无肝炎、结核等病史，常规疫苗已接种，无药物及食品过敏史，无外伤史，无手术史，无输血史。各系统回顾无特殊。

个人史：足月顺产，母乳喂养，无外地迁居史，无疫水、疫区、毒物接触史，生活条件可，无偏食等不良嗜好。

家族史：否认有家族遗传病史、精神病史、传染病史及肿瘤病史。

体格检查：T 36.5℃，R 22 次/min，P 100 次/min，BP 未测。

发育正常，营养中等，意识清楚，自动体位，查体合作，对答切题。行走稍迟缓，全身皮肤无皮疹，无出血点及黄染。全身浅表淋巴结无肿大。头形正常，头发色黑，分布均匀，眼睑无水肿，睑结膜无苍白，巩膜无黄染，瞳孔等大等圆，对光反射灵敏；外耳无畸形，外耳道无流脓及溢液，乳突无压痛，听力佳；鼻道通畅，鼻中隔无弯曲，鼻窦区无压痛；唇舌红，稍干，牙龈无红肿溢脓，双侧扁桃体无肿大，咽无充血，声音无嘶哑。颈软，无抵抗，无颈静脉怒张并可见颈动脉搏动，气管居中，甲状腺不大。胸廓对称，呼吸平顺，双侧呼吸动度对称，双侧语音震颤无差别，双肺叩诊清音，双肺呼吸音清，未闻及干湿性啰音。心前区无隆起，心界不大，心律齐，各瓣膜听诊区无杂音。腹平软，未见胃肠型及蠕动波，肝脾肋下未及，无压痛及反跳痛，肠鸣音 4 次/min。肛门外阴见专科情况。脊柱生理弯曲存在，无压痛、叩击痛，活动不受限。肢体肌张力正常，四肢肌力Ⅴ级。生理反射存在，病理反射未引出。

专科情况：双肾区无压痛及叩击痛，双侧输尿管行程区无压痛，膀胱区不胀，无压痛。于右侧腹股沟区腹股沟韧带中下 1/3 处可扪及一肿物，大小约 15mm×10mm，无触痛和压痛。阴茎发育正常，右侧阴囊内空虚，未扪及睾丸附睾，左侧可触及睾丸附睾。肛门形态正常，黏膜正常，未见外痔及赘生物。

辅助检查：

外院阴囊彩超：右腹股沟区可见一低回声团，约 16mm×8mm，边界清晰，内回声均匀。左侧阴囊内可见睾丸，大小形态正常，约 17mm×8mm，包膜光滑，实质回声均匀。提示：右侧隐睾（睾丸位于右腹股沟区）。

初步诊断：右隐睾

住院医师：周××

上级医师：李××

六、病例临床特点分析

结合上述典型病例分析如下：

（一）病史特点

1. 患儿自出生后患侧阴囊空虚。

2. 患侧或双侧阴囊发育差，大部分隐睾可在腹股沟管、外环外或阴囊上部触及。

（二）体征特点

1. 右侧阴囊内空虚，未扪及睾丸附睾，左侧可触及睾丸附睾。

2. 右侧腹股沟区腹股沟韧带中下 1/3 处可扪及一肿物，大小约 15mm×10mm，无触痛和压痛。

（三）辅助检查特点

阴囊彩超：右腹股沟区可见一低回声团，约 16mm×8mm，边界清晰，内回声均匀。左侧阴囊内可见睾丸，大小形态正常，约 17mm×8mm，包膜光滑，实质回声均匀。提示右侧隐睾（睾丸位于右腹股沟区）。

【观看手术或录像】

见习中可以让同学们观看并讲解睾丸固定术和腹腔镜睾丸探查术的手术录像。

【思考题】

1. 隐睾的诊断和鉴别诊断。

2. 隐睾的治疗原则。

见习三　尿道下裂

一、见习目的

1. 了解尿道下裂的病因。
2. 熟悉尿道下裂的临床表现特点。
3. 了解尿道下裂的手术治疗方法。

二、见习准备（患者和资料）

1. 典型尿道下裂的患者 1 人及患者病历。
2. 各种尿道下裂手术图片。
3. 尿道下裂手术录像。

三、见习方案

1. 带教老师讲解病史采集要点、模拟示范体格检查。

2. 学生分组，进病房采集病史，并做体格检查。

3. 学生回示教室汇报所采集的病史及体检结果，提出必要的辅助检查，带教老师展示典型尿道下裂的辅助检查资料。

4. 学生归纳、总结、分析尿道下裂临床病例，作出初步诊断及鉴别诊断。

5.带教老师组织学生讨论尿道下裂治疗原则和常用的治疗方法。

6.带教老师结合尿道下裂病例，归纳总结病例临床特点。

四、见习内容

(一)病史采集注意事项

1.病史采集时应注意的几个方面

(1)发病情况：多为出生后即被发现，部分严重病例按女性抚养至青春期时发现。

(2)发病的原因或诱因：注意询问母亲妊娠史，有无使用保胎药、接触农药或放射线等。

(3)主要症状：外生殖器外观，排尿情况。

(4)诊疗情况：在何处就诊过？做过何种检查及检查结果情况如何？是否接受过手术治疗？

(5)一般情况：精神、体力、饮食、大小便情况，生长发育情况等。

2.其他相关病史

(1)既往患有哪些疾病？有无外伤史、手术史、输血史？

(2)个人史：小儿包括生长发育史，成人包括患者生活史、职业史、疫水接触史及疫区生活史。

(3)家族史及遗传病史：了解家族中有无类似疾病的发生。

(二)体格检查要点

1.一般情况　体温、脉搏、呼吸、血压、脉压差有无变化等。营养及生长发育情况。

2.专科情况　注意阴茎阴囊发育情况，包皮分布情况，尿道口位置，有无合并症等。

(三)主要辅助检查

目的是排除某些性畸形疾病，以及了解是否合并其他脏器畸形。

1.实验室检查

(1)尿17酮类固醇增加提示有肾上腺皮质增生。

(2)性染色体检查：目的是进行性别鉴定，并排除两性畸形可能。

2.影像学及其他检查

(1)B超：了解内生殖器情况，排除两性畸形；了解有无合并先天性心脏病等畸形。

(2)内镜检查：如从后尿道能看见精阜，可证明是男性；如看到阴道窝则表明存在女性生殖道；如同时可见精阜和阴道窝，则提示存在两性畸形。

(四)诊断和鉴别诊断

1.根据患者病史、体征、辅助检查作出诊断。主要诊断依据如下：

(1)前型和中间型尿道下裂，根据阴茎外形特点即可确诊。

(2)后型尿道下裂，尤其是合并双侧隐睾时，有时需要进一步检查以鉴定性别，排除两性畸形等性别异常。

2.鉴别诊断

(1)男性假两性畸形：会阴型尿道下裂本质上属于此类畸形，外生殖器外观类似男性或女性，性腺为睾丸，染色体为46XY。本病发生原因是由于睾丸在胚胎期发育不全，缺乏男性激素等生殖道机化物质，导致外生殖器有不同程度的女性化，表现为阴茎发育差，尿道开口于阴囊或会阴，阴茎阴囊转位，阴囊分裂，隐睾等。

(2)女性假两性畸形：性腺为卵巢，染色体为46XX。生殖器外观偏似女性，但阴蒂肥大类似小阴茎，尿道口位于阴蒂根部似男性尿道下裂；有单独阴道口或阴道口与尿道相通；B超可见子宫和卵巢。本病多数由肾上腺酶异常导致肾上腺皮质增生引起。

(3)真两性畸形：性腺多在腹腔内，兼有睾丸和卵巢成分(卵睾)，染色体多半为46XX，少半为46XY或46XX/46XY嵌合体。生殖器外观表现为尿道下裂合并隐睾，但两种性别的生殖道同时存在。

(4)混合性腺发育不全：性腺一侧为睾丸，另一侧为发育差的原始混合性腺组织，染色体为46XY/45X嵌合体。外生殖器如男性尿道下裂，但腹腔内可有子宫、输卵管。

(五)治疗

除外阴茎头型尿道下裂，手术是治疗尿道下裂的唯一方法。

1.治疗时机　患儿出生后6～18个月即可接受手术治疗。部分需要分期手术者，第二期手术应该和第一期手术间隔6个月以上。应该在学龄前完成全部治疗，以减少患儿的心理影响和家长的焦虑。

2.治愈标准　阴茎下弯完全矫正，阴茎头由球状回复为圆锥状，尿道口位于阴茎头尖且大小合适，能站立排尿，阴茎、阴囊外形满意，成年后有正常性生活。

3.手术方法　尿道下裂的手术方法多达300余种，但至今尚无一种令人满意的术式，目前主张根据尿道下裂的不同类型并结合术者的经验来选择术式。手术方式可分为一期手术和分期手术两大类，所有前型和中间型以及部分后型尿道下裂可选择一期手术治疗，分期手术主要用于近端型尿道下裂合并阴茎重度弯曲，阴茎阴囊发育差，干燥性闭塞性阴茎头炎，多次手术失败导致残废性尿道下裂以及有严重合并症者。无论采用哪种术式，手术应包括以下步骤：阴茎伸直，尿道成形，尿道口和阴茎头成形，包皮成形，阴囊成形(限于后型尿道下裂或阴囊分裂)。

(六)预后

尿道下裂患者治疗后随访可从出院后2周开始，近期随访至少1年，目的是观察有无尿道皮肤瘘、尿道狭窄、阴茎下弯等并发症；远期随访应至成年，主要了解患者对阴茎外观、性交满意度以及生育情况等。

五、典型病例资料

符××，男，3岁，入院时间：2009年11月9日8时50分。

病史采集记录时间：2009年11月9日9时40分。

病史提供者：患儿父母/陪伴。

可靠程度：可靠。

主　诉：阴茎腹侧排尿3年。

现病史：患者于出生时即被发现自阴茎腹侧排尿，不伴排尿困难，无尿频、尿急、尿痛，无畏寒、发热，无恶心、呕吐，无腹痛、腹胀等，1年前至我院就诊，诊断“尿道下裂”，考虑年龄较小，术后护理困难，建议1年后根据小儿情况再决定手术。3年来，患者一直阴茎腹侧排尿，现在需蹲踞排尿，今为进一步治疗，遂到我院就诊，门诊以“尿道下裂(阴茎型)”收住院。病程中，患者一般情况可，精神、食欲、睡眠尚可，大小便正常，体重无减轻。

既往史：无先天性疾病史，否认肝炎、结核、糖尿病史，否认重大外伤及手术史，否认输血史，否认药物及食物过敏史。各系统回顾无特殊。按时按计划预防接种。

个人史：足月顺产，母乳喂养，无外地迁居史，无疫水、疫区、毒物接触史，生活条件可，无偏食等不良嗜好。

家族史：否认有家族遗传病史、精神病史、传染病史及肿瘤病史。

体格检查：T 36.5℃，R 22 次/min，P 100 次/min，BP 未测。

发育正常，营养中等，意识清楚，自动体位，查体合作，对答切题。行走稍迟缓，全身皮肤无皮疹，无出血点及黄染。全身浅表淋巴结无肿大。头形正常，头发色黑，分布均匀，眼睑无水肿，睑结膜无苍白，巩膜无黄染，瞳孔等大等圆，对光反射灵敏；外耳无畸形，外耳道无流脓及溢液，乳突无压痛，听力佳；鼻道通畅，鼻中隔无弯曲，鼻窦区无压痛；唇舌红，稍干，牙龈无红肿溢脓，双侧扁桃体无肿大，咽无充血，声音无嘶哑。颈软，无抵抗，无颈静脉怒张并可见颈动脉搏动，气管居中，甲状腺不大。胸廓对称，呼吸平顺，双侧呼吸动度对称，双侧语音震颤无差别，双肺叩诊清音，双肺呼吸音清，未闻及干湿性啰音。心前区无隆起，心界不大，心律齐，各瓣膜听诊区无杂音。腹平软，未见胃肠型及蠕动波，肝脾肋下未及，无压痛及反跳痛，肠鸣音 4 次/min。肛门外阴见专科情况。脊柱生理弯曲存在，无压痛、叩击痛，活动不受限。肢体肌张力正常，四肢肌力Ⅴ级。生理反射存在，病理反射未引出。

专科情况：双肾区无压痛及叩击痛，输尿管行程区无压痛，膀胱区不胀。阴茎下弯，包皮呈头巾样外观，尿道外口位于冠状沟下方阴茎腹侧，阴茎头发育尚可。阴囊皮肤色泽正常，双睾丸正常。肛门未见异常。前列腺未查。

辅助检查：暂缺。

初步诊断：尿道下裂(阴茎型)
住院医师：周××
上级医师：李××

六、病例临床特点分析

结合上述典型病例分析如下：

(一)病史特点

1. 3 岁患儿，男性。
2. 自出生以来阴茎腹侧排尿。

(二)体征特点

阴茎下弯，包皮呈头巾样外观，尿道外口位于冠状沟下方阴茎腹侧，阴茎头发育尚可。

(三)辅助检查特点

主要通过体检确诊，辅助检查主要通过 B 超了解内生殖器情况，排除两性畸形；了解有无合并先天性心脏病等畸形。

【观看手术或录像】

见习中可以让同学们观看并讲解尿道下裂成形术的手术录像。

【思考题】

1. 尿道下裂的诊断和临床分型。
2. 尿道下裂的手术治疗原则。

(欧善际)

第五章　骨科疾病

第一节　四肢骨折

一、见习目的

1.掌握四肢骨折的诊断及治疗原则。

2.熟悉四肢骨折的手法复位及手术方法。

3.了解骨折的愈合机制及影响愈合的因素。

二、见习准备(患者和资料)

1.典型四肢骨折患者1人及患者病历1份。

2.典型四肢骨折的影像资料1套。

3.典型骨折病例手法复位、石膏外固定及切开复位内固定手术视频各1部。

三、见习方案

1.带教老师讲解病史采集要点、模拟示范体格检查。

2.学生分组,进病房采集病史,并做体格检查。

3.学生回示教室汇报所采集的病史及体检结果,提出必要的辅助检查,带教老师展示典型的辅助检查资料。

4.学生归纳、总结、分析病例,作出初步诊断及鉴别诊断。

5.带教老师组织学生讨论治疗原则和常用的治疗方法。

6.带教老师总结见习内容。

四、见习内容

(一)病史采集

1.现病史采集时需注意的几个方面

(1)受伤情况:包括具体的原因、时间、地点、部位等。

(2)受伤机制:暴力的性质、方向和大小如何?(对于所受暴力较小而引发骨折病例应仔细询问有无相关的疾病史,有无相关的骨骼系统慢性劳损)

(3)主要症状:伤后疼痛部位、程度?是否有活动受限?有无出血及出血量多少?有无肢体畸形?有无肢体运动及感觉障碍?

(4)伴随症状:有否发热?是否伴有休克相关症状?有无骨折远端肢体神经血管损伤症状?

(5)病情发展：伤后症状有何变化？现在怎样？

(6)诊疗情况：在何处就诊过？做过何种检查？进行何种治疗及疗效如何？

(7)一般情况：精神、体力、饮食、大小便如何？

2. 其他相关病史

(1)既往患有哪些疾病？有无药物过敏史、外伤史、手术史、输血史？

(2)个人史：包括患者生活史、职业史、疫水接触史及疫区生活史、月经史、生育史。

(3)家族史及遗传病史。

(二)体格检查注意事项

1. 生命体征有无变化？

2. 其他一般情况及全身系统检查，注意有无多部位、多器官损伤。

3. 专科检查

(1)疼痛：局部明显压痛及纵向叩击痛；

(2)畸形：局部肿胀畸形、皮下瘀斑，一般不应对骨折病人行反常活动及骨擦音或骨擦感的特有体征进行体格检查，以免加重病人痛苦；

(3)活动受限：患肢活动度如何，是否有功能障碍？

(4)远端肢体血运、感觉情况。

(三)主要辅助检查

1. X线　骨折的常规辅助检查为X线正侧位片，X线检查时需注意以下要点：①需包括骨折骨的两端，即近、远侧关节；②必要时加照对侧相应肢体X线片；③对于部分特殊部位的骨折检查需采用特殊体位摄片，如齿状突骨折的张口位片，手足部骨折的正斜位片，以及跟骨骨折的侧位及轴位片等；④需考虑存在多发性骨折可能，对可疑骨折处需行X线检查，避免漏诊；⑤如阅片无法明确是否骨折，必要时观察2周后复查X线片；⑥对于部分不规则骨骨折，如腕骨及足附骨等，以及累及关节的粉碎性骨折则需加行CT三维重建来明确诊断并制订治疗方案。

2. CT　对于X线显影不清晰的骨折，可加行CT检查以防漏诊或误诊。对于粉碎性骨折可通过CT三维重建以重建各个骨碎片的三维关系。

3. MR　如有关节损伤，可加做MR检查。

4. 其他　血常规、血生化、出凝血时间。如合并胸腹部损伤需行相关检查，如B超等。

(四)诊断与鉴别诊断要点

根据患者外伤史、伤后症状、体征，结合相关辅助检查(尤其X线检查)可做出明确诊断。

外伤性骨折须与病理性骨折、先天畸形等疾病相鉴别。依据病史、症状、体征及辅助检查多可鉴别，有时须做特殊检查。

(五)治疗

1. 骨折的急救治疗原则　骨折急救的原则是抢救生命、包扎伤口、妥善固定、迅速转运。骨折急救需首先判断伤员有无危及生命的情况，如心脏骤停、窒息、大出血、休克及开放性气胸等。如有则应采取针对性的急救措施，同时对骨折进行简易处理(如包扎、止血和固定)。如采用止血带止血，一般止血带单次持续时间不应超过1～1.5h，以防止出现肢体缺血。骨折急救的目的在于用简便而有效的方法抢救生命，保护肢体，预防感染和防止出现二次损伤。尽早安全转运伤员，以便进行更有效的治疗。

2. 骨折的治疗原则　复位、固定、功能锻炼。

(1)复位：需强调功能复位与解剖复位的的概念与标准。了解常用的手法复位方法与需行手术切开复位内固定手术的指征。骨折的切开复位内固定的指征为：①手法复位失败；②骨折断端有软组织嵌入；③关节内骨折未能达到解剖复位；④合并主要神经血管、损伤；⑤多发性骨折。

(2)固定：了解骨折复位后固定的常用方法、适应证及优缺点。

(3)功能锻炼：了解不同部位的骨折均需早、中、晚期的功能锻炼，只是形式和内容上的不同。

3. 骨折并发症及其治疗

(1)骨折的早期并发症包括：①休克；②重要内脏损伤；③重要血管神经损伤；④骨筋膜室综合征；⑤脂肪栓塞综合征。在骨折治疗的早期应注意对以上早期并发症的诊断与观察，尽早进行相应的治疗干预。

(2)骨折的并发症包括：①坠积性肺炎；②褥疮；③下肢深静脉血栓；④感染；⑤损伤性骨化；⑥创伤性关节炎；⑦骨节僵硬；⑧急性骨萎缩；⑨缺血性骨坏死；⑩缺血性肌挛缩。针对以上可能出现的骨折并发症，在骨折治疗中应采取相应的预防与干预措施，减少骨折晚期并发症的出现。

(六)预后

一般来说，四肢长骨骨折均预后良好，累计关节面的骨折预后较差，其创伤性关节炎一般不可避免。骨折的预后根据骨折的原因及诱因、骨折的部位不同、软组织及骨组织损伤及缺损的程度有所不同。一般来说，简单的创伤性骨折较疲劳性骨折及病理性骨折预后较好，骨折位于胫骨中下 1/3 段时，由于局部血供欠佳，常发生骨折愈合延迟或骨折不愈合，开放性骨折与粉碎性骨折由于局部软组织及骨组织损伤严重，较单纯闭合性及线性骨折预后差。骨折发生后功能恢复主要依靠功能锻炼，由于功能锻炼主要在患者出院后进行，因此如欲得到良好的治疗效果应注重术后功能锻炼。

五、典型病例资料

张××，男，33 岁，入院时间：2012 年 1 月 15 日 9 时 50 分。

病史采集记录时间：2012 年 1 月 15 日 10 时 10 分。

病史提供者：患者本人/家属/陪伴。

可靠程度：可靠。

主　诉：车祸致右小腿疼痛、肿胀，行走站立困难 1h。

现病史：患者于 1h 前被电动车撞伤跌倒致右小腿剧痛，伤后局部青紫肿胀，无局部皮肤破溃，不敢站立及行走。无恶心、呕吐，无头痛、头晕等其他特殊不适。患者当即由家人急送入我院急诊科。在急诊科行右胫腓骨正侧位片，结果示："右侧胫腓骨中段粉碎性骨折"。急诊科遂将患者收入骨科。

既往史：既往健康，无肝炎、结核病史，无慢性支气管炎病史，无食物、药物过敏史，无外伤史、手术史。

个人史：原籍出生、长大，否认近期有流行病疫水接触史，无烟酒嗜好，无其他不良卫生习惯。

婚育史：已婚，1 子 1 女，均体健。

家族史：家人健康，无肝炎、结核病患者，无高血压、糖尿病患者，无家族遗传性疾病患者。

体格检查：T 36.8℃，R 20 次/min，P 80 次/min，BP 110/60mmHg。

发育正常，营养良好，神志清楚，急性痛苦面容，平车推送入院，查体合作。全身皮肤、巩膜无黄染，无肝掌、蜘蛛痣，表浅淋巴结无肿大。头颅无畸形，五官端正，双侧瞳孔等圆等大，对光反射灵敏，调节反射存在。耳廓无畸形，双侧外耳道、鼻道及口腔无异常分泌物。听力正常。鼻旁窦无压痛，口唇无发绀，伸舌居中，牙龈无出血、肿胀，双侧扁桃体无肿大，咽无充血，构音清晰。颈软，无抵抗，颈静脉无怒张，气管居中，双侧甲状腺无肿大。胸廓对称无畸形，双侧呼吸运动及语颤对称正常，无增强或减弱，无胸膜摩擦感，胸骨无叩痛，双肺叩诊清音，双肺吸音清，未闻及干湿性啰音，语音传导正常，未闻及胸膜摩擦音。心前区无隆起，心尖搏动点位于左侧第 5 肋间锁骨中线内 1.0cm 处，直径约 2.0cm，未触及震颤，心界不大，心律齐，HR 80 次/min，各瓣膜区未闻及病理性杂音，未闻及心包摩擦音。周围血管征阴性。腹平软，未见肠型，腹肌无紧张，左侧输尿管移行区压痛，无反跳痛，肝脾肋下未触及，双肾区无叩击痛，脊柱、四肢见专科情况。肛门、外生殖器无异常。

专科情况：右小腿外观明显肿胀，轻度成角畸形，胫前可见局部皮肤青紫瘀斑，无明显软组织擦锉伤及活动性出血。右小腿中段胫前压痛明显，因已明确诊断“右侧胫腓骨中段粉碎性骨折”未行过多活动检查，加重病人痛苦。右足部血运可，足背动脉搏动可扪及，各足趾活动良好。

辅助检查：

本院右侧胫腓骨正侧位片示：右侧胫腓骨中段粉碎性骨折。

初步诊断：右侧胫腓骨中段粉碎性骨折

住院医师：刘××

上级医师：王××

六、病例临床特点分析

结合上述病例分析如下：

（一）病史特点

男性患者，33 岁，1h 前车祸致伤，伤后出现右小腿疼痛、肿胀、行走站立困难。未经任何处理，伤后无其他伴发症状。此例症状主要为骨折相关症状。

（二）体征特点

伤侧小腿明显肿胀，轻度成角畸形，胫前可见局部皮肤青紫瘀斑，无明显软组织挫裂伤。伤侧小腿中段胫前压痛明显，活动受限。右足部血运正常，足背动脉搏动可扪及，各足趾活动良好。此例系闭合性胫骨骨折，无其他部位合并损伤，骨折远端肢体无血管、神经损伤。

（三）补充知识点：影响骨折愈合的因素

影响骨折愈合的因素包括以下三个方面：

1. 全身因素的影响，包括年龄、健康状况，以及全身性疾病对骨折愈合的影响。

2. 局部因素影响，包括骨折的类型与数目、骨折部位的血供、软组织的损伤程度、软组织嵌入骨折端以及感染等骨折局部因素对骨折愈合的影响。

3. 治疗方法因素的影响，包括反复多次的手法复位、切开复位破坏过多软组织及骨膜、手术清除过多碎骨、过度牵引、固定不牢靠、过早及不适当的功能锻炼等。

【观看手术或录像】

见习中可以让带教老师带领同学们观看并讲解骨折病例手法复位、石膏外固定及切开复位内固定手术录像。

【思考题】

1.骨折的早期并发症与晚期并发症分别有哪些?
2.骨折行切开复位的指征是什么?
3.影响骨折愈合的因素有哪些?

(黄 涛 付 昆)

第二节 关节脱位

一、见习目的

1.掌握关节脱位的诊断、治疗原则。
2.熟悉关节脱位的复位方法。
3.了解不同关节脱位发生的机制。

二、见习准备(患者和资料)

1.典型肘关节或肩关节脱位患者 1 人及患者病历。
2.典型关节脱位的检查资料 1 套。
3.肘或肩关节脱位手法复位录像 1 部。

三、见习方案

1.带教老师讲解病史采集要点、模拟示范体格检查。
2.学生分组,进病房采集病史,并做体格检查。
3.学生回示教室汇报所采集的病史及体检结果,提出必要的辅助检查,带教老师展示典型的辅助检查资料。
4.学生归纳、总结、分析病例,作出初步诊断及鉴别诊断。
5.带教老师组织学生讨论治疗原则和常用的治疗方法。
6.带教老师总结见习内容。

四、见习内容

(一)病史采集
1.现病史采集时需注意的几个方面
(1)受伤情况:包括具体的原因、时间、地点、部位等。

(2)受伤机制：暴力的性质、方向和大小如何？对于所受暴力较小而引发脱位病例应仔细询问既往有无相关的脱位病史，有无相关的骨骼系统慢性劳损，以判断是否有伤后反复脱位。

(3)主要症状：伤后疼痛部位、活动情况？是否有关节肿胀？有无伤口、出血情况？

(4)伴随症状：是否合并肢体畸形？有无肢体运动及感觉障碍？有无伴发肢体骨折以及是否有伴随的神经血管损伤症状？

(5)病情发展：伤后症状有何变化？现在怎样？

(6)诊疗情况：在何处就诊过？做过何种检查？用何药物及疗效如何？

(7)一般情况：精神、体力、饮食、大小便如何？

2. 其他相关病史

(1)既往患有哪些疾病？有无药物过敏史、外伤史、手术史、输血史？

(2)个人史：包括患者生活史、职业史、疫水接触史及疫区生活史、月经史、生育史。

(3)家族史及遗传病史。

(二)体格检查

1. 生命体征有无变化？

2. 其他一般情况及全身系统检查，注意有无多部位、多器官损伤？

3. 专科情况

(1)疼痛：局部明显有无压痛及受伤关节活动时有无疼痛？

(2)畸形：关节脱位后肢体有无出现旋转、内收或外展和外观变长或缩短等畸形，与健侧不对称？关节的正常骨性标志有无发生改变？

(3)活动受限：关节活动度如何？是否有功能障碍？关节被动活动有无抵抗感？有无弹性固定？关节盂处是否有空虚感(当关节肿胀严重时此体征可不典型)？

(4)注意有无骨折及神经、血管损伤表现？

(三)辅助检查

1. X线检查　关节正侧位片可确定有无脱位、脱位的类型和有无合并骨折，防止漏诊和误诊。但应注意以下几点：①如对脱位情况难以确定，必要时可加照对侧相应肢体X线片；②需考虑存在并发骨折可能，行X线检查时注意避免漏诊；③肩关节脱位时仅靠正位片有时无法发现脱位情况，须行侧位或CT检查确诊；④如阅片无法明确是否骨折，必要时观察2周后复查X线片。

2. CT　对于关节脱位合并骨折者，可使用三维CT重建来明确诊断。

3. MR　如合并关节内其他损伤，可加做MR检查。

4. 其他　血常规、血生化、出凝血时间等。

(四)诊断和鉴别诊断

根据患者病史、外伤史、脱位后症状、体征，结合相关辅助检查(尤其X线检查)可做出明确诊断。其中病史对于习惯性脱位诊断很重要。

不同类型的关节脱位需鉴别诊断。

(五)治疗

关节脱位的治疗与骨折类似按照复位、固定、功能锻炼3个原则进行。

1. 复位　关节脱位复位方法首选手法复位。复位方法根据脱位关节不同而不同。在本章所举病例中，肘关节手法复位可采用单人复位法。先以 2% 普鲁卡因或 1% 利多卡因 10ml 注入肘关节内。医师站在病人前面，将患肢提起，环抱医师腰部，使肘关节处于半屈曲位置。以一手紧握患者腕部，沿前臂纵轴做持续的牵引，另一手以拇指压住尺骨鹰嘴突，亦沿前臂纵轴持续挤压。持续一段时间后如听到响声，提示关节复位成功。复位成功后肘关节可恢复正常活动，三点关系转为正常。手法复位也可采用双手握住上臂下段，八个手指在前方，两个拇指压在尺骨鹰嘴突上，肘关节处于半屈曲位，拇指用力方向为前臂的纵轴，其他八指则将肱骨远端推向后方，复位成功率很高。复位困难的病例可选用其他麻醉，使肌肉完全放松，再进行手法复位。如复位失败及超过 3 周的陈旧性肘关节脱位应行手术切开复位。

2. 固定　根据不同脱位关节采用不同固定方式，其目的是达到有效固定，促进关节囊及韧带修复。

3. 功能锻炼　关节脱位后，在固定期间即应进行肌肉锻炼，主动收缩活动关节两端肌肉。解除固定后应及早练习关节屈伸及旋转活动。中药及理疗可以起到较好的辅助作用。注意不可请他人强行拉伸，粗暴的动作可以造成关节周围软组织损伤、血肿形成等情况。

（六）预后

单纯性关节脱位经可靠复位及固定后一般预后良好。如关节脱位合并关节内骨折，易遗留关节功能障碍。

五、典型病例资料

李××，女，46 岁，入院时间：2011 年 11 月 25 日 19 时 50 分。

病史采集记录时间：2011 年 11 月 25 日 20 时 00 分。

病史提供者：患者本人/家属/陪伴。

可靠程度：可靠。

主　诉：摔伤致右手肘部疼痛、活动受限 1h。

现病史：患者于 1h 前因不慎摔倒，右手撑地，当即出现右肘部剧烈疼痛、活动受限，无皮肤破损、流血，无恶心、呕吐等其他特殊不适。患者家属当即送患者入我院急诊科就诊。急诊科行 X 线及 CT 三维重建检查示“右肘关节脱位”，遂请我科医师会诊，会诊后建议患者先行手法复位，如复位困难则住院手术治疗，患者及家属同意后，予手法复位，因复位困难，遂以“右肘关节脱位”收住我科。患者近来精神、饮食、睡眠一般，大小便正常。

既往史：既往健康，无肝炎、结核病史，无慢性支气管炎病史，无食物、药物过敏史、外伤史、手术史。

个人史：原籍出生、长大，否认近期有流行病疫水接触史，无烟酒嗜好，无其他不良卫生习惯。

月经史：现已绝经。

婚育史：已婚，1 子 1 女，均体健。

家族史：家人健康，无肝炎、结核病患者，无高血压、糖尿病患者，无家族遗传性疾病患者。

体格检查：T 36.7℃，R 22 次/min，P 86 次/min，BP 130/70mmHg。

发育正常，营养良好，神志清楚，步行入院，自动体位，查体合作。全身皮肤、巩膜无黄染，无肝掌、蜘蛛痣，表浅淋巴结无肿大。头颅无畸形，五官端正，双侧瞳孔等圆等大，对光反射灵敏，调节反射存在。耳廓无畸形，双侧外耳道、鼻道及口腔无异常分泌物。听力正常。鼻旁窦无压痛，口唇无发绀，伸舌居中，牙龈无出血，肿胀，双侧扁桃腺无肿大，咽无充血，构音清晰。颈软，无抵抗，颈静脉无怒张，气管居中，双侧甲状腺无肿大。胸廓对称无畸形，双侧呼吸运动及语颤对称正常，无增强或减弱，无胸膜摩擦感，胸骨无叩痛，双肺叩诊清音，双肺吸音清，未闻及干湿性啰音，语音传导正常，未闻及胸膜摩擦音。心前区无隆起，心尖搏动点位于左侧第5肋间锁骨中线内1.0cm处，直径约2.0cm，未触及震颤，心界不大，心律齐，HR 86次/min，各瓣膜区未闻及病理性杂音，未闻及心包摩擦音。周围血管征阴性。腹部查体见专科情况。肛门、外生殖器无异常。脊柱、四肢见专科情况。生理性反射存在，病理性反射未引出。

专科情况：脊椎生理弯曲存在，无畸形，无明显压痛、叩击痛。左上肢及双下肢血运、感觉、活动正常。右上肢已行夹板固定。可见右肘部皮肤擦痕。右肘部明显肿胀，关节畸形。肘后三角异常。右肘部皮温升高，肘部压、叩痛明显。右肘关节无法活动。双下肢生理征存在，病理征未引出。

辅助检查：

本院X线及CT三维重建：右肘关节脱位。

初步诊断：右肘关节脱位
住院医师：张××
上级医师：谭××

六、病例临床特点分析

结合上述病例分析如下：

（一）病史特点

女性患者，46岁，1h前摔倒右手撑地，伤后出现右肘部疼痛、活动受限。不伴有其他症状。系单纯性关节脱位表现。

（二）体征特点

此例体征表现为：右肘部明显肿胀，肘后皮肤可见擦痕，右肘关节活动障碍。肘后三角正常关系改变，此系肘关节脱位特有体征。此外，右肘部皮温升高，肘部压、叩痛明显，系软组织损伤所致。

【观看手术或录像】

见习中可以让带教老师带领同学们观看并向同学们讲解肘或肩关节脱位手法复位录像。

【思考题】

1. 常见关节脱位有哪些？
2. 肘关节脱位常用复位方法是什么？

（付　昆）

第三节　骨与关节结核

一、见习目的

1.掌握常见骨关节结核的诊断及治疗原则。

2.熟悉常见骨关节结核的临床表现、手术指征及药物治疗。

3.了解骨关节结核的发病机制。

二、见习准备(患者和资料)

1.典型骨关节结核患者1人及患者病历1套。

2.典型骨关节结核检查资料1套。

3.典型骨关节结核检查及手术视频各1部。

三、见习方案

1.带教老师讲解病史采集要点、模拟示范体格检查。

2.学生分组,进病房采集病史,并做体格检查。

3.学生回示教室汇报所采集的病史及体检结果,提出必要的辅助检查,带教老师展示典型的辅助检查资料。

4.学生归纳、总结、分析病例,作出初步诊断及鉴别诊断。

5.带教老师组织学生讨论治疗原则和常用的治疗方法。

6.带教老师总结见习内容。

四、见习内容

(一)病史采集

1.现病史采集时需注意的几个方面

(1)发病情况:病程长短,起病急缓,病程发展情况,包括具体的起病时间、部位的变化、全身的营养情况等。

(2)发病原因:有无诱因?是否有基础疾病、肺结核病史、家族史?

(3)主要症状:有无骨、关节疼痛,活动受限?有无午后低热、夜间盗汗?有无肢体畸形?有无肢体运动、感觉及大小便功能障碍?

(4)伴随症状:是否有肌萎缩?关节有无梭型肿胀?局部是否有窦道、脓液、炎性肉芽组织、死骨和干酪样坏死组织产生?

(5)病情发展:何时出现上述情况,现在怎样?

(6)诊疗情况:在何处就诊过?做过何种检查?是否使用药物治疗疗效如何?采用过何种手术治疗?

(7)一般情况:精神、体力、饮食、大小便如何?体重有何变化?

2. 其他相关病史

(1)既往患有哪些疾病?有无药物过敏史、外伤史、手术史、输血史?

(2)个人史:包括患者生活史、职业史、疫水接触史及疫区生活史、月经史、生育史。

(3)家族史及遗传病史。

(二)体格检查注意事项

1. 生命体征和一般情况。注意结核相关体征。

2. 全身系统体检,尤其注意肺部体征。

3. 专科检查

(1)疼痛:局部是否有压痛及纵向叩击痛?

(2)畸形:局部梭型肿胀,是否为寒性脓肿?

(3)活动受限:肢体活动度如何,是否有功能障碍?

(4)是否有病灶处窦道形成?

(三)辅助检查

1. X 线检查　可清楚显示骨及关节影像,但是 X 线检查结核有一定的局限性,不能做出早期诊断,一般在起病 2 个月后方有 X 线片改变。骨关节结核、脊椎结核的 X 线特征包括关节间隙狭窄、椎间隙狭窄、骨结核、骨空洞形成、死骨阴影、脓肿阴影、椎旁纺锤状阴影、脓肿钙化等。一般缺乏反应性新生骨。

2. CT 检查　显示病灶周围的冷脓肿有独特的优点。

3. MRI 检查　检查结核具有早期诊断价值。对描绘病灶范围,特别是椎管内受压的情况有特殊的诊断价值,但观察骨质破坏不如 CT 清晰。

4. ①血常规:可有轻度贫血,白细胞计数一般正常,有混合感染时可有白细胞增高;②血沉:血沉在活动期明显增快,病变趋向静止或治愈时则下降直至正常;③细菌培养:通常从冷脓肿获得脓液的结核杆菌培养阳性率在 70%,混合性感染时培养阳性率极低;④结核菌素试验阳性。

5. 活检　穿刺或病理检查有结核菌或组织片内有结核肉芽组织。

(四)诊断与鉴别诊断要点

根据患者病史(尤其是肺结核病史)、典型的症状体征,结合血沉、血象、影像学等辅助检查多可做出诊断。必要时需做结核菌素试验或局部穿刺脓液培养。

需与下列疾病鉴别:

1. 化脓性关节炎　化脓性关节炎全身症状严重,可有全身炎性反应,常出现败血症表现,化脓性关节炎的发病急骤,多有明确的外伤或其他诱因,患者出现高热,白细胞计数增高;局部有明显急性炎症表现;关节穿刺可抽出脓性关节液,显微镜下有脓球、细菌,培养有化脓细菌。

2. 类风湿关节炎　类风湿关节炎表现为多数关节受累,症状反复,多与天气及温度变化有关,无脓肿形成;关节抽液多为草黄色,细菌培养结果多为阴性。

3. 脊柱结核需与椎体肿瘤、椎体海绵状血管瘤等鉴别。脊柱结核有典型寒性脓肿表现,MR 对上述病变有特征性影像表现,可资鉴别。

(五)治疗

1. 加强全身营养,适当户外运动、心理治疗等。

2. 药物疗法　多种抗结核药物联合应用,如硫酸链霉素、异烟肼和对氨基水杨酸钠等药物的联合应用，一般使用二联或三联。

3. 局部治疗　病变关节功能位固定，包括皮牵引、石膏托等外固定。

4. 手术治疗　经过2～4周抗结核药物治疗，全身症状消失或明显好转，血沉下降后择期手术。主要手术方法为：

(1)病灶清除术：适合于病灶内有较大或较多死骨，不易自行吸收者；病灶内或其周围有较大脓肿者；窦道经久不愈；单纯滑膜结核经非手术治疗无效者；单纯骨结核，有向关节内突破倾向者；脊椎结核合并有脊髓压迫症状者。

(2)关节融合术：适合于全关节结核晚期。因病变关节结构已基本破坏完全，丧失活动功能，只能采用手术方法清除病灶者，将关节固定于功能位，达到部分治愈效果。

（六）预后

骨与关节结核如能早期诊断、早期治疗预后可良好。一旦结核病灶侵入骨关节内，破坏关节面则往往遗留关节功能障碍，严重者甚至完全丧失关节功能。脊柱结核可残留畸形、功能障碍。

五、典型病例资料

李××，男，35岁，入院时间：2012年3月15日11时10分。

病史采集记录时间：2012年3月15日11时20分。

病史提供者：患者本人/家属/陪伴。

可靠程度：可靠。

主　诉：左膝关节疼痛、活动受限1年，加重1月入院。

现病史：患者于1年前无明显诱因出现左膝关节疼痛，因疼痛致左膝关节活动受限。发病时无畏寒、发热，无恶心、呕吐。患者自认为关节炎，自行在家服用中药治疗(具体不详)。服药后膝关节疼痛稍有好转，患者未进一步治疗。其后患者出现午后低热、夜间盗汗，并伴有食欲不振，但患者未引起重视。此次患者一月前因受凉出现上呼吸道感染，左膝关节疼痛明显加重，伴有活动受限，患者遂至当地医院就诊，当地医院考虑患者结核性关节炎可能性大，建议患者至上级医院住院治疗。患者准备妥当后于今日入我院就诊，门诊遂以“左膝结核性关节炎”收住我科。患者近来精神、饮食、睡眠欠佳，大小便正常，体重明显下降。

既往史：既往健康，无肝炎、结核病史，无慢性支气管炎病史，无食物、药物过敏史、外伤史、手术史。

个人史：原籍出生、长大，否认近期有流行病疫水接触史，无烟酒嗜好，无其他不良卫生习惯。

婚育史：已婚，育有一子，家人均体健。

家族史：家中无肝炎、结核病患者，无高血压、糖尿病患者，无家族遗传性疾病患者。

体格检查：T 36.5℃，R 20次/min，P 82次/min，BP 120/70mmHg。

发育正常，营养良好，神志清楚，步行入院，自动体位，查体合作。全身皮肤、巩膜无黄染，无肝掌、蜘蛛痣，表浅淋巴结无肿大。头颅无畸形，五官端正，双侧瞳孔等圆等大，对光反射灵敏，调节反射存在。耳廓无畸形，双侧外耳道、鼻道及口腔无异常分泌物。听力正常。鼻旁窦无压痛，口唇无发绀，伸舌居中，牙龈无出血、肿胀，双侧扁桃腺无肿大，咽无充血，构音清晰。颈软，无抵抗，颈静脉无怒张，气管居中，双侧甲状腺无肿大。胸廓对称无畸形，双侧呼吸运动及语颤对称正常，无增强或减弱，无胸膜摩擦感，胸骨无叩痛，双肺叩诊清音，呼吸音清，未闻及干湿性啰音，语音传导正常，未闻及胸膜摩擦音。心前区无隆起，心尖搏动点位于左侧第5肋间锁骨中线内1.0cm处，直径约2.0cm，未触及震颤，心界不大，心律齐，HR 82次/min，各瓣膜区未闻及病理性杂音，未闻及心包摩擦音。周围血管征阴性。腹部查体见专科情况。肛门、外生殖器无异常。脊柱、四肢见专科情况。生理性反射存在，病理性反射未引出。

专科情况：脊椎生理弯曲存在、无畸形，无明显压痛、叩击痛。双上肢及右下肢血运、感觉、活动正常。左膝关节肿胀，无皮肤发红、破溃，关节呈半屈曲状。皮温不高，触之有波动感，浮髌试验(+)，无明显压、叩痛。左下肢肌肉明显萎缩。左足血运、感觉、活动正常。

辅助情况：

当地医院X线检查：左膝关节关节面破坏。

初步诊断：左膝结核性关节炎

住院医师：谭××

上级医师：王××

六、病例临床特点分析

结合上述病例分析如下：

(一)病史特点

男性患者，35岁，病史1年余，主要表现为左膝关节疼痛、活动受限，病程中伴有午后低热、夜间盗汗、消瘦等结核病特有表现。

(二)体征特点

本例主要体征为左膝关节肿胀，无皮肤发红、破溃，关节呈半屈曲状。皮温不高，触之有波动感，浮髌试验(+)，无明显压、叩痛。左下肢肌肉明显萎缩。上述体征系慢性关节炎症表现，具有结核病的相关特征。

【观看手术或录像】

见习中可以让带教老师带领同学们观看并讲解骨结核患者体格检查及手术治疗录像。

【思考题】

1. 骨关节结核常见症状有哪些？
2. 脊柱结核的影像检查有何特点？

(谭海涛　付　昆)

第四节　急性化脓性骨髓炎

一、见习目的

1. 掌握急性化脓性骨髓炎的诊断及治疗原则。
2. 熟悉急性化脓性骨髓炎的表现及预后。

3. 了解急性化脓性骨髓炎的发病机制。

二、见习准备(患者和资料)

1. 典型急性化脓性骨髓炎患者1人。
2. 典型急性化脓性骨髓炎影像资料1套。
3. 典型急性化脓性骨髓炎病例钻孔及开窗减压置管冲洗引流术手术录像1部。

三、见习方案

1. 带教老师讲解病史采集要点、模拟示范体格检查。
2. 学生分组，进病房采集病史，并做体格检查。
3. 学生回示教室汇报所采集的病史及体检结果，提出必要的辅助检查，带教老师展示典型的辅助检查资料。
4. 学生归纳、总结、分析病例，作出初步诊断及鉴别诊断。
5. 带教老师组织学生讨论治疗原则和常用的治疗方法。
6. 带教老师总结见习内容。

四、见习内容

(一)病史采集

1. 现病史采集时需注意的几个方面

(1)发病情况：病程长短，起病急缓，病程发展情况，包括具体的起病时间、部位的变化、全身的营养情况等。

(2)发病的原因或诱因：是否有外伤史、皮肤或其他部位的感染灶？

(3)主要症状：询问疼痛的部位、性质，肢体有无红肿，是否有全身发热及发热特征，是否有局部发热？

(4)伴随症状：是否伴有食欲不振、全身不适、乏力、消瘦等？

(5)病情发展：疼痛有无进行性加重或减轻？

(6)诊疗情况：在何处就诊过？做过何种检查及检查结果情况？做过何种治疗，治疗效果如何？

(7)一般情况：精神、体力、饮食、大小便如何？

2. 其他相关病史

(1)既往患有哪些疾病？有无药物过敏史、外伤史、手术史、输血史？

(2)个人史：包括患者生活史、职业史、疫水接触史及疫区生活史、月经史、生育史。

(3)家族史及遗传病史。

(二)体格检查注意事项

1. 生命体征与一般情况。尤其注意体温、营养情况。
2. 全身系统体检，重点注意有无其他部位感染灶？
3. 专科检查　重点注意以下几点：①疼痛：局部是否有压痛及纵向叩击痛？②皮温：是否有局部皮温升高？③患处是否有波动感？④是否有肢体畸形、活动受限？⑤病灶处是否有窦道形成，病灶周围是否有肌痉挛、肌萎缩？

（三）主要辅助检查

1. X 线检查　X 线检查早期无骨质反应，仅见软组织肿胀。2 周后才出现干骺端模糊、轻度骨膜反应等。一般 3 周后出现骨膜增厚，以后出现骨破坏、死骨和新生骨，如采用抗生素治疗后，则 X 线表现可延迟至 1 月。

2. CT 检查　CT 检查可提前发现骨膜下脓肿，对细小的骨脓肿仍难以显示。

3. MRI 检查　具有早期诊断价值，有较高的特异性和敏感性。

4. 核素骨扫描起病 48h 后即可有阳性结果，但不能定性。

5. 实验室检查　同有关细菌感染性疾病，有白细胞升高，中性粒细胞比例增多，血培养阳性等。

6. 局部分层穿刺取脓液进行细菌学检查，具有确诊意义。须掌握分层穿刺的方法、意义及其原理。

（四）诊断与鉴别诊断要点

根据患者病史（尤其是注意感染史）、典型症状、体征，结合相关辅助检查（尤其血常规、影像学检查）可做出明确诊断。必要时辅助诊断性穿刺。

需与下列疾病进行鉴别：

1. 结核性关节炎　结核性关节炎多有肺结核病史，全身炎症反应较轻，发病缓慢，病程较长。患者多有低热、盗汗等全身表现，局部可有明显炎症表现。

2. 急性蜂窝织炎　患者全身炎症反应较严重，如畏寒发热、头痛乏力和白细胞增高等，常有畏寒、高热、惊厥、谵妄等严重症状。病变局部红肿，有明显的压痛。如病灶较深，则局部症状不明显，常常只有局部水肿和深部压痛。通过 MR 及血液生化检查有助于诊断。

3. 骨肿瘤　可有局部肿胀、疼痛、活动受限，但少有局部或全身性炎症性表现。可通过影像学检查加以鉴别。

（五）治疗

急性化脓性骨髓炎治疗的关键是早诊断、早治疗，目的是尽早控制炎症，阻止向慢性骨髓炎转变，其治疗的常规方法包括：

1. 早期、足量、合理应用抗生素。治疗过程中应行细菌学检查及药敏试验。

2. 对于经抗生素治疗 48～72h 后，局部症状无缓解的患者应积极采用手术治疗。手术方法包括钻孔引流和开窗减压两种。感染局部的处理可采用灌洗引流、单纯闭式引流和填塞碘仿纱条。

3. 全身辅助治疗，包括补充营养、输液、支持疗法等。

局部辅助治疗，包括采用石膏及皮牵引局部制动，抬高患肢，有利炎症消退，止痛，避免患肢由于炎症疼痛长期处于屈曲位形成的挛缩畸形。

（六）预后

急性化脓性骨髓炎经治疗后可痊愈，或转归为慢性骨髓炎。其向慢性骨髓炎转变的主要原因一般为感染未完全控制，或病原菌为低毒性细菌感染。一旦转变为慢性骨髓炎则往往迁延不愈，因此本病应及时治疗。

五、典型病例资料

刘××，男，19 岁，入院时间：2011 年 6 月 19 日 10 时 10 分。

病史采集记录时间：2011年6月19日10时20分。

病史提供者：患者本人/家属/陪伴。

可靠程度：可靠。

主　诉：寒战、发热伴右小腿疼痛3d。

现病史：患者于3d前无明显诱因出现寒战、发热，家长予自服“百服宁”后发热无缓解，发热后第2d出现右小腿疼痛，不敢站立及行走，遂入当地医院行X线检查未见明显异常，转而求诊于我院。门诊行血常规检查后以“右胫骨上段急性化脓性骨髓炎”收入我科。本次起病以来，患儿精神、食欲较差，大小便正常。

既往史：既往有慢性扁桃体炎病史，常有急性发作导致咽痛及发热。否认肝炎、结核等传染病病史，无食物、药物过敏史，外伤史，手术史。

个人史：原籍出生、长大，否认近期有流行病疫水接触史，无烟酒嗜好，无其他不良卫生习惯。

婚育史：未婚未育。

家族史：否认特殊家族遗传病病史。

体格检查：T 38.8℃，R 22次/min，P 102次/min，BP 105/60mmHg。

发育正常，营养良好，神志清楚，痛苦面容，查体合作。全身皮肤、巩膜无黄染，无肝掌、蜘蛛痣，表浅淋巴结无肿大。头颅无畸形，五官端正，双侧瞳孔等圆等大，对光反射灵敏，调节反射存在。耳廓无畸形，双侧外耳道、鼻道及口腔无异常分泌物。听力正常。鼻旁窦无压痛，口唇无发绀，伸舌居中，牙龈无出血、肿胀，双侧扁桃腺Ⅱ度肿大，咽部无明显充血。颈软，无抵抗，颈静脉无怒张，气管居中，双侧甲状腺无肿大。胸廓对称无畸形，双侧呼吸运动及语颤对称正常，无增强或减弱，无胸膜摩擦感，胸骨无叩痛，双肺叩诊清音，双肺呼吸音清，未闻及干湿性啰音，未闻及胸膜摩擦音。心前区无隆起，心尖搏动点位于左侧第5肋间锁骨中线内0.5cm处，未触及震颤，心界不大，心律齐，各瓣膜区未闻及病理性杂音，未闻及心包摩擦音。周围血管征阴性。腹平软，未见肠型，腹肌无紧张，左侧输尿管移行区压痛，无反跳痛，肝脾肋下未触及，双肾区无叩击痛，脊柱、四肢见专科情况。肛门、外生殖器无异常。

专科情况：脊柱形态正常，无压、叩痛，活动不受限。右膝关节因疼痛不敢活动，右小腿上段近膝关节区外观红肿，未见体表静脉曲张，皮温较对侧肢体高，局部有明显压痛，拒按压，未扪及明显波动感。右足部血运可，足背动脉搏动可扪及，各足趾活动良好。

辅助检查：

外院X线：右侧胫腓骨正侧位未见明显异常。

外院血常规检查提示：WBC 15×10^9/L，N 84%。

初步诊断：右侧胫骨上段急性化脓性骨髓炎

住院医师：李××

上级医师：王××

六、病例临床特点分析

结合上述病例分析如下：

（一）病史特点

男性患者，19岁，3d前无明显诱因出现寒战、发热伴右小腿疼痛。患者病情发展较快，急性症状较明显，为本例特点。

（二）体征特点

右膝关节因疼痛不敢活动，右小腿上段近膝关节区外观红肿，未见体表静脉曲张，皮温较对侧肢体高，局部有明显压痛，拒按压，未扪及明显波动感。右足部血运正常，足背动脉搏动可扪及，各足趾活动良好。

【观看手术或录像】

见习中可以让带教老师带领同学们观看并讲解典型急性化脓性骨髓炎病例钻孔及开窗减压置管冲洗引流术手术录像。

【思考题】

1. 试述急性化脓性骨髓炎分层穿刺的方法及意义。
2. 试述急性化脓性骨髓炎的诊断与鉴别诊断。

（谭海涛　孟志斌）

第五节　腰椎间盘突出症

一、见习目的

1. 掌握腰椎间盘突出症诊断及治疗原则。
2. 熟悉腰椎间盘突出症临床表现及手术指征。
3. 了解腰椎间盘突出症的发病机制。

二、见习准备(患者和资料)

1. 典型腰椎间盘突出症患者 1 人及患者病历 1 套。
2. 典型腰椎间盘突出症患者检查资料 1 套。
3. 典型腰椎间盘突出症检查及手术视频各 1 部。

三、见习方案

1. 带教老师讲解病史采集要点、模拟示范体格检查。
2. 学生分组，进病房采集病史，并做体格检查。
3. 学生回示教室汇报所采集的病史及体检结果，提出必要的辅助检查，带教老师展示典型的辅助检查资料。
4. 学生归纳、总结、分析病例，作出初步诊断及鉴别诊断。
5. 带教老师组织学生讨论治疗原则和常用的治疗方法。
6. 带教老师总结见习内容。

四、见习内容

(一)病史采集

1. 现病史采集时需注意的几个方面

(1)发病情况:是缓慢还是急骤起病?有无明显的缓解、加重因素?包括具体的起病时间、部位的变化等。

(2)发病的原因:本病与某些职业有密切关系;发病前部分患者可有诱因,如外伤等。

(3)主要症状:有无腰腿痛?发病后是否有腰痛和一侧下肢放射痛同时发生?有无肢体麻木感?有无踩棉花感?

(4)伴随症状:有无大小便障碍、间歇性跛行?有无下肢乏力?有无肌肉废用性萎缩?

(5)病情发展:何时出现上述情况,现在怎样?现疼痛部位、性质、发作时间有何变化?

(6)诊疗情况:在何处就诊过?做过何种检查?是否使用药物治疗,疗效如何?

(7)一般情况:精神、体力、饮食、营养状况、大小便如何?

2. 其他相关病史

(1)既往患有哪些疾病?有无药物过敏史、外伤史、手术史、输血史?

(2)个人史:包括患者生活史、职业史、疫水接触史及疫区生活史、月经史、生育史。

(3)家族史及遗传病史。

(二)体格检查注意事项

1. 生命体征与一般情况。

2. 全身系统体检。

3. 专科情况检查重点注意以下几点:是否有活动受限、下肢肌力下降?有无脊柱生理曲度改变?有无腰椎叩击痛及下肢放射痛?有无下肢对应部位触痛觉减弱,相应患肢膝反射是否较对侧减弱或消失?直腿抬高试验是否阳性?生理反射是否存在?

(三)辅助检查

1. X线检查　腰椎正侧位X线片可根据椎间隙变化对椎间盘突出做初筛诊断,并据相关影像学表现对腰椎结核、压缩性骨折、脊柱肿瘤和腰椎滑脱等疾病做出鉴别。

2. CT检查　可清楚显示腰椎间盘突出的部位、大小、形态和神经根、硬脊膜囊受压移位的影像特征,同时可显示有无黄韧带肥厚、小关节增生肥大、椎管及侧隐窝狭窄等情况。

3. MRI检查　能较好了解椎间盘信号改变,对于早期椎间盘源性腰腿痛具有良好诊断作用,能对椎间盘突出情况作出分型诊断。

4. 椎管造影检查　在椎间盘突出症的检查中一般不作为常规检查手段,但对于椎间盘术后症状复发,腰椎有金属内固定植入物,脊柱侧凸畸形等CT及MRI检查效果不佳的情况,椎管造影仍是提高神经压迫定位诊断的良好辅助检查手段。

5. 椎间盘造影检查　主要用于常规影像学辅助检查无法确诊的椎间盘源性腰腿痛患者,一般不常规应用。

(四)诊断与鉴别诊断要点

根据患者病史(尤其是注意外伤史)、典型症状、体征,结合相关辅助检查(尤其是影像学检查)可做出明确诊断。

腰椎间盘突出症需与多种能引发腰腿痛的疾病相鉴别,包括腰肌劳损、棘上棘间韧带损伤、第三腰椎横突综合征、腰椎滑脱、腰椎骨折、椎管内肿瘤、梨状肌综合征、妇科盆腔疾病等，其中最常见的是需与腰椎管狭窄症相鉴别。

腰椎管狭窄症主要表现为间歇性跛行，以及臀部、大腿、小腿的无力和不适，常在行走或后伸后加重；也可出现鞍区感觉异常和大小便功能异常。通过 CT 及 MRI 等检查可确诊。

（五）治疗

1. 非手术治疗　一般椎间盘突出症经过严格的保守治疗多能缓解症状，其治疗手段包括避免久站及久坐，卧床休息，活动时佩戴腰围，加强腰背肌功能锻炼，局部理疗等。对于部分神经放射痛症状较重者可适当牵引，应用止痛药物，神经营养及脱水药物进行对症治疗。对于伴有椎管狭窄的病例应避免牵引治疗，以免加重神经损伤。

2. 手术治疗适应证　①非手术治疗无效或复发，症状较重影响工作和生活者；②神经损伤症状明显、广泛，甚至继续加重，疑有椎间盘纤维环完全破裂、髓核碎片突出于椎管者；③中央型腰椎间盘突出有大小便功能障碍者；④合并明显的腰椎管狭窄症者。

（六）预后

椎间盘突出症治疗后应要求患者注意生活起居习惯，避免腰椎长期处于劳损负载状态，尽量多卧床休息，避免久站及久坐体位。腰背肌功能锻炼对于维持腰椎的稳定性，避免椎间盘突出症状的复发至关重要。

五、典型病例资料

王××，男，56 岁，入院时间：2012 年 1 月 17 日 10 时 10 分。

病史采集记录时间：2012 年 1 月 17 日 10 时 20 分。

病史提供者：患者本人/家属/陪伴。

可靠程度：可靠。

主　诉：腰痛伴右下肢放射痛 1 年，加重 2 月。

现病史：患者 1 年前开始出现腰痛伴右下肢放射痛，弯腰活动及久坐后加重，卧床休息可缓解，当时未引起重视，未接受系统治疗。近 2 月前搬运重物时，突然出现腰腿痛加剧，站立行走困难，至当地医院就诊，行腰椎 CT 检查后明确诊断为“L4/5 椎间盘突出症”，经牵引及药物治疗，疗效欠佳。今求诊于我院，门诊以“L4/5 椎间盘突出症”收入我科。患者本次起病以来，无畏寒、发热，无咳嗽、咳痰，无消瘦、盗汗，精神、食欲较差，大小便正常。

既往史：既往体健，否认肝炎、结核等传染病病史，无食物、药物过敏史，无外伤史及手术史。

个人史：出生原籍，否认疫水毒物接触史。长期从事摩托车修理工作。有吸烟史 30 余年，烟量每日一包。

婚育史：已婚已育，配偶及子女均体健。

家族史：否认特殊家族遗传病病史。

体格检查：T 36.8℃，P 75 次/min，R 20 次/min，BP 120/70mmHg。

发育正常，营养良好，神志清楚，痛苦面容，查体合作。全身皮肤、巩膜无黄染，无肝掌、蜘蛛痣，表浅淋巴结无肿大。头颅无畸形，五官端正，双侧瞳孔等圆等大，对光反射灵敏，调节反射存在。耳廓无畸形，双侧外耳道、鼻道及口腔无异常分泌物。听力正常。鼻旁窦无压痛，口唇无发绀，伸舌居中，牙龈无出血、肿胀，双侧扁桃腺无肿大，咽部无明显充血。颈软，无抵抗，颈静脉无怒张，气管居中，双侧甲状腺无肿大。胸廓对称无畸形，双侧呼吸运动及语颤对称正常，无增强或减弱，无胸膜摩擦感，胸骨无叩痛，双肺叩诊清音，双肺吸音清，未闻及干湿性啰音，语音传导正常，未闻及胸膜摩擦音。心前区无隆起，心尖搏动点位于左侧第5肋间锁骨中线内0.5cm处，未触及震颤，心界不大，心律齐，各瓣膜区未闻及病理性杂音，未闻及心包摩擦音。周围血管征阴性。腹平软，未见肠型，腹肌无紧张，左侧输尿管移行区压痛，无反跳痛，肝脾肋下未触及，双肾区无叩击痛，脊柱、四肢见专科情况。肛门、外生殖器无异常。

专科情况：腰椎生理曲度变直，向左侧倾斜体位，双侧腰肌较紧张，L4－5右侧有压、叩痛，并向右下肢后外侧放射。右侧直腿抬高试验45°阳性，加强试验阳性，右侧足背伸肌及踇趾背伸肌肌力较左侧减弱，右侧小腿外侧及足内侧触痛觉减弱，无肌萎缩，生理反射正常，病理征阴性。

辅助检查：

外院2011年2月18日腰椎CT平扫提示：L4/5椎间盘突出，L4/5节段右侧侧隐窝继发性狭窄，硬膜囊及右侧L5神经根受压。

初步诊断：L4/5椎间盘突出症
住院医师：谭××
上级医师：王××

六、病例临床特点分析

结合上述病例分析如下：

（一）病史特点

男性患者，56岁，长期从事摩托车修理工作。1年前出现腰痛伴右下肢放射痛，2月前出现疼痛加重并有步行困难。症状呈进行性加重，发病与其职业活动及劳累相关是本病的特点。

（二）体征特点

腰椎生理曲度变直，向左侧倾斜体位，双侧腰肌紧张，L4/5右侧压、扣痛，并向右下肢后外侧放射。右侧直腿抬高试验45°阳性，加强试验阳性，右侧足背伸肌及踇趾背伸肌肌力较左侧减弱，右侧小腿外侧及足内侧触痛觉减弱，生理反射正常引出，病理征阴性。局部体征较明显。

【观看手术或录像】

见习中可以让带教老师带领同学们观看并适当向同学们讲解腰椎间盘突出症检查及手术录像。

【思考题】

1. 腰椎间盘突出症临床表现特点有哪些？
2. 腰椎间盘突出症需要与哪些疾病相鉴别？

（黄　涛　孟志斌）

第六节　骨肿瘤

一、见习目的

1. 掌握骨肿瘤的诊断和治疗原则。
2. 熟悉良性与恶性骨肿瘤的鉴别诊断。
3. 了解恶性骨肿瘤的常规治疗方法。

二、见习准备(患者和资料)

1. 典型良性骨肿瘤患者及恶性骨肿瘤患者各1人。
2. 典型良性骨肿瘤及恶性骨肿瘤X线片、CT片、MRI片及同位素全身骨显像各1套。
3. 骨肿瘤手术录像1部。

三、见习方案

1. 带教老师讲解病史采集要点、模拟示范体格检查。
2. 学生分组,进病房采集病史,并做体格检查。
3. 学生回示教室汇报所采集的病史及体检结果,提出必要的辅助检查,带教老师展示典型的辅助检查资料。
4. 学生归纳、总结、分析病例,作出初步诊断及鉴别诊断。
5. 带教老师组织学生讨论治疗原则和常用的治疗方法。
6. 带教老师总结见习内容。

四、见习内容

(一)病史采集

1. 现病史采集时需注意的几个方面

(1)发病情况:病程长短?起病急缓?

(2)发病的原因:有无诱因?有无家族史?是否为特殊的职业、工种?

(3)主要症状:是否出现肿块?是否有局部疼痛?何时出现疼痛?性质如何?是否有功能障碍?

(4)伴随症状:有无发热?是否有放射痛?有否大小便障碍?有无出现肌肉废用性萎缩?

(5)病情发展:何时出现上述情况,现在怎样?现疼痛部位、性质、发作时间有何变化?

(6)诊疗情况:是否就诊过?在何处诊治?进行过哪些治疗?疗效如何?

(7)一般情况:精神、体力、饮食、大小便如何?体重有何变化?

2. 其他相关病史

(1)既往患有哪些疾病?有无药物过敏史、外伤史、手术史、输血史?

(2)个人史:包括患者生活史、职业史、疫水接触史及疫区生活史、月经史、生育史。

(3)家族史及遗传病史,尤其应注意是否有肿瘤病史。

（二）体格检查注意事项

1. 生命体征与一般情况　应注意是否有消瘦、贫血、浮肿、低热、盗汗？

2. 全身系统体检　应注意重要脏器（如肺部、腹腔脏器、前列腺等）的体检，注意相应部位是否有淋巴结肿大。

3. 专科情况检查　应重点关注肿块的部位、大小、形态、质地、活动度、压痛和局部温度，有无病理性骨折等。

（三）主要辅助检查

1. X线检查　显示骨肿瘤的位置、范围、大小、生长方式等。溶骨性破坏表现为虫蚀状、穿凿状、地图状骨质破坏；成骨性破坏表现为病灶不透光性改变，可呈磨砂玻璃样、烟雾状等特点，有时可见钙化、骨化。

2. CT、MRI、ECT等显像技术可以帮助判明肿瘤的部位和范围。其中MRI能明确骨肿瘤对周围软组织的浸润关系，ECT可较早诊断转移性骨肿瘤对全身骨骼的侵犯情况。数字减影血管造影（DSA）可显示肿瘤的血供情况。

3. 病理检查　骨肿瘤最终诊断的完成有赖于病理学检查，通常采用活检术获取组织标本。活检术需要有经验的医生施行，要保证得到有诊断意义的组织标本。

（四）诊断与鉴别诊断要点

根据患者病史（尤其是注意既往史、家族史、外伤史）、典型症状、体征，结合相关辅助检查（尤其影像检查）可做出初步诊断。明确诊断需行病理检查。

良性骨肿瘤与恶性骨肿瘤相鉴别，鉴别要点主要有以下几点：

1. 临床特征　良性骨肿瘤生长缓慢，主要表现为局部肿块，疼痛出现较晚，一般疼痛程度轻，或无疼痛，无全身症状。肿瘤界限清楚，表面无改变，无压痛或轻压痛，无转移，手术切除后复发较少。恶性骨肿瘤生长迅速，疼痛出现较早，症状明显，局部肿块发现相对较晚，常伴发热、贫血，晚期有恶病质。肿瘤边界不清楚，周围组织有浸润粘连，皮肤发热、静脉扩张，压痛明显，可转移，治疗后复发率高。

2. X线表现　良性骨肿瘤膨胀性生长，界限清楚，骨皮质完全或变薄，无骨膜反应。恶性骨肿瘤浸润性生长，界限不清楚，早期有骨质破坏，骨膜反应明显。

3. 肿瘤细胞病理特征　良性骨肿瘤分化成熟近乎正常，排列可紊乱。恶性骨肿瘤异型明显，大小不等，排列紊乱，核大深染，有核分裂。

4. 实验室检查　良性骨肿瘤多无异常。恶性骨肿瘤可出现贫血、血沉增快，碱性磷酸酶可增高。

（五）治疗

根据不同的病变，可选择以下不同的治疗方法：

1. 刮除植骨术　骨囊肿、内生软骨瘤、良性骨巨细胞瘤等良性肿瘤。

2. 切除术　骨瘤、骨软骨瘤等外生性良性肿瘤。

3. 截除术　良性肿瘤广泛侵润、低度恶性的肿瘤如Ⅱ级骨巨细胞瘤、恶性骨肿瘤。

4. 化学治疗　分全身化疗、局部化疗。通过新辅助化疗方案，可以进行瘤段切除采用人工假体置换的保肢治疗。

5. 放疗　绝大多数良性骨肿瘤不用放射治疗，通常实施放射治疗的主要是恶性骨肿瘤及转移癌。对放疗敏感的血管瘤、骨巨细胞瘤、尤文氏肉瘤、原发于骨的恶性淋巴瘤及骨髓瘤等，可首选放疗。

（六）预后

骨肿瘤的预后与其病理分型密切相关，简单来说，恶性肿瘤预后较差，良性肿瘤预后较好。

五、典型病例资料

梁××，男，15岁，入院时间：2011年9月22日9时30分。

病史采集记录时间：2011年9月22日10时35分。

病史提供者：患者本人/家属/陪伴。

可靠程度：可靠。

主　诉：发现右大腿外侧无痛性肿块3月。

现病史：患者于3月前于洗澡时意外发现右大腿外侧肿块，因无明显不适症状，未引起注意。近来感肿块较前略有增大，于一周前前往当地医院就诊，行右股骨X线片检查后诊断为“右股骨中下段肿物，性质待查”，建议患者转上级医院就诊。今来本院就诊，门诊疑“右股骨骨软骨瘤”收入骨科。患者发现肿块以来无低热、盗汗，无明显体重下降等情况，精神食欲良好，大小便正常。

既往史：既往体健，无食物、药物过敏史，无外伤史、手术史。

个人史：原籍出生、长大，否认近期有流行病疫水接触史，平时不爱运动，无烟、酒嗜好，无其他不良卫生习惯。

婚育史：未婚未育。

家族史：家族中无遗传病史。

体格检查：T 37℃，P 82次/min，R 20次/min，BP 110/60mmHg。

发育正常，营养一般，神志清楚，步行入院，查体合作。全身皮肤、巩膜无黄染，无肝掌、蜘蛛痣，表浅淋巴结无肿大。头颅无畸形，五官端正，双侧瞳孔等圆等大，对光反射灵敏，调节反射存在。耳廓无畸形，双侧外耳道、鼻道及口腔无异常分泌物。听力正常。鼻旁窦无压痛，口唇无发绀，伸舌居中，牙龈无出血、肿胀，双侧扁桃腺无肿大，咽无充血，构音清晰。颈软，无抵抗，颈静脉无怒张，气管居中，双侧甲状腺无肿大。胸廓对称无畸形，双侧呼吸运动及语颤对称正常，无增强或减弱，无胸膜摩擦感，胸骨无叩痛，双肺叩诊清音，双肺吸音清，未闻及干湿性啰音，语音传导正常，未闻及胸膜摩擦音。心前区无隆起，心尖搏动点位于左侧第5肋间锁骨中线内1.0cm处，直径约2.0cm，未触及震颤，心界不大，心律齐，HR 82次/min，各瓣膜区未闻及病理性杂音，未闻及心包摩擦音。周围血管征阴性。腹平软，未见肠型，腹肌无紧张，左侧输尿管移行区压痛，无反跳痛，肝脾肋下未触及，双肾区无叩击痛，脊柱、四肢无明显畸形，无活动障碍。患肢见专科情况。颅神经检查正常，四肢肌力、肌张力正常，深浅感觉正常，生理反射存在，病理征未引出。肛门、外生殖器无异常。

专科情况：右大腿中下段外侧可见一皮下隆起包块，局部皮肤无红肿，无静脉曲张，皮温正常。右股骨中下段外侧可扪及质硬肿块，大小约3cm×3cm，无活动性，与皮肤皮下组织无明显粘连，局部无明显压痛。

辅助检查：

股骨正侧位片：右股骨中下段外侧蒂状骨性突起，考虑骨软骨瘤可能性大。

初步诊断：右股骨远端骨软骨瘤

住院医师：刘××

上级医师：王××

六、病例临床特点分析

结合上述病例分析如下：

(一)病史特点

男性患者，15 岁，3 月前意外发现右大腿外侧无痛性肿块，局部及全身无其他异常伴发症状。本病好发于青少年，除局部包块外，多无其他症状，符合良性骨肿瘤症状特点。

(二)体征特点

右大腿中下段外侧可见一皮下隆起包块，局部皮肤无红肿，无静脉曲张，皮温正常，可扪及皮下质硬肿块，约 3cm×3cm，不易推动，与皮肤皮下无粘连，局部无明显压痛。以上表现符合良性肿瘤典型体征特点。

【观看手术或录像】

见习中可以让带教老师带领同学们观看并适当向同学们讲解骨肿瘤手术录像。

【思考题】

1. 骨巨细胞瘤 X 线表现有哪些？
2. 骨软骨瘤临床表现是什么？

（孟志斌）

第七节　骨科常用治疗技术

一、见习目的

1. 掌握皮牵引、石膏外固定技术。
2. 熟悉骨牵引技术以及关节穿刺及引流术。
3. 了解局部封闭技术。

二、见习准备(患者和资料)

1. 皮牵引及石膏外固定器材 1 套。
2. 骨牵引器材 1 套。
3. 骨牵引、关节穿刺相关影像资料 1 部。

三、见习方案

1. 带教老师讲授骨科常用技术适应证、注意事项及操作规范。
2. 教师在示教室讲解骨科常用技术影像资料。
3. 学生相互模拟病人进行皮牵引及石膏外固定的操作。
4. 带教老师在学生操作过程中讲解应注意的事项。
5. 教师对见习内容进行小结。

四、见习内容

牵引疗法是通过不同方式的牵引，达到缓解肌肉紧张或痉挛，整复骨折、脱位，预防和矫正软组织挛缩，以及对某些疾病术前组织松解和术后制动。

(一)骨牵引

1.适应证　①颈椎骨折与脱位；②不适用于内固定的开放性骨折；③年龄小于5岁的儿童股骨不稳定性骨折；④骨盆骨折、髋臼骨折及髋关节中心性脱位；⑤某些疾病手术前的准备；⑥关节挛缩畸形者；⑦其他需要牵引，而不适合皮肤牵引者。

2.操作原则及注意事项　①严格无菌操作，术前进行皮肤准备；使用1%利多卡因局部浸润麻醉皮肤，使用尖刀片做一皮肤小切口，使用电钻穿过皮下和骨骼；②避开重要的血管神经；③针眼处应每日消毒，以减少针道的感染；④注意牵引重量，例如：股骨骨牵引重量相当于体重的1/10～1/7，颅骨牵引的重量为2～4kg，根据需要可多次拍片复查，以防止过度牵引；⑤下肢牵引时要垫高床脚，以利用患者的体重作反牵引；⑥每日检查1～2次，维持牵引绳与肢体力线一致，并观察肢体的血液循环情况。

3.常用骨牵引

(1)胫骨结节：胫骨结节向后1横指，在其平面下部，由外向内进针。

(2)跟骨：外踝顶点下2cm，再向后2cm或内踝顶点向下3cm，由内向外进针。

(3)股骨下端：髌骨上缘2cm或内收肌结节上2横指处，由内向外进针。

(4)尺骨鹰嘴：由鹰嘴尖端向远端1.5横指处，由内向外进针。

(5)指骨：指骨远节基底远侧。

(6)颅骨：双侧外耳道经顶部的连线与两眉弓外缘向枕部划线的交点。

(二)皮牵引

使用胶布、海绵带或特制的泡沫塑料带通过紧贴皮肤，使牵引力依次从皮肤、浅筋膜、深筋膜及肌间隔等传导牵引力到骨骼。适用于儿童、老人或作为一种辅助性治疗手段。常用皮牵引有上肢皮牵引和下肢皮牵引。

1.牵引方法　胶布宽度为肢体最细周径的一半，上端在骨折水平，下端超过肢体远端10cm。牵引重量一般不超过5kg。

2.注意事项　①仔细检查牵引处皮肤，清洁和剃除毛发，有创伤、炎症、溃疡、过敏时不宜使用；②保护骨突起部位，防止因胶布粘贴骨突起造成褥疮；③抬高患肢，促进血液回流，防止水肿；④每日检查肢体长度，调整牵引力度。

(三)石膏固定

1.适应证

(1)骨折、脱位、肌腱韧带损伤以及关节感染性疾病。

(2)稳定脊柱和下肢骨折。

(3)固定关节，促进功能恢复，如神经损伤引起的腕下垂等。

(4)矫正畸形，如用于先天性髋臼的治疗。

(5)预防畸形，如脊柱侧凸患者的治疗。

2.石膏绷带的使用方法

(1)石膏托的制作方法：先将石膏绷带按肢体宽度和长度往返折叠10～12层，然后从两头向中间叠好备用。使用时将石膏绷带卷平放在30～40℃的温水桶或盆内，待气泡消失后取出，以手握其两端，挤出多余水分，再将石膏绷带展开，将其抹平，放置内衬后将石膏托贴附于患肢，用绷带固定于肢体。

(2)管型石膏的制作方法：将石膏绷带直接放入水中，2～3min后取出，挤出水分后，缠绕固定于已有内衬的肢体。

3. 注意事项

(1)温水侵泡，以25～30℃最佳。

(2)待气泡完全排出后再取出石膏挤压排水。手握石膏绷带由两端向中间挤压，减少石膏丢失。

(3)石膏托(管)内置薄层衬垫，保护骨突起部位及皮肤。

(4)石膏绷带贴着肢体向前推缠，边缠边抹，松紧适宜，助手用手掌平托肢体，避免用手指扶持，以防造成石膏压凹，使局部皮肤受压。石膏包好后，需进行修整，剪去多余部分，充分露出不需固定的部位及手、足末梢，以便观察血运。

(5)石膏的厚度以硬固后不致折断为原则，一般为10～12层。

(6)石膏固定应包括邻近上下关节，避免过长或过短；如前臂骨折后石膏固定，应包括肘关节和腕关节。

(7)固定关节通常采用功能位。为了防止复位后再移位，个别骨折需要将关节固定于非功能位，但在两周左右初步愈合后，需要及早改为功能位固定。

(8)石膏固定完毕，需在石膏上注明骨折情况和固定日期。

(9)交代患者注意事项，患肢抬高，锻炼未固定的关节、肌肉功能。如出现肢体肿胀、疼痛、麻木或感觉异常，应及时就诊，防止肢体有发生缺血性挛缩的风险。

(四)关节穿刺及引流术

关节穿刺及引流术是一项有创检查和治疗方法。一般在局麻下进行。由于关节感染后果严重，须严格按无菌操作要求进行。

1. 适应证

(1)关节积液、积脓须行关节腔穿刺抽液检查、引流。

(2)关节腔造影术。

(3)关节腔内注射药物进行治疗。

2. 常用关节穿刺及引流的方法

(1)肩关节穿刺引流术：患肢轻度外展外旋，肘关节屈曲位，于肱骨小结节与喙突之间垂直刺入关节腔。也可以从喙突尖下外侧三角肌前缘，向后外方向刺入关节腔。

(2)肩关节切开引流，可采用：①前切口，即沿三角肌胸大肌间沟作长约5cm的弧形切口，切开关节囊，用橡皮条引流；②后切口，由肩胛冈外侧基部向下外作长约4～5cm的切口，分开三角肌，外旋上臂，于冈下肌与小圆肌之间，肱骨大结节内侧，切开关节囊放入橡皮条引流，注意切口不可过下，以免损伤腋神经。

(3)髋关节穿刺术：穿刺点选择在髂前上棘与耻骨结节连线的中点、腹股沟韧带下2cm、股动脉的外侧垂直进针；也可在下肢内旋位，选取从股骨大转子上缘平行，经股骨颈向内上方刺入。切开引流：常取前切口，由髂前上棘稍下，沿缝匠肌与阔筋膜张肌之间向下，作长约6～8cm切口，向外牵开阔筋膜张肌，向内牵开缝匠肌，露出股直肌并向内牵开，显露和切开关节囊。

(4)膝关节穿刺术：髌骨周围无重要的血管和神经，均可作为穿刺点。通常穿刺点选择在髌骨外上方及髌骨内外侧下方，可通过此三点做穿刺及经套管针安置引流冲洗管。

3. 操作注意事项

(1)应边进针边回抽，如抽到新鲜血液，应退针少许，改换穿刺方向再进针。

(2)抽出的关节液应行关节液常规、生化及细菌培养检查。

(3)关节腔积液应尽量抽尽，局部加压包扎以减少再次渗出，并适当予以固定。

(4)一般关节腔内注射激素不应超过 3 次。

(五)局部封闭疗法

将不同剂量浓度的局部麻醉药混合类固醇药物注入组织内，以减少局部病变对中枢的刺激并改善局部营养，从而促进疾病痊愈的一种治疗方法。

1. 适应证

(1)腱鞘炎。

(2)肩周炎。

(3)网球肘。

(4)第三腰椎横突综合征。

(5)棘上韧带及棘间韧带炎。

(6)关节韧带的急慢性损伤。

(7)其他部位的筋膜炎。

2. 常用药物及方法　1%利多卡因 3～5ml，类固醇类药物如醋酸泼尼松龙 12.5mg 或曲安奈德 5～10mg。混合均匀后在严格无菌条件下局部注射，进行痛点封闭、鞘内封闭、硬膜外封闭、神经根封闭。

3. 注意事项

(1)注射当天局部避免洗浴。

(2)每一部位注射不应超过 3 次。

(3)严重糖尿病患者应严格控制适应证，以避免感染。

(4)注射局部皮肤有炎症时禁止注射。

(5)注射过程中避免损伤周围的血管神经。

【思考题】

1. 骨牵引的适应证有哪些？

2. 简述管型石膏固定的注意事项。

（付　昆）

第六章　临床麻醉

第一节　麻醉前评估、麻醉前准备、麻醉前用药

一、见习目的

1. 掌握患者的外科情况及并存的内科疾病，并进行麻醉风险评估（ASA 分级）。
2. 掌握麻醉前准备的事项及禁食时间。
3. 掌握麻醉前用药，麻醉方法的选择。
4. 熟悉麻醉知情同意书告知的内容。

二、见习准备(患者和资料)

1. 住院待手术的患者病历 1 份。
2. 麻醉前评估表 1 份。
3. 麻醉知情同意书 1 份。

三、见习方案

（一）学生报告病历，并对患者做体格检查

（二）老师针对病情提出麻醉相关问题

1. 患者术前准备是否已完善？还应进行哪些体格检查、辅助检查、术前准备？
2. 手术是否可以如期进行？该患者 ASA 分为哪级？麻醉中存在哪些风险？
3. 需要哪些术前用药？是否需要特殊用药？应如何禁食？
4. 应选哪种麻醉方法？
5. 麻醉知情同意应告知哪些内容？

（三）学生分组对提出问题进行讨论，并归纳小结

（四）每组派一代表陈述讨论结果，老师进行总结

四、见习内容

（一）麻醉前评估内容

1. 病史　了解患者现病史、过去史、手术史、麻醉史、药物治疗史、药物过敏史等。掌握并存的非外科疾病所导致的器官功能改变，术前相关的危险因素评估，使患者主要器官功能得到明显改善后再进行手术，以便降低麻醉的风险。

2. 体格检查　重点检查心、肺、肝、肾、脊柱、神经系统；注意张口度、颈部活动情况。常规测量血压，听诊心肺，了解患者的活动情况，如：能否步行不停歇走上三楼，如果可以，说明患者

心肺功能较好，对麻醉的耐受性较好。也可做屏气试验：让患者取坐位，深吸气后屏气，直到无法忍受不得不呼气为止，正常值为40～60s，大于30s说明心肺功能较好，麻醉手术耐受性好，小于20s说明耐受性差。

3. 辅助检查

(1)实验室检查：主要有血常规、尿常规、电解质、凝血功能、血糖、肝肾功能等。

(2)心电图、胸片：如发现心律失常、心肌缺血应治疗改善后再行手术。胸片如发现肺部有感染应治疗控制后再手术。

(3)心脏超声及肺功能：如胸片发现心脏扩大，心脏听诊有杂音，需行心脏超声检查，以便了解心脏结构及功能的改变。如心功能异常经评估后不能耐受手术，需经改善后再手术；患者术前有慢支或哮喘病史，近期有气促，或有肺叶切除史，应行肺功能检测。

(4)血气分析：术前有心肺系统疾病者应进行该项检查，以便了解患者的血液氧合情况。

4. ASA分级　美国麻醉师协会(ASA)于麻醉前根据患者体质状况和对手术危险性进行分级，如下表所示：

分级	定义	耐受性
1	正常健康，只有局部的外科病变	耐受性好，风险小
2	并存轻度系统性疾病，无功能受限	耐受性较好，风险较小
3	并存较重系统性疾病，功能部分受损，但尚可以代偿	耐受性减弱，风险较大
4	并存重度系统性疾病，随时有生命的危险	耐受性差，风险很大
5	濒死患者，不进行手术无法存活的患者	耐受性极差，异常危险
6	脑死亡患者，等待器官捐献	
E	急诊手术，在以上级别基础上，如为急诊加上E	

(二)麻醉前准备

1. 纠正可变的危险因素　如纠正贫血、低蛋白、血容量不足、酸碱平衡失调、电解质失常、高血压、心肌缺血、肺部感染、高血糖等。如要求择期手术患者术前血红蛋白≥80g/L，白蛋白≥30g/L，收缩压≤180mmHg，舒张压≤100mmHg，空腹血糖≤8.3mmol/L，尿糖＜＋＋，尿酮阴性。降压药应用至手术当天早上，以防血压反弹升高。

2. 心理准备　术前由于患者对麻醉和手术不熟悉，有紧张、焦虑、恐惧和不信任感，为此术前访视应与患者充分交流并建立互信，减少患者的紧张、焦虑和恐惧。必要时术前晚睡前给予口服镇静药，手术当日进入手术室前给予术前药，让患者在充分镇静下进入手术室。

3. 胃肠道准备　由于麻醉药物和手术的操作刺激，容易引起患者恶心呕吐，导致误吸，全麻患者在神志不清时发生率较高，为此择期手术患者术前要求严格禁食，排空胃内容物。成人患者麻醉前应禁食＞8h，禁饮＞4h；小儿应禁食(奶)不得少于4h，禁水不得少于2h。

4. 麻醉器械及药品准备　麻醉机、监护仪、气管插管用具、药品准备，以及各种麻醉必备的器械，如一次性全麻包、椎管内穿刺包。任何一个麻醉都可以引起呼吸和心跳骤停，为此麻醉前应准备好麻醉机，以保证麻醉时的供氧、辅助和控制呼吸。麻醉期间由于患者受麻醉和手术的影响，血流动力学和呼吸力学都可发生改变，应监测心电图、血压、血氧饱和度、体温、呼气末二氧化碳，必要时还应监测有创动脉压和中心静脉压。麻醉不但要准备麻醉药品，同时也需要准备抢救药品。因为麻醉后血压可能降低，也可能升高，而且部分患者可迅速发生，为此麻醉前应准备好阿托品、麻黄素等，以便心率过缓或血压下降时应用。

（三）麻醉前药物

麻醉前用药的目的是让患者充分的镇静，提高痛域，减少腺体分泌，消除不良反应。常用药物有安定镇静药、镇痛药、抗胆碱药，如咪唑安定、吗啡、阿托品、东莨菪碱等；术前药一般以镇静药为主。

（四）麻醉方法选择

应以手术方案结合患者的具体情况而定，同时考虑手术医师对手术的要求，麻醉师的习惯、经验，医院的条件和患者的意愿。

（五）麻醉知情同意和签名

通过术前评估，了解麻醉的风险后，应就麻醉方法的选择对患者及家属作出合理解释。解释的内容包括该手术麻醉方法的选择有哪些，各自优缺点，术中麻醉不能满足时应做何处理；麻醉可能存在哪些风险，可出现哪些并发症，是否要做术后镇痛等。所有这些都应详细告知，并取得患者或家属的知情同意签名。未经患者或家属同意而实施麻醉，麻醉医师应对所有造成的后果承担法律责任。

【思考题】

1. 陈述 ASA 分级。
2. 麻醉前应重点评估哪些器官系统？
3. 麻醉前用药有哪些？如何选择麻醉前用药？
4. 麻醉方法选择应根据什么？

（周　期）

第二节　麻醉机的使用

一、见习目的

1. 掌握麻醉机使用前的检查。
2. 熟悉麻醉机的使用方法。
3. 了解麻醉机的基本结构。

二、见习准备（患者和资料）

1. 麻醉机 1 台、呼吸环路 1 套、模拟肺（或气囊）、气源、电源、网络麻醉机操作视频。
2. 气管插管全麻病人 1 位。

三、见习方案

1. 见习前一天让学生预习麻醉机使用的相关内容，观看麻醉机操作视频。
2. 带教老师提出问题：①麻醉机的基本结构有哪些？②如何设定？③如何连接？④如何

检查麻醉功能正常运作？

3. 让一学生连接麻醉机气源、电源、呼吸环路系统。

4. 让其他学生指出这一学生连接有无差错，并提出问题。

5. 让另一学生设定麻醉呼吸器，并检查麻醉机是否能正常工作。

6. 让其他学生找出这一学生设定和检查的错误之处。

7. 带教老师总结、示范麻醉机操作的各步骤。

8. 带教老师示范麻醉机在全麻病人的应用。

四、见习内容

(一)麻醉机的基本结构

麻醉机的基本结构由供气系统、蒸发器、呼吸环路系统、麻醉呼吸机、废气排放系统组成。

1. 气源及流量计　来源于中央供气系统和贮气瓶，中央供气系统的气压为 50～55psi；贮气瓶气压经减压后供给麻醉机，压强约为 45psi。供应的气源有氧气、空气和笑气，不同的气源接头不同，颜色不一，目的是有利于鉴别，连接时避免发生差错。麻醉机正面设有氧气、空气和笑气的流量计，用于显示每分钟气体的输出量。

2. 蒸发器　把吸入性麻醉药物由液体蒸发为气体的仪器，每一吸入麻醉药物有其特定的蒸发器，目的是能准确地输出浓度。常见的有安氟醚蒸发器、异氟醚蒸发器、七氟醚蒸发器。

3. 呼吸环路系统　由 CO_2 吸收器、两个单向活瓣、一个 Y 型接头、一个贮气囊和一个限压排气阀组成。CO_2 吸收器内装碱石灰或钡石灰，吸收患者呼出的 CO_2，避免重复吸入；单向活瓣确保呼出废气和吸入的新鲜气体单向运行，吸气活瓣吸气时开启，呼气时关闭，呼气活瓣呼气时开启，吸气时关闭。Y 型接头用于连接环路的输入和呼出端，贮气囊用于观察自主呼吸和辅助或控制呼吸；限压排气阀用于控制环路内的压力，并放出多余气体。

4. 麻醉呼吸器　分定容型和定压型。麻醉期间用于控制病人呼吸，常用定容型。根据患者的体重可设计潮气量、吸呼比、呼吸频率、呼末正压、每分钟通气量和气道压力。配置高级的麻醉机还设置吸入氧浓度。

5. 废气排放　将麻醉机废气排出屋外的系统，由收集系统、转运系统、接收系统和排放系统组成。现代手术室的排放以主动排放为主，麻醉机废气由真空系统吸收排出手术室外。

(二)麻醉机的检查和使用

1. 电源和气源　打开麻醉机电源，检查氧气、空气和笑气的连接，检查气压是否充足。

2. 设定潮气量或气道压　如定容型通气，潮气量设定 10～12ml/kg，有肺部病理改变的设定低潮气量 6～7ml/kg。定压型通气，压力限制一般先设定为 15～20cmH_2O。

3. 设定呼吸频率　8～12 次/min，小儿呼吸频率可设置为 12～20 次/min。

4. 设定吸呼比(1∶2～3)。

5. 设定 PEEP　如需要呼末正压通气，可先设定为 5cmH_2O，最高不可超过 15cmH_2O。

6. 吸入麻醉药挥发罐是否有药，开关是否正常？

7. 设定潮气量、每分通气量、气道压报警上下限(一般为预定目标值的±30%)。

8. O_2 流量计　旋钮开至最大时，O_2 流量应能大于 10L/min，旋钮关至最小时，O_2 流量应＞150ml/min。

9. 钠石灰罐的钠石灰颜色是否发生变化(钠石灰含有随 pH 变化的染色剂，可判断钠石灰的失效程度)，如是应及时更换。

10. 呼吸环路系统连接　螺纹管、呼吸囊、面罩连接是否漏气，通气是否流畅。漏气的检查方法是：①关闭所有气体流量表；②关闭限压排气阀，阻住 Y 型接头出口；③应用快速充气阀充气使气道压升至>30cmH_2O；④超过 10s 此压力未发生改变，说明环路系统无漏气。

(三)带教老师进行麻醉机操作，调节各参数，进行全麻操作，示范麻醉机应用

【思考题】

1. 麻醉机的基本结构有哪些？
2. 陈述麻醉机的常用参数设定操作方法。
3. 如何发现麻醉机漏气？

(周　期)

第三节　监护仪的使用

一、见习目的

1. 掌握监护仪的使用方法，常用的监测参数。
2. 了解监护仪应用的意义。
3. 了解监护仪监测的干扰因素。

二、见习准备(患者和资料)

1. 监护仪 1 台。
2. 配套的血压袖带(不同型号的各 1 副)、电极片及生理盐水棉球。
3. 志愿做示范的学生 1 人或者需要做监护的患者 1 人。

三、见习方案

1. 见习前一晚观看监护仪应用视频。
2. 带教老师在志愿者上连接监护仪，并讲解监护仪的使用方法。
3. 学生之间相互当模拟人连接监护仪，并监护监测项目。
4. 带教老师提出问题：①监护仪常规监测有哪些参数？②如何连接心电导联线？③心电监护术中常用于监护哪些项目？④脉搏血氧饱和度的临床意义有哪些？⑤无创血压监测有哪些优缺点？
5. 学生相互讨论、并汇总报告，老师总结。

四、见习内容

(一)监护仪监测的参数

(二)常用的有心电图、无创血压、血氧饱和度、脉率、呼吸等；还可监测体温、呼吸末二氧化碳、有创动脉压、中心静脉压、吸入麻醉药浓度

(三)心电图监测

1. 导联选择 一般选用3导联或5导联,由于Ⅱ导联容易监测心律失常和下壁心肌缺血,监测时常选Ⅱ导联。

2. 连接

(1)电源及参数报警值:连接电源,打开监护仪电源开关,将导联线与电极及监护仪连接妥当,调整QRS波幅度,设置心律失常及心率报警上、下限。

(2)电极片安放及连接:

1)电极片安放时注意事项:电极片粘贴部位的皮肤无破损,必要时应剃除电极片处的毛发,应用电极片上的备皮纸擦去电极片处的死皮。

2)电极片安放及连接方法:

[三导联]

R/RA(右臂)电极——右锁骨中线锁骨下或右上肢连接躯干的部位

L/LA(左臂)电极——左锁骨中线锁骨下或左上肢连接躯干的部位

F/LL(左腿)电极——左锁骨中线第六、七肋间或左髋部

[五导联]

R/RA(右臂)电极——右锁骨中线锁骨下或右上肢连接躯干的部位

L/LA(左臂)电极——左锁骨中线锁骨下或左上肢连接躯干的部位

N/RL(右腿)电极——右锁骨中线第六、七肋间或右髋部

F/LL(左腿)电极——左锁骨中线第六、七肋间或左髋部

C/V(胸部)电极——心电图胸导联的位置(V_1、V_2、V_3、V_4、V_5、V_6)

3. 监护参数

(1)心率:正常值60~100次/min。

(2)心律失常:房早、心房纤颤、室早、室性心动过速、心室纤颤、传导阻滞(Ⅰ度、Ⅱ度、Ⅲ度)。

(3)心肌缺血:ECG可显示ST段升高或降低、T波低平或倒置,提示存在心肌缺血。

(三)无创血压(NIBP)监护

1. 原理 采用振荡技术,当袖带充气压迫肱动脉(也可测量股动脉等)时,动脉搏动消失,接着渐渐排气,动脉搏动大小就形成袖套压力的变化。通过压力换能器转为电信号,可显示收缩压、舒张压、平均动脉压。

2. 袖带选择 有不同型号袖带,选择的袖带宽度应占上臂的2/3,检查充气和排气管道,使用菜单调节手控和自动控制状态、定时范围、报警装置、上下限范围等。

3. 连接 先于患者上臂固定好合适的袖套,保证袖套充气后能压迫肱动脉,按启动键即可。

4. 测量参数设定 麻醉维持期间可根据病情变化选择自动测量时间或手动测量。设定收缩压、舒张压的报警值,如收缩压高于140mmHg、低于90mmHg,舒张压高于90mmHg、低于60mmHg报警。

5. 影响无创血压测量的因素

(1)袖带宽度过宽过窄,缠绕袖带太紧或太松。

(2)病人正在移动、发抖、痉挛、血容量不足时均影响测量结果。

6. 无创血压测量的优缺点

(1)优点：

1)无创伤，适应范围广，操作简便，容易掌握。

2)自动化，可按需要定时测压。

3)与直接测动脉压法相关性良好，测平均压尤为准确。

(2)缺点：

1)无创血压监护不能连续反映每一心动周期的血压，无动脉压波形显示。

2)频繁测压，测压时间过久，可能发生上肢神经缺血、麻木等并发症。

3)每测量一次花时间较长，对于危重患者不能及时地反馈信息。

4)对于太高和太低的血压不能准确测量。

(四)脉搏血氧饱和度(SpO_2)

1. 基本原理　根据氧合血红蛋白(HbO_2)和还原血红蛋白(Hb)对660nm波长的红光和940nm波长的红外线吸收不同的原理，将光信号转变为电信号，换算成SpO_2。

2. 探头连接　成人可将探头夹在指端、耳垂等处，小儿可将探头夹在手掌、手背、手腕等处。探头大小应适合于测量位置的安放，其光线应从指甲(或测量部位的一侧)透过。不要将血氧探头与血压测量袖套放在同一肢体上，以免影响其连续测量。

3. SpO_2正常值　95%～100%

4. 影响因素

(1)严重贫血、胆红素升高、女性患者指甲涂指甲油、亚甲蓝染料可影响SpO_2准确性。

(2)患者体温过低、手指过冷、严重低血压、休克等末梢循环灌注不良时，可影响SpO_2准确性。

5. 临床意义

(1)具有无创、连续、准确可靠。

(2)同时测定脉搏和血氧饱和度，并显示波形。

(3)可早期发现低氧血症。

(4)可反映外周循环状态。

(李　媛　马乃全)

第四节　常用神经阻滞和局部浸润麻醉

一、见习目的

1. 掌握局部麻醉常用的局麻药、配法、常用剂量和极量。

2. 熟悉常用的神经阻滞操作方法及并发症。

3. 了解局部浸润麻醉的操作方法。

二、见习准备(患者和资料)

1. 神经阻滞和局部浸润阻滞相关影像学资料1套、解剖图谱1套。

2. 模拟人、臂丛和颈丛神经阻滞患者各 1 人。

3. 器材　一次性穿刺包 1 套，内含 5ml、20ml 注射器各 1 支，6、7 号针头各 1 支；神经刺激定位器、神经刺激针，麻醉机 1 台。

4. 药品　局麻药、镇静催眠药、抢救用药等

三、见习方案

1. 讲授神经阻滞麻醉和局部浸润麻醉的药液配制、常用方法、操作技巧、禁忌证及并发症。

2. 观看局部浸润麻醉、颈丛麻醉、臂丛麻醉相关影像学资料。

3. 进手术室观看老师颈丛麻醉、臂丛麻醉操作。

4. 带教老师以 PBL 模式向学生提出相关问题，学生回答，老师最后总结。

四、见习内容

（一）神经阻滞

1. 局麻药配制

(1)0.5%～1%利多卡因＋0.25%布比卡因。

(2)0.5%～1%利多卡因＋0.1%丁卡因。

(3)0.5%～1%利多卡因＋0.25%～0.375%罗哌卡因。

2. 颈丛神经阻滞

(1)颈丛神经阻滞方法：

1)穿刺点定位：病人仰卧去枕，头偏向对侧，位于颈外静脉与胸锁乳突肌后缘交叉点附近。

2)穿刺方法：用 7 号穿刺针从颈椎侧面垂直穿刺，遇有坚实骨质感表明已触及横突，回收无血或脑脊液即可注入 10～12ml 局麻药，局麻药向头侧扩散可阻滞 C_2 和 C_3，从而达到阻滞颈深丛的目的。也可在阻滞颈深神经后退针至颈阔肌表面注入药物 8～10ml 行颈浅丛阻滞，该阻滞不宜同时进行两侧颈深神经阻滞。

(2)颈丛神经阻滞的禁忌证及并发症：

1)禁忌证：对于难以维持上呼吸道通畅者禁用。

2)并发症：药液误入硬膜外间隙或蛛网膜下隙，引起高位硬膜外麻醉或全脊髓麻醉。局麻药中毒、膈神经阻滞、喉返神经阻滞、霍纳综合征及椎动脉损伤引起局部水肿。

3. 臂丛神经阻滞

(1)臂丛神经肌间沟阻滞方法：

1)穿刺点定位：病人去枕平卧，头偏向对侧，上肢紧贴身旁。在锁骨上方胸锁乳突肌后缘可触及前、中斜角肌与肩胛舌骨肌共同形成的一个三角形间隙，穿刺点在三角形间隙即相当于环状软骨边缘第六颈椎水平。

2)穿刺方法：颈部皮肤常规消毒，左手食指固定皮肤，右手持注射针，垂直皮肤刺入此沟，病人有触电感则为较可靠的标志，如无触电感，可缓慢进针至 C_6 横突，稍稍退针，回抽无血液，无脑脊液，注入局麻药 25～30ml(成人)。注射药时应压迫穿刺点上部肌间沟，促使药液向下扩散，可较完善阻滞尺神经。此法操作简单，不易引起气胸，小容量局麻药即可阻滞上臂及肩部，但尺神经阻滞起效迟或阻滞不全。

3)禁忌证及并发症：与颈丛神经阻滞相同。

(2)臂丛神经腋路阻滞方法：

1)穿刺点定位：仰卧头偏向对侧，阻滞上肢外展90°，肘屈曲，行军礼状，充分暴露腋窝，在腋窝触摸腋动脉搏动最高点作穿刺点。

2)穿刺方法：用手指固定好动脉，在动脉的桡侧或尺侧缘，取穿刺针与动脉呈10°～20°刺入，缓慢进针直至出现落空感，松开持针手指，针随动脉搏动出现摆动，说明针已入腋鞘内。回抽无血后可注入20～40ml局麻药，每注入几毫升药应回抽一次，以免注入血管引起中毒。注药时压迫腋鞘的远端，以利局麻药上行扩散，阻滞肌皮神经。此法上臂阻滞效果较差，桡神经有时阻滞不全。

3)禁忌证及并发症：上臂外展困难及腋窝部位有感染、肿瘤者不能应用此法。靠近血管且给药量较大容易出现局麻药中毒反应。

(二)局部浸润麻醉

1.常用的局麻药

(1)0.25%～1%普鲁卡因(极限量：12mg/kg)。

(2)0.25%～0.5%利多卡因(极限量：7mg/kg)。

(3)0.2%罗哌卡因(极限量：3mg/kg)。

2.局部浸润麻醉方法　局部浸润麻醉采用逐步和逐层阻滞的方法，取皮内注射针，在手术切口线一端，针头斜面紧贴皮肤，进入皮内以后推注局麻药液，形成橘皮样皮丘，如不能满足切口长度，可在皮丘的边缘再进针，注射局麻药逐步形成皮丘带，如手术要求较深，可逐层向皮下组织、肌膜、肌肉、腹膜和骨膜等浸润，形成浸润一层切开一层。由于神经末梢细，应用局部浸润麻醉时，一般应用低浓度的局部麻醉药即可达到麻醉目的。麻醉时应用较高的容量，因可在组织内形成一定的张力，促进麻药与神经末梢接触，增加了麻醉的效果。

3.禁忌证及并发症　手术部位有感染及癌肿者不能应用；应用时应注意回抽，以免注入血管，同时应注意局麻药的极量，避免超量引起中毒反应。

【思考题】

1.简述常用的局麻药、配法、极量。

2.简述肌间沟臂丛阻滞的步骤及并发症。

3.简述颈丛阻滞的步骤及并发症。

(李　媛　马乃全)

第五节　气管内插管术

一、见习目的

1.掌握气管插管的适应证。

2.熟悉气管插管方法及步骤。

3.了解气管插管的器械、材料准备及气管插管的常见并发症。

二、见习准备(患者和器材)

1. 器械和设备　喉镜(可视喉镜)、全麻气管插管包(内有气管导管、吸痰管、导管芯、牙垫、口咽通气道、润滑油等)、吸引器、听诊器、插管钳、麻醉机或简易呼吸囊。

2. 模拟人或全麻气管插管患者。

三、见习方案

1. 见习前预习　学生观看气管插管视频，了解气管插管的准备及基本步骤。

2. 让一学生进行插管前准备，对模拟人进行气管插管。

3. 带教老师提出问题　①气管插管应准备哪些器械？②气管插管的目的是什么？③气管插管的适应证有哪些？④气管插管的方法有哪些？⑤如何判定气管插管是否到位？⑥气管插管可能引起哪些并发症？

4. 学生分组讨论并总结汇报。

5. 带教老师进行气管插管演示，回答以上问题。

四、见习内容

(一)气管插管的目的和适应证

1. 保持呼吸道通畅，便于吸出气管内痰液、其他异常液体或清除异物，避免缺氧和二氧化碳积蓄。

2. 进行有效的人工或机械通气。

3. 便于吸入全身麻醉药的使用，用于各种全麻的手术病人。

(二)气管插管方法

1. 经口气管插管。

2. 经鼻气管插管。

(三)插管准备及步骤

1. 插管用具检查

(1)喉镜(可视喉镜)：镜柄、(大、中、小号)镜片，电源、灯光亮度，连接是否适当。

(2)气管导管及管芯：选择管径合适的导管，成人一般选7.0～8.0号并备用比选用导管大及小一号的导管各1根，儿童则按(4＋年龄/4)选管号。插管的深度成人为18～22cm(经口)，儿童深度为(12＋年龄/2)cm。

(3)检查牙垫、插管钳、听诊器是否适合。

(4)检查吸引器、吸痰管、吸液瓶吸力是否足够。

(5)检查简易呼吸囊和麻醉机是否能正常工作。

2. 插管步骤

(1)经口腔明视插管：

1)将患者头部后仰，便于张开嘴巴和显露声门。

2)左手持喉镜由口腔的右边放入，舌头被推向左侧。

3)首先看到的是悬雍垂，将镜片提起前进，可看见会厌。

4)暴露声门：应用直镜片，可直接将会厌上方提起，即可显露声门；如用弯镜片则将镜片置于会厌舌根交界处，用力向前上方提起可暴露声门。

5)右手持管，由右侧方进入口腔，将导管尖插入声门，插入气管内深度成人一般4～5cm。

6)应用管芯插管时，当导管尖端入声门后，助手可将管芯拔出，操作者握紧导管，管芯拔出后，继续将导管插入气管内。

7)确定导管位置正确：①压胸部时导管有气流溢出；②听诊两肺呼吸音均衡；③人工通气时导管内可看到白色气雾；④接呼末二氧化碳监测，可显示呼末二氧化碳波形。

8)在导管旁边，上下牙之间置入牙垫，再次确定导管深度，用胶布把导管及牙垫一起固定。

(2)经鼻腔明视插管术：

1)选一通气通畅的鼻孔，用1%地卡因或2%利多卡因做鼻腔内表面麻醉，并滴入3%麻黄素，使鼻腔黏膜血管收缩，鼻腔扩大，并减少患者的出血。将润滑油涂于气管导管前端13cm左右，有利于润滑，避免对鼻黏膜的损伤。

2)选较口腔插管细1～2号的气管导管，取腹背方向插入导管，导管进入10cm后开始用喉镜显露声门。

3)用喉镜显露声门的方法与经口明视插管相同。

4)显露声门后，右手将导管继续向声门方向推进，靠近会厌时，利用插管钳经口腔夹住导管将导管送入声门。

5)判断导管位置准确方法同经口气管插管。

6)用胶布固定导管。

(四)插管的并发症

1. 牙齿和口腔软组织损伤。
2. 高血压和心律失常。
3. 导管误入食管。
4. 导管误入一侧支气管。
5. 喉痉挛、喉水肿。
6. 支气管痉挛。
7. 咽炎、喉炎。
8. 声带麻痹。
9. 气管狭窄。

【思考题】

1. 气管插管的适应证有哪些？
2. 气管插管应准备哪些材料？
3. 陈述经口气管插管的步骤。

(周　期)

第六节　椎管内麻醉

一、见习目的

1. 掌握椎管内麻醉的定位。
2. 熟悉椎管内麻醉的临床应用;熟悉连续硬脊膜外腔阻滞和蛛网膜下隙阻滞的实施方法。
3. 了解椎管内麻醉的禁忌证及并发症。

二、见习准备(患者、药品和器材)

1. 模拟人 1 具,需要做椎管内麻醉的患者 1 人,患者病历 1 份。
2. 药品　局麻药、镇静催眠药、抢救用药等。
3. 器材　硬膜外穿刺包及腰麻穿刺包各 1 个,麻醉机 1 台。
4. 椎管内麻醉相关影像学资料 1 套、解剖图谱 1 套。

三、见习方案

1. 观看椎管内麻醉相关影像学资料。
2. 讲授椎管内麻醉所需的器械用物及局麻药液的配制。
3. 讲授椎管内麻醉的常用方法、定位选择、操作技巧、禁忌证及并发症。
4. 带教老师在模拟人上演示操作。
5. 带教老师以 PBL 教学模式提出问题,学生分组讨论,并总结报告,老师最后总结。

四、见习内容

(一)硬脊膜外腔阻滞

1. 常用的局麻药

(1)1%～2%利多卡因。

(2)0.25%～0.33%丁卡因+1%利多卡因。

(3)0.5%～0.75%罗哌卡因。

(4)0.5%～0.75%布比卡因。

2. 定位　患者侧卧、屈膝、腰背向后突,两侧髂嵴最高点连线与脊柱的交叉处为 L_4 棘突或 $L_{3\sim4}$ 棘突间隙,成人脊髓圆锥止于 L_1 下缘,儿童止于 L_3 上缘。根据手术部位及脊神经分布选择合适的穿刺点。脊神经支配的皮肤区域为:胸骨上柄上缘为 T_2 神经支配,两侧乳头连线为 T_4 神经支配,剑突下为 T_6 神经支配,季肋部肋缘为 T_8 神经支配,平脐为 T_{10} 神经支配,耻骨联合上 2～3cm 为 T_{12} 支配,大腿前面为 $L_{1\sim3}$ 支配,小腿前面和足背为 $L_{4\sim5}$ 支配,大腿、小腿及肛门会阴区由 $S_{1\sim5}$ 神经支配。

3. 麻醉用具　硬脊膜外腔阻滞穿刺包(内含硬脊膜外腔穿刺针、硬膜外导管、连接头、5ml 玻璃注射器、20ml 注射器各 1 个,粗细针头各 1 个,消毒用具、无菌孔巾、棉垫、毛细玻璃管、手套和小药杯等)。

4. 穿刺方法

(1)直入法:按以上方法确定棘突间隙穿刺点后,应用局麻药行皮肤以下逐层浸润麻醉,然后用腰麻穿刺针与皮肤垂直进针,经皮肤、皮下组织、棘上韧带、棘间韧带,抵达黄韧带时阻力稍大,用力进针时可感觉到突破黄韧带的压力消失感,即到硬膜外间隙。可通过以下方法判别穿刺针尖已到达硬膜外间隙。

1)阻力消失法:当穿刺针到达黄韧带时,阻力增大,用玻璃注射器与穿刺针衔接,边进针边推动注射器芯试探阻力,一旦阻力突然消失,即到硬膜外间隙。

2)负压法(悬滴法):穿刺针尾置一盛有液体的玻璃管,当针尖穿破黄韧带到达硬膜外间隙时,管内液体被吸入。

3)置管试验法:如穿刺针尖在硬膜外间隙,置管一般无阻力。

(2)侧入法(旁入法):用于因疼痛无法背曲、棘上韧带钙化的患者,在脊柱正中线旁开 1～2cm 处进针,经皮肤、皮下组织、棘间韧带、黄韧带进入硬膜外间隙。其他操作方法与直入法相同。

(3)硬膜外导管置入:硬外穿刺针尖到达硬膜外间隙后,可置入硬膜外导管,导管留置硬膜外间隙的长度一般为 3～5cm。导管置入后退针固定导管,病人从侧卧位变为仰卧位,导管用于连续硬膜外间隙阻滞。

5. 给药　经硬外导管给局麻药,如 1%～2%利多卡因试验用量 3～5ml,观察 5min 左右,无毒性反应和蛛网膜下隙阻滞症状,血流动力学稳定,可追加剂量以便达到麻醉效果。此试验用量和追加剂量为初量,一般按每椎体节段 1～2ml 局麻药计算初量,以达到需要的麻醉平面。按手术需要和局麻药物的衰减时间,手术中需追加麻药用量,此追加的麻醉用量约为初量的 1/3～1/2。

6. 影响硬外阻滞平面的因素　穿刺部位、导管的方向、药物容量、注药速度、体位及病人全身情况等均起到重要作用。

7. 硬脊膜外腔阻滞的适应证、禁忌证及并发症

(1)适应证:可用于颈部以下的手术,主要适用于腹部、盆腔及下肢手术。开胸手术需要辅助气管插管全身麻醉。

(2)禁忌证:严重贫血、高血压病,心脏代偿功能不良者,精神病患者慎用。严重休克病人、凝血功能障碍及穿刺部位有感染者禁用。

(3)并发症:局麻药中毒、全脊麻、阻滞异常广泛、神经脊髓损伤、硬膜外血肿及感染、低血压、心率过缓等。

(二)蛛网膜下隙阻滞

1. 常用的局麻药液配制见表 6-1 所示。

表 6-1　蛛网膜下隙阻滞常用局麻药

局麻药	浓度(%)	剂量(mg)	作用时间(min)
普鲁卡因	5	75～200	45～60
丁卡因	0.33	5～15	90～240
布比卡因	0.5～0.75	4～18	100～150
罗哌卡因	0.5～0.75	8～18	90～120

局麻药物可配制成不同比重，如局麻药与蒸馏水混合成轻比重液，与5%～10%葡萄糖液混合成重比重液，与脑脊液混合成等比重液。

2.蛛网膜下隙阻滞操作方法

(1)定位：与硬膜外腔阻滞相同，为避免损伤脊髓，成人穿刺点选择腰2～3或腰3～4棘突间隙。

(2)穿刺方法：一般选用细的腰椎穿刺针，常选正中入路，按以上方法确定棘突间隙穿刺点，穿刺操作与硬膜外腔阻滞相同。应用局麻药行皮肤以下逐层浸润麻醉，然后用腰麻穿刺针与皮肤垂直进针，经皮肤、皮下组织、棘上韧带、棘间韧带，抵达黄韧带时阻力稍大，用力进针时可感觉到突破黄韧带的压力消失感，继续进针可有突破蛛网膜的减压感，此时拔出针芯，可见到清亮的脑脊液流出，将配制好的局麻药液经穿刺针注入到蛛网膜下隙，注射药物的速度一般为0.2ml/s。注药后一般应在5～10min之内调节患者体位，以便满足手术要求。

3.影响蛛网膜下隙阻滞平面的因素 穿刺间隙的高低、病人体位、病人身高，麻醉药品剂量、浓度、容量和比重，注药速度及针尖斜口方向等。

4.蛛网膜下隙阻滞的适应证、禁忌证及并发症

(1)适应证：下腹部、盆腔、会阴部及下肢的手术。

(2)禁忌证：慢性贫血、脊柱外伤或畸形、老年人、腹压明显增高者及精神失常患者慎用。中枢神经系统疾病、全身性严重感染、休克、凝血功能障碍、穿刺部位感染者禁用。

(3)并发症：头痛、尿潴留、脑神经受累、假性脑脊膜炎、粘连性蛛网膜炎、马尾神经综合征、脊髓炎等。低血压、心率减慢、恶心呕吐、呼吸抑制等。

【思考题】

1.椎管内阻滞穿刺如何定位？
2.影响硬脊膜外腔阻滞和蛛网膜下隙阻滞平面的因素有哪些？
3.硬脊膜外腔阻滞和蛛网膜下隙阻滞常用的局麻药有哪些？
4.陈述硬脊膜外腔阻滞和蛛网膜下隙阻滞适应证和并发症。

(李 媛 马乃全)

图书在版编目(CIP)数据

临床见习指南.外科学分册/杨堃主编.—杭州：浙江大学出版社,2014.1(2017.9重印)

ISBN 978-7-308-11366-3

Ⅰ.①临… Ⅱ.①杨… Ⅲ.①临床医学—医学院校—教学参考资料 ②外科学—医学院校—教学参考资料 Ⅳ.①R4 ②R6

中国版本图书馆CIP数据核字(2013)第072877号

临床见习指南——外科学分册

杨堃 主编

丛书策划 阮海潮(ruanhc@zju.edu.cn)

责任编辑 阮海潮

封面设计 黄晓意

出版发行 浙江大学出版社

(杭州市天目山路148号 邮政编码310007)

(网址:http://www.zjupress.com)

排　　版 杭州金旭广告有限公司

印　　刷 虎彩印艺股份有限公司

开　　本 787mm×1092mm 1/16

印　　张 15.5

字　　数 397千

版 印 次 2014年1月第1版 2017年9月第2次印刷

书　　号 ISBN 978-7-308-11366-3

定　　价 31.00元